Charles R. Scoggins / Chandrajit P. Raut / John T. Mullen

Gastrointestinal Stromal Tumors
Bench to Bedside

胃肠间质瘤
从基础到临床

主　编　〔美〕查尔斯·R.斯科金斯
　　　　　　乾德杰·P.劳特
　　　　　　约翰·T.马伦

主　译　侯英勇　周宇红　陆维祺　沈坤堂
副主译　徐　晨　崔越宏　袁　伟　黄　雯

天津出版传媒集团
天津科技翻译出版有限公司

著作权合同登记号：图字：02-2018-226

图书在版编目(CIP)数据

胃肠间质瘤：从基础到临床 / (美)查尔斯·R.斯
科金斯(Charles R. Scoggins),(美)乾德杰·P.劳特
(Chandrajit P. Raut),(美)约翰·T.马伦
(John T. Mullen)主编;侯英勇等主译.—天津：天
津科技翻译出版有限公司,2021.11
  书名原文: Gastrointestinal Stromal Tumors:
Bench to Bedside
  ISBN 978-7-5433-4149-4

  Ⅰ.①胃… Ⅱ.①查… ②乾… ③约… ④侯… Ⅲ.
①胃肠病-间质瘤-诊疗 Ⅳ.①R735

  中国版本图书馆 CIP 数据核字(2021)第 192419 号

Translation from the English language edition:
Gastrointestinal Stromal Tumors: Bench to Bedside
edited by Charles Scoggins, Chandrajit P. Raut and John T. Mullen
Copyright © Springer International Publishing Switzerland 2017
This Springer imprint is published by Springer Nature

授权单位：Springer Science+Business Media
出　　版：天津科技翻译出版有限公司
出 版 人：刘子媛
地　　址：天津市南开区白堤路 244 号
邮政编码：300192
电　　话：(022)87894896
传　　真：(022)87895650
网　　址：www.tsttpc.com
印　　刷：天津新华印务有限公司
发　　行：全国新华书店
版本记录：787mm×1092mm　16 开本　13 印张　350 千字
　　　　　2021 年 11 月第 1 版　2021 年 11 月第 1 次印刷
　　　　　定价：98.00 元

(如发现印装问题,可与出版社调换)

译校者名单

主　　译　侯英勇　周宇红　陆维祺　沈坤堂

副主译　徐　晨　崔越宏　袁　伟　黄　雯

秘　　书　刘文帅　黄　雯　任　磊

译校者　(按姓氏汉语拼音排序)

崔越宏　都向阳　方　勇　傅　敏　高晓东

贺轶锋　侯英勇　胡健卫　黄　雯　梁怀予

刘嘉欣　刘凌晓　刘天舒　刘文帅　陆维祺

罗荣奎　饶圣祥　任　磊　沈坤堂　沈珊珊

石洪成　徐　晨　薛安慰　袁　伟　曾蒙苏

周平红　周宇红

编者名单

Vedra A. Augenstein, MD, FACS Carolinas Medical Center, Division of Gastrointestinal and Minimally Invasive Surgery, Carolinas Laparoscopic and Advanced Surgery Program, Charlotte, NC, USA

William R. Brugge, MD Gastrointestinal Unit, Massachusetts General Hospital, Boston, MA, USA

Odise Cenaj Department of Pathology, Brigham and Women's Hospital, Harvard Medical School, Boston, MA, USA

Haesun Choi, MD Department of Diagnostic Radiology, Division of Diagnostic Imaging, The University of Texas, MD Anderson Cancer Center, Houston, TX, USA

S. Chopra Department of Pathology, Keck School of Medicine, University of Southern California, Los Angeles, CA, USA

Taylor M. Coe, BS School of Medicine, University of California, San Diego, La Jolla, CA, USA

Tiffany C. Cox, MD Carolinas Medical Center, Division of Gastrointestinal and Minimally Invasive Surgery, Carolinas Laparoscopic and Advanced Surgery Program, Charlotte, NC, USA

Leona A. Doyle Department of Pathology, Brigham and Women's Hospital, Boston, MA, USA

Harvard Medical School, Boston, MA, USA

B.L. Eisenberg Department of Surgery, Keck School of Medicine, University of Southern California, Los Angeles, CA, USA

Hoag Family Cancer Institute, Hoag Memorial Presbyterian Hospital, Newport Beach, CA, USA

Barry W. Feig, MD Department of Surgical Oncology, The University of Texas M.D. Anderson Cancer Center, Houston, TX, USA

Zhi Ven Fong, MD Division of Surgical Oncology, Department of Surgery, Massachusetts General Hospital, Harvard Medical School, Boston, MA, USA

B. Todd Heniford, MD, FACS Carolinas Medical Center, Division of Gastrointestinal and Minimally Invasive Surgery, Carolinas Laparoscopic and Advanced Surgery Program, Charlotte, NC, USA

Guozhi Hu, MD Department of Medicine, Division of Hematology Oncology, University of Miami, Sylvester Cancer Center, Miami, FL, USA

Katherine A. Janeway, MD, MMSc Harvard Medical School, Boston, MA, USA

Pediatric Oncology, Dana-Farber/Boston Children's Cancer and Blood Disorders Center, Boston, MA, USA

Vickie Y. Jo Department of Pathology, Brigham and Women's Hospital, Boston, MA, USA

Harvard Medical School, Boston, MA, USA

E. Jung Department of Surgery, Keck School of Medicine, University of Southern California, Los Angeles, CA, USA

Emily Z. Keung, MD Department of Surgery, Brigham and Women's Hospital, Center for Sarcoma and Bone Oncology, Dana-Farber Cancer Institute, Harvard Medical School, Boston, MA, USA

David A. Kooby, MD Division of Surgical Oncology, Winship Cancer Institute, Atlanta, GA, USA

David A. Mahvi, MD Department of Surgery, Brigham and Women's Hospital, Center for Sarcoma and Bone Oncology, Dana-Farber Cancer Institute, Harvard Medical School, Boston, MA, USA

Shishir K. Maithel, MD, FACS Division of Surgical Oncology, Department of Surgery, Winship Cancer Institute, Emory University, Atlanta, GA, USA

Christian F. Meyer, MD, PhD Medical Oncology, Sidney Kimmel Cancer Center Johns Hopkins, Baltimore, MD, USA

Thomas J. Miner, MD The Department of Surgery, Alpert Medical School of Brown University, Rhode Island Hospital, Providence, Rhode Island, USA

Andrew D. Morris, MD Division of Surgical Oncology, Department of Surgery, Winship Cancer Institute, Emory University, Atlanta, GA, USA

John T. Mullen, MD Division of Surgical Oncology, Massachusetts General Hospital, Boston, MA, USA

Kavitha M. Nair, MD Department of Medicine, Emory University School of Medicine, Atlanta, GA, USA

Ana Paz-Mejía Department of Medicine, Division of Hematology Oncology, University of Miami, Sylvester Cancer Center, Miami, FL, USA

Prejesh Philips, MD Department of Surgery, Division of Surgical Oncology, University of Louisville, Louisville, KY, USA

Brittany A. Potz, MD The Department of Surgery, Alpert Medical School of Brown University, Rhode Island Hospital, Providence, Rhode Island, USA

Chandrajit P. Raut, MD, MSc Department of Surgery, Brigham and Women's Hospital, Center for Sarcoma and Bone Oncology, Dana-Farber Cancer Institute, Harvard Medical School, Boston, MA, USA

Christina L. Roland, MD Department of Surgical Oncology, The University of Texas M.D. Anderson Cancer Center, Houston, TX, USA

Jack W. Rostas, MD Department of Surgery, Division of Surgical Oncology, University of Louisville, Louisville, KY, USA

Sam Schell Carolinas Medical Center, Division of Gastrointestinal and Minimally Invasive Surgery, Carolinas Laparoscopic and Advanced Surgery Program, Charlotte, NC, USA

Sooyoung Shin, MD Department of Diagnostic Radiology, MD Anderson Cancer Center, Houston, TX, USA

Jason K. Sicklick, MD, FACS Division of Surgical Oncology, Moores UCSD Cancer Center, University of California, San Diego, UC San Diego Health System, La Jolla, CA, USA

Gabriel Tinoco, MD Department of Medicine, Division of Hematology Oncology, University of Miami, Sylvester Cancer Center, Miami, FL, USA

Jonathan Trent, MD, PhD Department of Medicine, Division of Hematology Oncology, University of Miami, Sylvester Cancer Center, Miami, FL, USA

W.W. Tseng Department of Surgery, Keck School of Medicine, University of Southern California, Los Angeles, CA, USA

Hoag Family Cancer Institute, Hoag Memorial Presbyterian Hospital, Newport Beach, CA, USA

Field F. Willingham, MD, MPH Emory University Hospital, Atlanta, GA, USA

Osman Yuksel, MD Pancreas Biliary Center, Gastrointestinal Unit, Massachusetts General Hospital, Boston, MA, USA

Department of Gastroenterology, University of Hacettepe, Ankara, Turkey

中文版序言(一)

胃肠间质瘤(GIST)主要是由 *KIT* 和 *PDGFRA* 基因驱动并向卡哈尔细胞分化的肿瘤,包括从良性到高度恶性广谱的生物学行为谱系。众所周知,GIST是消化道最常见的间叶源性肿瘤,但与消化道上皮性肿瘤相比,GIST 非常少见,直到 1998 年人们才获得对 GIST 的正确认识。随后,关于 GIST 的研究在分子靶向治疗上取得了前所未有的突破,成功地将实验室结果转化为医生和患者获益的成果。复旦大学附属中山医院很多科室都在 GIST 的诊断和治疗上做出了一定的贡献,尤其是内镜中心早期小 GIST 的治疗、肝外科转移性GIST 的综合治疗、普外科与肿瘤内科的联合治疗以及病理科 GIST 良恶性指标的探索等,这些贡献推动了中山医院 GIST-MDT 的工作开展。复旦大学附属中山医院 GIST 年外检量突破 700~800 例,把少见肿瘤富集为单体医院的常见肿瘤。此次,侯英勇教授组织 GIST-MDT 团队学习和翻译的《胃肠间质瘤:从基础到临床》这部专著,非常及时地将 GIST 领域的新进展传递到国内。相信该书的翻译出版有助于同道对 GIST 相关知识更加系统化的学习和了解。

复旦大学附属中山医院肝外科

中国科学院院士

中文版序言(二)

收到侯英勇教授邀我写序的微信已经几天了,迟迟没有动笔。因为学业不精,获此殊荣受宠若惊,尚在忐忑和犹豫之中,实际上是不知如何动笔为此书写序。10年前我打算编写关于胃肠间质瘤(GIST)的书时,发现侯教授主编的首部中文《胃肠道间质瘤》已经出版,听说还再版了,自愧不如。我曾经专门学习病理,后来转做外科,她一直从事病理,成绩斐然,特别在 GIST 的分子/基因病理诊断方面,做出了创新性的工作,令我敬佩。担任 CSCO GIST 主委后,我和侯教授打交道多了,对她严谨的学风、执着的进取精神和团队合作精神有了亲身感受。她和我多次谈到复旦大学中山医院 GIST-MDT 团队,该团队在讨论病例、开展临床研究、施行内镜下 GIST 切除等方面引领了国内,甚至国际学术前沿,也培养了一些优秀的青年医生。现在侯教授又带领复旦大学附属中山医院的同仁,把《胃肠间质瘤:从基础到临床》这本国际权威的专门著作,翻译并介绍给国内同道,有助于提高我国 GIST 的诊疗水平,无论对医生还是患者都是一件令人惊喜的事情。借此机会特别感谢她在 GIST 方面做出的突出贡献。

《胃肠间质瘤:从基础到临床》这本书首先介绍 GIST 的历史、流行病学、外科病理特征与分子分型以及遗传性 GIST 等内容,再将 GIST 分为局限性疾病和进展性疾病两大部分撰写。第一部分介绍伊马替尼前-后时代 GIST 的自然病程和预后;GIST 影像学特点和疗效反应评估;GIST 内镜的评估;微小GIST 内镜下处理;GIST 手术治疗;GIST 微创治疗;局限性 GIST 新辅助治疗和外科联合治疗等。第二部分介绍进展性 GIST 的预后因素;GIST 分子特征和靶向治疗进展;转移性 GIST 多学科团队治疗;GIST 肝转移的处理;外科姑息切除。本书的撰写体现了 GIST 鲜明的分期特征和相应治疗方法的选择,对临床实践和基础研究都有重要的参考价值。此书的翻译有助于中国学者在处理 GIST 时,借鉴国外同道的经验,也有助于中国患者了解 GIST 相关治疗知识。

北京大学人民医院外科

中文版序言(三)

　　正如现代医学的所有方面一样,肿瘤领域的进展速度惊人。有关胃肠间质瘤(GIST)领域的快速进展也不例外,1983年,虽然有研究者指出GIST可能是独立的肿瘤类型,但由于没有客观的检测指标,GIST的研究进展缓慢,仅少数学者关注。因此,1998年之前20年有关GIST的文献数量有限。1998年之后20年,GIST作为少见肿瘤,不仅文献量过万,而且一跃成为分子靶点基础研究和分子靶向临床治疗的典范,此领域的知识值得反复学习和借鉴。复旦大学附属中山医院侯英勇教授带领团队翻译国外学者的GIST专著,这部专著采取的文献就是近20年GIST多领域的进展,对GIST的流行病学、不同期别GIST的治疗、病理和影像的相关内容进行了总结和提炼,是GIST领域基础和临床工作者非常实用的参考书,也是广大患者了解GIST相关知识的一个途径。GIST领域的研究仍处在快速发展阶段,还有很多未解决的基础和临床问题,相信此书的出版有助于推动国内学者加速步伐为GIST研究和治疗做出新的贡献。

李勇

河北医科大学第四医院

中文版序言(四)

　　在分子靶向治疗前时代,胃肠间质瘤(GIST)是耐化疗、耐放疗的最"聪明"的肿瘤,除了外科手术切除这一单一的治疗手段,化疗药的疗效微乎其微,一旦进入晚期阶段,患者生存期短暂。甲磺酸伊马替尼的出现,打破了这一瓶颈,也开启了实体瘤分子靶向治疗时代,GIST 也从最"聪明"的肿瘤转变为最"笨拙"的肿瘤。近 20 年有关 GIST 诊断和治疗的进展令世人瞩目,GIST 已经成为可以实现全程精准治疗的肿瘤,晚期 GIST 患者若有多种治疗手段和多线药物治疗机会,其 5 年无疾病进展生存率大大提高,甚至带瘤生存很长时间。然而,恶性 GIST 仍然是变化多端的,从一线药物耐药到二线、三线、四线药物耐药,GIST 仍然有很多棘手的问题有待解决。国外学者撰写的这部专著《胃肠间质瘤:从基础到临床》,选取了 GIST 进展中多学科丰富的文献,对近 20 年 GIST 领域的相关诊断和治疗进展进行总结、分析和归纳,内容编排合理,结构清晰,值得从事 GIST 基础研究和临床治疗的多个学科医生学习和借鉴。

北京大学肿瘤医院

中文版序言(五)

正确认知胃肠间质瘤(GIST)的历史并不长,现代医学多方面的进展也惠及了 GIST 领域的快速发展。GIST 分子分型已经从经典的 *KIT* 和 *PDGFRA* 基因扩展到 *B-raf*、*NF1*、*SDH* 等,GIST 分子靶向治疗的药物已从一线单药伊马替尼,扩展到二线、三线和四线药物,甚至出现基于分子分型的多个一线和多个二线药物。基于基础研究和临床治疗的进步,来自美国 15 所大学或医院,包括外科、肿瘤外科、病理科、血液肿瘤科、影像科等 39 位专家,分专业担纲撰写了《胃肠间质瘤:从基础到临床》这部专著,全书共 16 个章节,不仅对 GIST 历史进行了回顾,还将 GIST 分为局限性和进展性疾病两大部分进行撰写,从小 GIST 的内镜下处理、局限性 GIST 的外科切除、分子靶向新辅助治疗联合外科切除,再到进展性 GIST 分子靶向治疗等,阐述不同分期 GIST 的处理原则。这些成熟的知识或书中提到的有待解决的问题,都值得中国同道进行学习和探索。这本书由复旦大学附属中山医院侯英勇教授组织 GIST-MDT 团队进行翻译并出版,无论是临床医生、病理科医生还是基础研究者,相信都会从中获益。

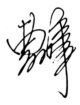

上海交通大学医学院附属仁济医院

中文版序言(六)

　　认识胃肠间质瘤(GIST)的历史过程是学习病理绕不开的话题。1995 年,侯英勇教授从事病理工作伊始,就发现 GIST 良恶性诊断的困难和免疫组化结果的矛盾现象。1999 年,侯英勇教授带着临床实践中的诸多疑惑,来到复旦大学附属肿瘤医院学习,并开始了关于 GIST 的研究。在完成对上海市 12 所医院 1000 余例消化道间叶源性肿瘤的复习、免疫组化检测和随访工作后,整理了包括 840 例 GIST 的数据,并撰写了国内首部专著——《胃肠道间质瘤》,为促进 GIST 的诊断和治疗做出了一定的贡献。2002 年,侯英勇教授到复旦大学附属中山医院工作后,仍继续关注 GIST 领域的发展,作为桥梁科室,侯英勇教授在完成其本职工作之余,还积极组织 GIST-MDT 团队开展临床试验,并继续验证研究中的发现。近 20 年,GIST 领域的研究方兴未艾,文献量超过万篇,国内外学者也撰写了多部有关 GIST 的专著,这本国外学者出版的专著收录了 818 篇参考文献,从历史回顾到 GIST 的全程治疗,这些内容非常值得学习。书中的内容总结性强,经典知识点用表格汇集,方便大家学习。作者以开放的模式,指出 GIST 中还有待解决、有待研究的领域,为研究者点明方向。因此,复旦大学附属中山医院 GIST-MDT 团队的这项翻译工作十分有意义。这本书是 GIST 领域非常及时的阶段性总结,值得向临床和基础研究者推荐,也适合有一定知识储备的患者和家属参考。

复旦大学附属肿瘤医院

中文版序言(七)

  1998 年,日本学者在医学殿堂级杂志 *Science* 上发表了有关 GIST 中 *KIT* 基因功能获得性突变的文章,开启了全世界学者从基础到临床对 GIST 的关注。得益于针对 *BCR-ABL* 和 *KIT* 基因酪氨酸激酶活性的伊马替尼分子靶向药物治疗的成功,GIST 迅速迈入分子靶向治疗时代。近年来,国内外已出版多部有关 GIST 的专著,而此部专著将 GIST 分为局限性和进展性疾病两部分进行撰写,是一种新的撰写模式,体现了各学科针对不同分期的 GIST 在临床处理路径上的差异。GIST 领域发展速度快,本书不仅总结了文献中关于 GIST 的成熟知识,还留下开拓思路的待解决问题。这本书引用的数据大多来源于其他国家,如发病率、临床试验等,学习本书后,相信国内 GIST 学者会受益匪浅。

复旦大学附属肿瘤医院

中文版前言

众所周知,胃肠间质瘤(GIST)是消化道最常见的间叶源性肿瘤,也是实体瘤分子靶向治疗的典范。而 GIST 的诊断和治疗,经历了漫长的发展过程:从起初的容易被误诊到被正确认知;从单纯的手术切除迈向分子靶向治疗;从作用靶点相对单一发展为全程治疗和多元化综合治疗的格局。因此,对于 GIST 的准确、立体化的认知,更像是一个"抽丝剥茧"的过程。

近十余年,随着基因测序技术的进步,GIST 的基础研究和临床治疗取得了令人瞩目的进展,其分子分型愈发细化,分子靶向治疗也扩展到Ⅱ线、Ⅲ线,甚至近期的Ⅳ线,但仍有更多未知的可能性等待探讨。如今,我们已进入了 GIST 研究的热点时代,这种"热"也必将持续下去。

初次读到这本书的原著,就惊喜地发现,Charles R. Scoggins 教授的团队一直紧跟时代步伐,致力于 GIST 的最新研究进展。我们团队也数十年如一日地投入 GIST 的临床病理及基础研究,因此萌生了翻译的念头。本书非常系统地阐述了 GIST 的组织发生、生物学行为、诊断、分型、治疗及预后等诸多方面内容,希望这本译著能够成为广大病理工作者、临床医师以及相关领域人员共同学习的专著,同时也为临床实践提供指导。

由于时间和水平所限,难免有不当和错误之处,期待读者对我们提出宝贵意见,在此感谢大家的支持和鼓励。

侯英勇

复旦大学附属中山医院

前　言

如同现代医学的各个方面，肿瘤学领域也正在迅速拓展。只需要在 PubMed 上检索任何给定的主题，即可意识到在肿瘤学中紧跟时代是一项艰巨的任务。在肿瘤学中，有关胃肠间质瘤(GIST)的信息激增也不例外。GIST 是一种相对较新的诊断，源于对胃肠肉瘤生物学更深入的理解，具有特征性的免疫组织化学表型。

我们志在将本书作为肿瘤学、外科肿瘤学、普通外科和消化科医生培训和实践的参考。它将是更深入了解 GIST 的基础，以便我们更好地治疗这类恶性肿瘤的患者。这些患者启发我们，更是我们存在的理由。这要求我们拥有先进的外科手术技术，不断开发新的化疗方案。因此我们将这本书献给我们关心的患者以及不断推动知识更新的研究人员。

我们非常感谢为本书贡献出时间和精力的所有编者。他们的敬业精神反映了他们对 GIST 研究的专业性和热情。我们还要感谢我们的老师和导师的指导以及家人的支持，使本书能够圆满完成。

Charles R. Scoggins, MD, MBA

Chandrajit P. Raut, MD

John T. Mullen, MD

目　录

这不仅是一本医学专著
更是读者的高效阅读解决方案

建议配合二维码使用本书

【本书配有读者交流群】

读者入群可与书友分享阅读本书的心得体会和实践体验，提升业务水平，马上扫码加入！

【特配资源】

推荐阅读：获取更多肿瘤学图书推荐。

高清彩图：扫码查看，及时对照。

【入群步骤】

第一步　微信扫码。

第二步　根据提示加入交流群。

第三步　可在群内发表读书心得，
与书友交流专业医学知识。

微信扫码入群

第 1 章

GIST 的历史

Christina L. Roland，Barry W. Feig

胃肠间质瘤(GIST)是胃肠道最常见的间叶源性肿瘤,约占所有肉瘤的 18%[1]。GIST 可发生于胃肠道的任何部位,至少 50% 发生于胃。历史上,GIST 一直与不良预后相关,原发患者和转移患者的中位生存期分别为 60 个月和 19 个月[2]。在过去的 20 年里,GIST 的诊断和治疗取得的进展,使其预后显著改善,从而使 GIST 的治疗成为实体瘤靶向治疗的典范。

过去,胃肠道间叶源性肿瘤的分类不一,例如胃肠肉瘤、胃肠平滑肌瘤、平滑肌肉瘤、平滑肌母细胞瘤、丛状肉瘤或恶性纤维组织细胞瘤[3]。在 20 世纪 80 年代,对胃壁肿瘤进行精细病理评估,在这些不同的诊断中,免疫组织化学染色结果存在差异[3,4]。典型的平滑肌瘤表达传统的平滑肌细胞标记,结蛋白和肌动蛋白以及胃神经鞘瘤表达 S-100 标记[3,4],第 3 组肿瘤(GIST)则很少表达结蛋白,而肌动蛋白表达不一。这种独特的免疫组织化学特征,引发了对这些肿瘤真正细胞起源的质疑,表明这可能是一个独特的临床类别。值得铭记的是,在 1998 年以前发表的关于胃肠肉瘤的综述中,包含那些当时无法行病理学描述,但现在归类为 GIST 的肿瘤[5,6]。

1998 年,我们对 GIST 发病机制的认识取得了突破。Hirota 等[7]完美地展现了一些关键特征,这些特征将改变我们对胃肠道间叶源性肿瘤患者的诊断和治疗方式。最初,通过免疫组织化学染色对 58 例消化道间叶源性肿瘤 KIT(CD117)表达进行了评估。78% 疑似 GIST 的病例呈现 KIT 和 CD34(当时已知的 GIST 标志物)阳性,而平滑肌瘤和神经鞘瘤不表达 KIT。接下来,将这些肿瘤中的 KIT 和 CD34 表达与 Cajal 细胞(位于小肠环形肌层内及附近的肠起搏器细胞)中的表达进行比较。他们发现 Cajal 细胞共表达 KIT 和 CD34,表明它可能是 GIST 的起源细胞。c-kit 基因反转录酶-聚合酶链式反应证实了 c-kit 基因近膜区(外显子 9、11、13 或 17)的功能获得性突变,导致 c-kit 酪氨酸激酶受体激活。最后,将携带 c-kit 突变的细胞注射到裸鼠体内,会导致肿瘤形成,而注射野生型 c-kit 基因细胞的裸鼠则没有发生肿瘤。基于这些实验,现已确定 GIST 起源于 Cajal 细胞,并且酪氨酸激酶跨膜结构域的激活突变引起受体活化,从而导致肿瘤形成[7]。

在 Hirota 及其同事进行 GIST 中 c-kit 基因研究的同时,慢性髓细胞性白血病(CML)的治疗研究也取得了重大突破。对费城染色体 (BCR-ABL) 的认识促进了酪氨酸激酶抑制剂(TKI)和伊马替尼(格列卫)的研发,且该药物在临床试验中用于治疗 BCR-ABL 阳性的

CML[8]。幸运的是,KIT 和 ABL 在结构上有许多相似之处,伊马替尼不仅对 TK ABL 具有特异性,而且对 KIT 和血小板衍生生长因子受体(PDGFR)也具有特异性。在确认 *c-kit* 为 GIST 激活突变的两年后,第一例进展期 GIST 患者接受了伊马替尼临床试验[9]。该病例治疗的成功促进了用于评估伊马替尼治疗进展期和转移性 GIST 患者疗效的 I 期、II 期和两项 III 期临床试验的开展[10,11]。在这些试验中,中位总生存时间为 55~57 个月,而历史对照组为 9 个月(图1.1)。鉴于 GIST 患者的预后已显著改善,美国食品药品监督管理局(FDA)于 2002 年 2 月首次批准伊马替尼用于进展期 GIST 患者。

FDA 首次批准伊马替尼用于治疗转移性和进展期 GIST 后,继而开展了对伊马替尼辅助治疗的评估。一项多中心、双盲随机对照试验(ACOSOG Z9001)显示,直径>3cm 的 GIST 患者完全手术切除后,辅助伊马替尼治疗 1 年与安慰剂相比,1 年无复发生存率提高[12]。基于这些发现,2012 年 FDA 批准伊马替尼用于 GIST 辅助治疗。目前的数据表明,3 年伊马替尼辅助治疗与 1 年伊马替尼辅助治疗相比,无复发生存率和总生存率均有改善(图 1.2)[13]。TKI 的持续使用时间尚未完全阐明,目前正在进行一项 II 期多中心试验,评估手术切除后伊马替尼治疗 5 年的疗效[14]。

尽管随着伊马替尼的出现,GIST 患者的预后发生了显著变化,但约 10% 的患者存在伊马替尼原发性耐药,约 50% 的患者会产生继发性耐药,因此需要二线疗法。舒尼替尼是一种抑制 KIT、PDGFRA、PDGFRB 和其他 TK 的 TKI。与安慰剂相比,舒尼替尼可延长伊马替尼

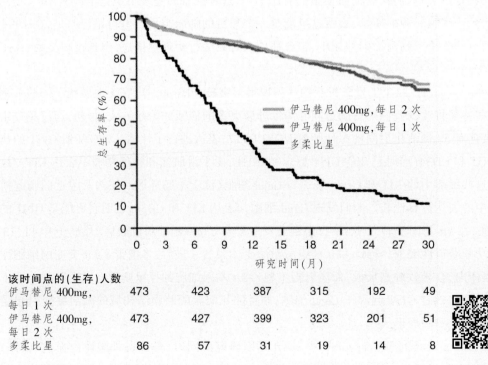

该时间点的(生存)人数						
伊马替尼 400mg, 每日 1 次	473	423	387	315	192	49
伊马替尼 400mg, 每日 2 次	473	427	399	323	201	51
多柔比星	86	57	31	19	14	8

图 1.1 所有研究对象(EORTC 62005)的总生存率与 EORTC 数据库中 GIST 历史对照组总生存率的比较。(From Verweijet et al. [11], 1331; with permission)

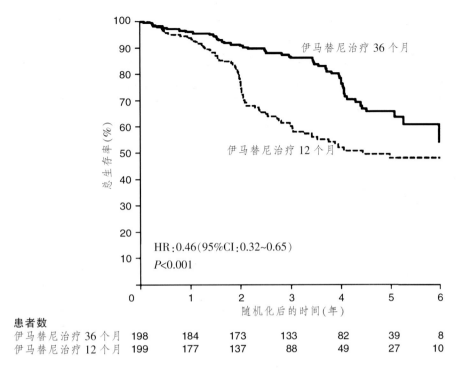

图 1.2　手术切除后接受伊马替尼辅助治疗 1 年与 3 年患者的无复发生存率比较。(From Joensuu et al.[13]; with permission)

耐药 GIST 患者的无进展生存期,亦是第二个被批准用于治疗转移性 GIST 的 TKI[15]。瑞戈非尼是最近经 FDA 批准的用于治疗转移性和进展期 GIST 患者的 TKI,基于一项Ⅲ期临床试验,与安慰剂组相比,瑞戈非尼组的中位无进展生存期延长了 3.9 个月[16]。

过去 20 年,是我们了解 GIST 发病机制和治疗的一个非凡时期,表现在:①起源细胞;②靶向突变;③药物研发已经改变了成千上万 GIST 患者的预后。未来研究的突破取决于在伊马替尼治疗无效时对 GIST 分子生物学研究的进展,这也将为 GIST 患者提供新的治疗机会。目前,对这类肿瘤的研究仍然是一个热点,且具有无限的可能性。

(沈姗姗　黄雯　译　侯英勇　校)

参考文献

1. Ducimetiere F, Lurkin A, Ranchere-Vince D, Decouvelaere AV, Peoc'h M, Istier L, et al. Incidence of sarcoma histotypes and molecular subtypes in a prospective epidemiological study with central pathology review and molecular testing. PLoS One. 2011;6(8):e20294.
2. DeMatteo RP, Lewis JJ, Leung D, Mudan SS, Woodruff JM, Brennan MF. Two hundred gastrointestinal stromal tumors: recurrence patterns and prognostic factors for survival. Ann Surg. 2000;231(1):51–8.
3. Mazur MT, Clark HB. Gastric stromal tumors. Reappraisal of histogenesis. Am J Surg Pathol. 1983;7(6):507–19.
4. Miettinen M. Gastrointestinal stromal tumors. An immunohistochemical study of cellular differentiation. Am J Clin Pathol. 1988;89(5):601–10.

5. Ng EH, Pollock RE, Munsell MF, Atkinson EN, Romsdahl MM. Prognostic factors influencing survival in gastrointestinal leiomyosarcomas. Implications for surgical management and staging. Ann Surg. 1992;215(1):68–77.

6. Conlon KC, Casper ES, Brennan MF. Primary gastrointestinal sarcomas: analysis of prognostic variables. Ann Surg Oncol. 1995;2(1):26–31.

7. Hirota S, Isozaki K, Moriyama Y, Hashimoto K, Nishida T, Ishiguro S, et al. Gain-of-function mutations of c-kit in human gastrointestinal stromal tumors. Science. 1998;279(5350):577–80.

8. O'Brien SG, Guilhot F, Larson RA, Gathmann I, Baccarani M, Cervantes F, et al. Imatinib compared with interferon and low-dose cytarabine for newly diagnosed chronic-phase chronic myeloid leukemia. N Engl J Med. 2003;348(11):994–1004.

9. Joensuu H, Roberts PJ, Sarlomo-Rikala M, Andersson LC, Tervahartiala P, Tuveson D, et al. Effect of the tyrosine kinase inhibitor STI571 in a patient with a metastatic gastrointestinal stromal tumor. N Engl J Med. 2001;344(14):1052–6.

10. Blanke CD, Rankin C, Demetri GD, Ryan CW, von Mehren M, Benjamin RS, et al. Phase III randomized, intergroup trial assessing imatinib mesylate at two dose levels in patients with unresectable or metastatic gastrointestinal stromal tumors expressing the kit receptor tyrosine kinase: S0033. J Clin Oncol Off J Am Soc Clin Oncol. 2008;26(4):626–32.

11. Verweij J, Casali PG, Zalcberg J, LeCesne A, Reichardt P, Blay JY, et al. Progression-free survival in gastrointestinal stromal tumours with high-dose imatinib: randomised trial. Lancet. 2004;364(9440):1127–34.

12. Dematteo RP, Ballman KV, Antonescu CR, Maki RG, Pisters PW, Demetri GD, et al. Adjuvant imatinib mesylate after resection of localised, primary gastrointestinal stromal tumour: a randomised, double-blind, placebo-controlled trial. Lancet. 2009;373(9669):1097–104.

13. Joensuu H, Eriksson M, Sundby Hall K, Hartmann JT, Pink D, Schutte J, et al. One vs three years of adjuvant imatinib for operable gastrointestinal stromal tumor: a randomized trial. JAMA. 2012;307(12):1265–72.

14. NCT00867113. Five year adjuvant imatinib mesylate (Gleevec®) in Gastrointestinal Stromal Tumor (GIST). 2015. Available from: https://clinicaltrials.gov/ct2/show/NCT00867113?term =GIST+5+year&rank=2.

15. Demetri GD, van Oosterom AT, Garrett CR, Blackstein ME, Shah MH, Verweij J, et al. Efficacy and safety of sunitinib in patients with advanced gastrointestinal stromal tumour after failure of imatinib: a randomised controlled trial. Lancet. 2006;368(9544):1329–38.

16. Demetri GD, Reichardt P, Kang YK, Blay JY, Rutkowski P, Gelderblom H, et al. Efficacy and safety of regorafenib for advanced gastrointestinal stromal tumours after failure of imatinib and sunitinib (GRID): an international, multicentre, randomised, placebo-controlled, phase 3 trial. Lancet. 2013;381(9863):295–302.

第 2 章

GIST 的流行病学

Taylor M. Coe, Jason K. Sicklick

1.GIST 流行病学的历史回顾

GIST 是发生于胃肠道各个部位的间叶源性肿瘤。从历史上看,GIST 曾以其他几种名称被报道过,包括丛状肉瘤和胃肠自主神经肿瘤[1-3]。此外,在 20 世纪 80 年代显微镜下的评估表明,这些肿瘤包含肌源性和神经源性特征,因此 GIST 常被错误地分类为其他肿瘤类型,包括平滑肌瘤、平滑肌肉瘤、神经纤维瘤和神经鞘瘤[1-3]。1998 年,发现 GIST 的分子特征表现为 KIT(c-kit)基因功能获得性突变[4]。鉴于这些特征,推测 GIST 起源于表达 KIT 蛋白(也称为 CD117)的 Cajal 间质细胞[4-8]。在明确定义的病理学标准应用之前,由于这些肿瘤被错误分类为上述其他肿瘤类型,因而难以描述 GIST 的流行病学。缺乏统一的命名和组织学差异导致病理学家经常误诊,以及癌症登记员错误编码[8,9]。反过来,对 GIST 流行病学的全面了解在许多研究中也有一定的局限性。

1.1 美国研究

美国的第一次全国流行病学研究于 2005 年完成[10]。美国国家癌症研究所的监测、流行病学和最终结果(SEER)数据库由全美 18 个地区性癌症登记处组成,覆盖了约 28% 的美国人口,Tran 等利用 SEER 数据库分析了 1992—2000 年 1458 例被诊断为恶性 GIST 的患者。年龄调整后的年发病率为 6.8 例/100 万人。在人口统计学上,男性发病率是女性的 1.5 倍。GIST 在非洲裔美国人中最为普遍。诊断时的平均年龄为 62.9 岁。最常见的发生部位是胃(51%),其次是小肠(36%)。在诊断时,53% 的患者为局限性病变,19% 有局部扩散,23% 有远处转移。

随后,在 2006 年进行了另一项分析,同时使用了 SEER 数据库和佛罗里达癌症数据系统[11]。该研究表明,1992—2002 年,GIST 的诊断增加了 25%,这与平滑肌肿瘤(例如平滑肌肉瘤)报告的减少有关。很可能是由于病理重新分类,而不太可能是 GIST 发病率的真正增加。根据这项研究,经年龄调整后的 GIST 发病率为 6.88 例/100 万人[11]。两个登记处的诊断年龄中位数均为 63 岁。最后,再次指出该肿瘤在非洲裔美国人中更为常见,从而证实了 SEER 最初研究中的发现。

5 年之后，在 2011 年，再次分析了 1993—2002 年的 SEER 数据库[12]。在这项研究中，作者增强了我们对美国 GIST 经济负担的理解。在这组特征性患者的队列中，手术切除局限性 GIST 的年平均发病率为 3.2 例/100 万人。该报道的发病率可能低于先前的研究，因为它仅限于接受过外科治疗的局部疾病患者。此外，他们发现，手术切除后第 1 年 GIST 患者的经济负担为 23 300 美元(1 美元≈6.46 元)，未复发手术切除的 GIST 患者，5 年累积费用为 83 400 美元，而复发患者为 185 100 美元。他们还首次报道了 GIST 的 15 年总患病率为 16.2 例/100 万人，这一点很重要，表明 GIST 患者在切除后能够存活多年。

总之，在 21 世纪初对 SEER 数据库进行了多次分析，并提供了关于 GIST 的发病率、人口统计学和经济负担的相对相似的数据，但也因分析中存在的其他肉瘤类型而感到困惑。10 年后的研究将澄清这些问题，并为 GIST 的流行病学提供新的见解。

1.2　欧洲研究

在欧洲，许多回顾性人群研究基于 KIT 的阳性免疫组织化学染色来鉴定 GIST 的发生率。在瑞典西部，对 1983—2000 年 288 例 KIT 蛋白阳性的原发性 GIST 患者进行了回顾性分析[13]。在这项研究中，瑞典 GIST 的年发病率为 14.5 例/100 万人，患病率为 129 例/100 万人。他们发现与死亡率相关的风险因素包括肿瘤大小、细胞多形性程度、有丝分裂指数和 Ki-67 增殖指数。北欧的另一项研究调查了冰岛的民众，冰岛拥有一个较大的以人口为基础的疾病研究数据库。Tryggvason 等分析了 1990—2003 年的 114 例病例，其中 57 例通过 KIT 蛋白阳性染色定义为 GIST[14]。GIST 的发病率为 11 例/100 万人，平均年龄为 65.8 岁。肿瘤在男性中更常见(57.9%)，大多数肿瘤位于胃(61.4%)或小肠(29.8%)。荷兰的一项单独回顾性研究分析了病理解剖学国家自动化档案登记的数据（这是一个全国性的组织病理学和细胞病理学网络和登记处）[15]。作者报告了 1995—2003 年 GIST 的年发病率从 2.1 例/100 万人增加到 12.7 例/100 万人，这可以用 GIST 组织病理学诊断的进展来解释。在英国，Ahmed 等回顾性地分析了诺丁汉市立医院和皇后医疗中心的所有可能的 GIST 标本[16]。1987—2003 年，确诊了 225 例 GIST 患者，但只有 185 例患者具有完整的组织病理学和临床数据，以及随访资料。在这项研究中，年发病率为 13.2 例/100 万人，而诊断时的平均年龄为 64.4 岁。与所有先前的研究一致，大多数肿瘤在胃中发现(51.9%)。在全球的南方地区，类似的发现同样存在。在意大利的一项研究中，Mucciarini 等于 1991—2004 年在 Modena 癌症登记处确定了 124 例 GIST 患者[17]。年龄标准化发病率为 6.6 例/100 万人，中位年龄为 69 岁，胃是最常见的部位。最后，在法国进行了一项前瞻性研究，研究了病理学家在 2005 年报告的所有 GIST 病例[18]。预计发病率为 8.5~10 例/100 万人，平均年龄为 65 岁。总之，6 项欧洲研究分析了经免疫组织化学证实的 GIST，结果表明：①年发病率为 2.1~14.5 例/100 万人；②该疾病在这些国家的男性中更为常见；③疾病诊断的平均年龄为 60 岁中后期；④胃是最常见的发病部位，占一半以上的病例。

1.3　亚洲研究

与多个欧洲国家一样,亚洲各个国家也对 GIST 的流行病学进行了研究。在中国台湾,对麦凯纪念医院 1998—2004 年所有胃肠手术标本进行了研究[19]。应用 KIT(CD117)免疫组织化学分析和 *KIT/PDGFRA* 基因突变分析评估间叶源性病变。年发病率约为 13.74 例/100 万人,其中胃是最常见的发病部位(50.5%)。在中国台湾的第二项研究分析了中国台湾癌症登记处(TCR)1998—2008 年的数据[20]。Chiang 等发现,发病率从 1998 年的 11.3 例/100 万人增加到 2008 年的 19.7 例/100 万人。诊断时的中位年龄范围为 62~64 岁,男性占优势。在中国,Chan 等分析了中国香港仁济医院 1995—2003 年 47 例被诊断为 GIST 的患者[21]。他们描述的年发病率为 16.8~19.6 例/100 万人。诊断时的平均年龄为 66.6 岁,胃是最常见的疾病发病部位(72.3%)。综上,亚洲的这些研究证实了北美和欧洲研究中的许多结论,同时也表明亚洲国家的年发病率可能略高于非亚洲国家。

1.4　1990—2000 年的研究总结

总体而言,来自美国以及欧洲和亚洲国家的 12 项研究报告预计,GIST 的年发病率为 2.1~19.7 例/100 万人。但是,美国报道的发病率似乎落在这个范围的下限。这可能是因为 SEER 仅包括“恶性”肿瘤(即,在当前 GIST 风险评估分层之前),而上述欧洲和亚洲研究包括“良性”和“恶性”病例,这些病例也经免疫组织化学证实表达 KIT 蛋白。但是,现在将每种 GIST 都视为具有恶性潜能,因此将它们分为极低、低、中等和高危险度更为准确[22]。

2. 美国 GIST 流行病学研究综述

如前所述,SEER 中的编码在历史上并未区分 GIST 与其他类型胃肠道肉瘤,包括平滑肌肉瘤。因此,2001 年实施了 GIST 特定的组织学代码,可以进行更准确的基于人群的流行病学评估。2001—2011 年,SEER 数据库的现代分析发现,美国“恶性”GIST 的发病率为 6.8 例/100 万人[23]。在这项研究中,年龄调整后的发病率在过去 10 年中增长了 42%,从 2001 年的 5.5 例/100 万人增加到 2011 年的 7.8 例/100 万人,2010 年的发病率达 8.2 例/100 万人[23]。尽管该发病率与先前的 SEER 分析相当,但鉴于采用 GIST 特异性组织学代码,可能更准确。但由于排除了“良性”GIST,仍可能低估了美国的发病率。在这项研究中,诊断时的中位年龄为 64 岁,男性中 GIST 的发病率比女性高 36%。此外,非洲裔美国人和亚洲人/太平洋岛人患有 GIST 的可能性是白种人的 2.07 倍和 1.5 倍。与以往的研究一致,肿瘤最常见于胃(55%)和小肠(29%),其次是结肠(2.9%)和直肠(2.7%)。与死亡率相关的危险因素包括诊断时年龄的增加、男性、黑人、局部或远处转移。值得注意的是,这不包括肿瘤大小。“良性”GIST 通常很小并且通过当前的危险度分层模式归类为极低或低危险度,鉴于 SEER 不包括“良性”GIST,Coe 等对 SEER 数据库进行子集分析,以确定直径<2cm 的 GIST 的年发病率[24]。作者发现,其年发

病率为 0.42 例/100 万人。与之前的所有报告本质上的不同是，这些小 GIST 在两性之间分布均匀。但是，与各种大小的 GIST 相似，非洲裔美国人的肿瘤发生率是白种人的 2.1 倍，最常见的部位仍然是胃（62.2%）和小肠（23.3%）。有趣的是，年龄、性别、人种、种族和肿瘤位置的多变量分析结果显示，这些合并其他癌症的患者的死亡风险增加了 63%，其根本原因仍有待确定。尽管这些增加了人们对美国 GIST 流行病学的了解，但数据仍然有限，因为 SEER 数据库仅包括标记为"恶性"的肿瘤，据此向各个癌症登记处报告，导致低估了疾病的真实发病率。实际上，Choi 等最近证明，在其机构诊断出的 GIST 中，只有 38.8% 随后报告给了癌症登记处[25]。因此，所有 GIST（无论是"良性"还是"恶性"）的真正发病率可能高于通过对美国国家癌症登记处的分析所得出的数据。事实上，虽然不是以人群为基础，并且有明显的偏差，但根据尸检研究和回顾性研究病理分析，高达 30% 的患者患有小 GIST，其中包括在内镜检查或横断面放射学研究中偶然发现的无症状肿瘤[26-34]。

3.GIST 患者的伴发肿瘤

GIST 通常与其他肿瘤有关。约 5% 的 GIST 是由遗传性综合征引起的，其余为散发性的[35]。最常见的遗传性综合征包括 Ⅰ 型神经纤维瘤病（NF-1）、Carney 三联征、Carney-Stratakis 综合征，以及 *KIT* 或 *PDGFRA* 中具有胚系突变的家族综合征[35-39]。

据报道，在散发性 GIST 病例中，其他恶性肿瘤的发生率为 4.5%~33%[40]。最近，SEER 分析显示，17.1% 的 GIST 患者伴发了其他恶性肿瘤[41]。在 GIST 诊断之前和之后发生显著增加的癌症包括：其他肉瘤、神经内分泌肿瘤、非霍奇金淋巴瘤和结肠直肠腺癌。在 GIST 诊断之前，食管癌、膀胱癌和前列腺腺癌以及恶性黑色素瘤更为常见。GIST 诊断后，卵巢癌、小肠腺癌、甲状乳头状癌、肾细胞癌、肝胆腺癌、胃腺癌、胰腺癌、子宫腺癌、非小细胞肺癌和膀胱移行细胞癌均明显增多。GIST 诊断前其他癌症的危险因素包括非西班牙裔，以及 GIST 肿瘤直径≤10cm。与上述关于小 GIST 的研究一致，直径≤2cm 的 GIST 患者在 GIST 前后发生其他恶性肿瘤的可能性最高。这种关联的根本原因仍待确定，并且我们对与 GIST 的发展和诊断有关的非遗传因素（例如，传染性原因、环境风险因素、接触有毒化学品、治疗相关毒性和检测偏差）的理解仍然有限，这就需要进一步的流行病学研究（表 2.1）。

4.总结

总之，世界各地的许多研究都试图确定 GIST 的发病率，从美国的国家数据库分析到在整个欧洲和亚洲进行的回顾性病理分析，疾病发病率为 2.1~19.7 例/100 万人。GIST 在男性中的发病率似乎略高于女性，平均年龄在 65 岁左右，70~79 岁达到峰值。由于原因不明，种族似乎是疾病发展的一个因素，非洲裔美国人和亚洲/太平洋岛民比高加索人更易受到影响。正如在每项研究中所报道的，胃是最常见的肿瘤发生部位，其次是小肠。最后，肿瘤相关死亡的危险因素包括诊断时年龄增加、男性、黑人和区域性/转移性疾病。尽管在过去 20 年中，对 GIST 的流行病学有了更多的了解，但仍需进一步的研究以更好地确定 GIST 的发病率、患病率和危险因素。

表 2.1 流行病学研究的发病率和研究特征

作者	年份	国家及地区	研究时间(年)	研究类型	KIT 免疫组织化学	最高发病率(每 100 万)	中位发病年龄(岁)
Goettsch 等[15]	2005	荷兰	1995—2003	回顾性病理研究	部分(87%)	12.7	未报道
Tryggvason 等[14]	2005	冰岛	1990—2003	回顾性病理研究	是	11[a]	65.8
Tran 等[10]	2005	美国	1992—2000	SEER 分析	否	6.8[a]	63
Nilsson 等[13]	2005	瑞典西部	1983—2000	回顾性病理研究	是	14.5	69
Chan 等[21]	2006	中国	1995—2003	回顾性病理研究	是	19.6[a]	66.6
Perez 等[11]	2006	美国	1992—2002	SEER 分析	否	6.88[a]	63
Mucciarini 等[17]	2007	意大利	1991—2004	摩德纳癌症登记处分析	是	6.6	69
Tzen 等[19]	2007	中国台湾	1998—2004	回顾性病理研究	是	13.74	未报道
Ahmed 等[16]	2008	英国	1987—2003	回顾性病理研究	是	13.2	64.4
Monges 等[18]	2010	法国	2005	回顾性病理研究	是	10	65
Rubin 等[12]	2011	美国	1993—2002	SEER 分析	否	3.2[a]	75
Chiang 等[20]	2014	中国台湾	1998—2008	中国台湾癌症登记处分析	否	19.7[a]	62~64
Ma 等[23]	2015	美国	2001—2010	SEER 分析	否	7.8[a]	64

[a] 初始报告每 10 万人。每 100 万人标准化数据。

(沈姗姗 黄雯 译 徐晨 校)

参考文献

1. Mazur MT, Clark HB. Gastric stromal tumors. Reappraisal of histogenesis. Am J Surg Pathol. 1983;7(6):507–19.
2. Herrera GA, Pinto de Moraes H, Grizzle WE, Han SG. Malignant small bowel neoplasm of enteric plexus derivation (plexosarcoma). Light and electron microscopic study confirming the origin of the neoplasm. Dig Dis Sci. 1984;29(3):275–84.
3. Herrera GA, Cerezo L, Jones JE, et al. Gastrointestinal autonomic nerve tumors. 'Plexosarcomas'. Arch Pathol Lab Med. 1989;113(8):846–53.
4. Hirota S, Isozaki K, Moriyama Y, et al. Gain-of-function mutations of c-kit in human gastrointestinal stromal tumors. Science. 1998;279(5350):577–80.
5. Sircar K, Hewlett BR, Huizinga JD, Chorneyko K, Berezin I, Riddell RH. Interstitial cells of Cajal as precursors of gastrointestinal stromal tumors. Am J Surg Pathol. 1999;23(4):377–89.
6. Kindblom LG, Remotti HE, Aldenborg F, Meis-Kindblom JM. Gastrointestinal pacemaker cell tumor (GIPACT): gastrointestinal stromal tumors show phenotypic characteristics of the interstitial cells of Cajal. Am J Pathol. 1998;152(5):1259–69.
7. Miettinen M, Sarlomo-Rikala M, Lasota J. Gastrointestinal stromal tumors: recent advances in understanding of their biology. Hum Pathol. 1999;30(10):1213–20.
8. Fletcher CD, Berman JJ, Corless C, et al. Diagnosis of gastrointestinal stromal tumors: a consensus approach. Hum Pathol. 2002;33(5):459–65.
9. Erlandson RA, Klimstra DS, Woodruff JM. Subclassification of gastrointestinal stromal tumors based on evaluation by electron microscopy and immunohistochemistry. Ultrastruct Pathol. 1996;20(4):373–93.
10. Tran T, Davila JA, El-Serag HB. The epidemiology of malignant gastrointestinal stromal tumors: an analysis of 1,458 cases from 1992 to 2000. Am J Gastroenterol. 2005;100(1):162–8.
11. Perez EA, Livingstone AS, Franceschi D, et al. Current incidence and outcomes of gastrointestinal mesenchymal tumors including gastrointestinal stromal tumors. J Am Coll Surg. 2006;202(4):623–9.
12. Rubin JL, Sanon M, Taylor DCA, Coombs J, Bollu V, Sirulnik L. Epidemiology, survival, and costs of localized gastrointestinal stromal tumors. Int J Gen Med. 2011;4:121–30.
13. Nilsson B, Bumming P, Meis-Kindblom JM, et al. Gastrointestinal stromal tumors: the incidence, prevalence, clinical course, and prognostication in the preimatinib mesylate era–a population-based study in western Sweden. Cancer. 2005;103(4):821–9.
14. Tryggvason G, Gislason HG, Magnusson MK, Jonasson JG. Gastrointestinal stromal tumors in Iceland, 1990–2003: the icelandic GIST study, a population-based incidence and pathologic risk stratification study. Int J Cancer J Int du Cancer. 2005;117(2):289–93.
15. Goettsch WG, Bos SD, Breekveldt-Postma N, Casparie M, Herings RM, Hogendoorn PC. Incidence of gastrointestinal stromal tumours is underestimated: results of a nation-wide study. Eur J Cancer (Oxford, England : 1990). 2005;41(18):2868–72.
16. Ahmed I, Welch NT, Parsons SL. Gastrointestinal stromal tumours (GIST) – 17 years experience from Mid Trent Region (United Kingdom). Eur J Surg Oncol J Eur Soc Surg Oncol Br Assoc Surg Oncol. 2008;34(4):445–9.
17. Mucciarini C, Rossi G, Bertolini F, et al. Incidence and clinicopathologic features of gastrointestinal stromal tumors. A population-based study. BMC cancer. 2007;7:230.
18. Monges G, Bisot-Locard S, Blay JY, et al. The estimated incidence of gastrointestinal stromal tumors in France. Results of PROGIST study conducted among pathologists. Bull Cancer. 2010;97(3):E16–22.
19. Tzen CY, Wang JH, Huang YJ, et al. Incidence of gastrointestinal stromal tumor: a retrospective study based on immunohistochemical and mutational analyses. Dig Dis Sci. 2007;52(3):792–7.
20. Chiang NJ, Chen LT, Tsai CR, Chang JS. The epidemiology of gastrointestinal stromal tumors in Taiwan, 1998–2008: a nation-wide cancer registry-based study. BMC Cancer. 2014;14:102.
21. Chan KH, Chan CW, Chow WH, et al. Gastrointestinal stromal tumors in a cohort of Chinese patients in Hong Kong. World J Gastroenterol WJG. 2006;12(14):2223–8.
22. Sicklick JK, Lopez NE. Optimizing surgical and imatinib therapy for the treatment of gastrointestinal stromal tumors. J Gastrointest Surg Off J Soc Surg Aliment Tract. 2013;17(11):1997–2006.
23. Ma GL, Murphy JD, Martinez ME, Sicklick JK. Epidemiology of gastrointestinal stromal tumors in the era of histology codes: results of a population-based study. Cancer Epidemiol

Biomarkers Prev Publ Am Assoc Cancer Res, cosponsored by the American Society of Preventive Oncology. 2015;24(1):298–302.

24. Coe TM, Fero KE, Fanta PT, et al. Population-Based Epidemiology and Mortality of Small Malignant Gastrointestinal Stromal Tumors in the USA. Journal of Gastrointestinal Surgery. 2016;20(6):1132–40.

25. Choi AH, Hamner JB, Merchant SJ, et al. Underreporting of gastrointestinal stromal tumors: is the true incidence being captured? J Gastrointest Surg Off J Soc Surg Aliment Tract. 2015;19(9):1699–703.

26. Rammohan A, Sathyanesan J, Rajendran K, et al. A gist of gastrointestinal stromal tumors: a review. World J Gastrointest Oncol. 2013;5(6):102–12.

27. Demetri GD, von Mehren M, Antonescu CR, et al. NCCN Task Force report: update on the management of patients with gastrointestinal stromal tumors. J Natl Compr Canc Netw JNCCN. 2010;8 Suppl 2:S1–41; quiz S42–44.

28. Miettinen M, Lasota J. Gastrointestinal stromal tumors. Gastroenterol Clin North Am. 2013;42(2):399–415.

29. Scherubl H, Faiss S, Knoefel WT, Wardelmann E. Management of early asymptomatic gastrointestinal stromal tumors of the stomach. World J Gastrointest Endosc. 2014;6(7):266–71.

30. Agaimy A, Wunsch PH, Hofstaedter F, et al. Minute gastric sclerosing stromal tumors (GIST tumorlets) are common in adults and frequently show c-KIT mutations. Am J Surg Pathol. 2007;31(1):113–20.

31. Abraham SC, Krasinskas AM, Hofstetter WL, Swisher SG, Wu TT. "Seedling" mesenchymal tumors (gastrointestinal stromal tumors and leiomyomas) are common incidental tumors of the esophagogastric junction. Am J Surg Pathol. 2007;31(11):1629–35.

32. Kawanowa K, Sakuma Y, Sakurai S, et al. High incidence of microscopic gastrointestinal stromal tumors in the stomach. Hum Pathol. 2006;37(12):1527–35.

33. Rossi S, Gasparotto D, Toffolatti L, et al. Molecular and clinicopathologic characterization of gastrointestinal stromal tumors (GISTs) of small size. Am J Surg Pathol. 2010;34(10):1480–91.

34. Chan CHF, Cools-Lartigue J, Marcus VA, Feldman LS, Ferri LE. The impact of incidental gastrointestinal stromal tumours on patients undergoing resection of upper gastrointestinal neoplasms. Can J Surg. 2012;55(6):366–70.

35. Agaimy A, Hartmann A. Hereditary and non-hereditary syndromic gastointestinal stromal tumours. Pathologe. 2010;31(6):430–7.

36. Neuhann TM, Mansmann V, Merkelbach-Bruse S, et al. A novel germline KIT mutation (p.L576P) in a family presenting with juvenile onset of multiple gastrointestinal stromal tumors, skin hyperpigmentations, and esophageal stenosis. Am J Surg Pathol. 2013;37(6):898–905.

37. Kuroda N, Tanida N, Hirota S, et al. Familial gastrointestinal stromal tumor with germ line mutation of the juxtamembrane domain of the KIT gene observed in relatively young women. Ann Diagn Pathol. 2011;15(5):358–61.

38. Ponti G, Luppi G, Martorana D, et al. Gastrointestinal stromal tumor and other primary metachronous or synchronous neoplasms as a suspicion criterion for syndromic setting. Oncol Rep. 2010;23(2):437–44.

39. Stratakis CA, Carney JA. The triad of paragangliomas, gastric stromal tumours and pulmonary chondromas (Carney triad), and the dyad of paragangliomas and gastric stromal sarcomas (Carney-Stratakis syndrome): molecular genetics and clinical implications. J Intern Med. 2009;266(1):43–52.

40. Agaimy A, Wunsch PH, Sobin LH, Lasota J, Miettinen M. Occurrence of other malignancies in patients with gastrointestinal stromal tumors. Semin Diagn Pathol. 2006;23(2):120–9.

41. Murphy JD, Ma GL, Baumgartner JM, et al. Increased risk of additional cancers among patients with gastrointestinal stromal tumors: a population-based study. Cancer. 2015;121(17):2960–7.

第 **3** 章

GIST 的外科病理学：临床表现和分子分型的关系

Odise Cenaj, Vickie Y. Jo, Leona A. Doyle

1.引言

GIST 是胃肠道最常见的间叶源性肿瘤[1]，具有重要临床意义，全世界每年发病率为 11~18 例/100 万人[2-4]。在早期文献中，研究者认为这些肿瘤与正常平滑肌细胞相似，含有"肌原纤维"，导致将其错误地划分为各种平滑肌肿瘤，如平滑肌瘤、平滑肌肉瘤和"平滑肌母细胞瘤"（这是一个过时的术语）。然而，随着免疫组织化学和电子显微镜的出现，显然，这些肿瘤没有表现出单纯的平滑肌分化，因此引入了 GIST 一词，从而将这种组织学上独特的肠壁肿瘤与真正的平滑肌肿瘤分开。电子显微镜和免疫组织化学显示，GIST 的肿瘤细胞具有与 Cajal 间质细胞相似的特征[5-8]。Cajal 细胞是位于固有肌层肌纤维间的自主神经丛中，充当起搏器细胞，协调肠道蠕动，并表达 KIT 蛋白、CD34、DOG1(ANO1)、中间丝巢蛋白和 ETV1(ETS 转录因子家族的成员)，上述这些蛋白在 GIST 肿瘤细胞中也同样表达。约在 1998 年，Hirota 及其同事在 GIST 中检测出酪氨酸激酶受体基因 *KIT* 的功能获得性突变[9]。几年后，在小部分 GIST 患者中检测出 *PDGFRA* 的突变。KIT 和 PDGFRA 都是Ⅲ型酪氨酸激酶受体家族的成员，并且具有相似的结构，由细胞外配体结合结构域、跨膜结构域、近膜结构域和细胞质激酶结构域组成。配体与细胞外结构域的结合通过与 MAPK、PI3K 和 p90RSK 信号通路中的靶蛋白磷酸化反应导致受体二聚化和信号转导。*KIT* 和 *PDGFRA* 的致癌突变导致其天然配体[KIT 为干细胞因子(SCF)，PDGFRA 为 PDGFA]缺失时结构性激酶激活。这些发现促进了常规可用的诊断性免疫组织化学(KIT 和最近的 DOG1)，使 GIST 的诊断更加准确。显而易见，GIST 比单纯的胃肠平滑肌肿瘤更常见(也许结肠肌层黏膜的小良性平滑肌瘤除外)，尤其是在胃部，平滑肌肿瘤异常罕见。随着 GIST 分类和诊断的改进，这些发现彻底改变了实体肿瘤分子靶向治疗领域，酪氨酸激酶抑制剂伊马替尼在许多患者中产生了显著的疗效，并成为广泛可用的有效治疗方法。现在已知，不同的肿瘤基因型与肿瘤对伊马替尼和第二代、第三代、第四代化合物的应答反应相关，并且这些基因型通常与临床和组织学特征相关。本章将回顾 GIST 的主要组织学特征,重点介绍临床亚型和分子相关性,用于评估 GIST 的免疫组织化学和分子技术,与肿瘤发展相关的遗传变化,原发性和继发性耐药,以及 GIST 的治疗反应。

1.1　临床特征和疾病播散模式

GIST 可发生于任何年龄,多见于中年人[1,10],无明显性别差异。肿瘤可位于消化道任何部位,其中胃是最常见的发生部位(60%),其次是小肠(30%),少部分可发生在结肠和食管。一些原发肿瘤发生在肠系膜脂肪和大网膜,与肠壁无明显附着。这种情况可能是肿瘤最初主要位于浆膜或浆膜下,随着时间的推移而与肠壁分离。文献中报道了极为罕见的胃肠道外 GIST 病例,特别是在肺和女性生殖道,被统称为"胃肠外 GIST"[11-13]。特定症状依赖于肿瘤位置,患者可能因黏膜溃疡而出现胃肠道出血(或其并发症),因胃出口梗阻而出现腹痛或呕吐等梗阻症状,较少表现为可触及的肿块。通常,肿瘤是通过内镜检查、放射成像或其他不相关的指征进行的手术而被偶然发现的。

疾病传播的典型特征是肝脏转移和(或)腹膜表面播散。淋巴结转移非常罕见,但当其确实发生时,则与琥珀酸脱氢酶(SDH)缺陷型 GIST 相关,此型 GIST 在临床病理学和分子上不同于普通型 GIST(参见下面的讨论)。可以发生骨和肺的转移,但很少见。小儿 GIST 占所有病例的比例<2%,好发于女性[14-16],占 SDH 缺陷型 GIST 的大多数。与 GIST 相关的临床肿瘤综合征包括 Carney 三联征(胃 GIST、副神经节瘤和肺软骨瘤)和 Carney-Stratakis 综合征(胃 GIST 和副神经节瘤)[17-19]。GIST 也发生于 I 型神经纤维瘤病患者中,表现为多发性小肠肿瘤[20,21]。

1.2　大体病理

GIST 的大小范围从<1cm(所谓的"微小 GIST")到最大 40cm[22],胃 GIST 的中位大小为 6cm,十二指肠为 4.5cm,空肠和回肠为 7cm[16,23,24]。GIST 通常表现为位于胃肠道壁的黏膜下、固有肌层或浆膜下肿块(图 3.1),并且常见浆膜膨胀和黏膜溃疡。有些肿瘤主要位于浆膜或浆膜下,或位于肠系膜脂肪或网膜中,与肠壁无明显附着。GIST 的切面通常为边界清楚的鱼肉状(图 3.1)、纤维状或胶冻样,常伴有中央囊性变和出血,明显坏死少见。

1.3　GIST 的组织病理学及其与临床和分子亚型的相关性

1.3.1　组织学特征概述

GIST 具有相对有限的组织学表现。大多数边界清楚,但有些表现为浸润性的边缘。多数(70%)由相对均匀的梭形细胞组成,20%的病例由上皮样肿瘤细胞组成,其余病例为梭形和上皮样细胞混合型。GIST 的梭形肿瘤细胞排列成短束状,缺乏显著的细胞学异型性或多形性,细胞边界不清,呈合体样(图 3.2a)。细胞核伸长,末端呈锥形,染色质空泡状,核仁不明显。细胞具有中等量的嗜酸性纤维细胞质(图 3.2b)。核旁空泡在胃 GIST 中常见。致密的嗜酸性胶原纤维常出现在小肠肿瘤中,称为 Skenoid 纤维。脉管系统的变化可以为从微小至厚的透明化血管瘤样血管。通常伴淋巴细胞浸润，并且可以看到肿瘤细胞核呈栅栏状排列。上皮样GIST总是发生于胃，通常是 *PDGFRA* 突变型，较少出现 SDH 缺陷型 GIST（参见下面的讨论）。这些肿瘤呈巢状或片状生长，细胞核圆形，染色质空泡状，核仁明显，细胞质丰富。细胞质可以嗜酸或较不透明，并可能有明显的细胞边界(图 3.3a)。位于固有肌层的多结节或丛状生长方式的胃肿瘤，应怀疑为 SDH 缺陷型 GIST(下文讨论)。某些肿瘤，无论是上皮样细胞还是梭形细胞，都可能伴有明显的黏液样基质，增加了 GIST 诊断的困难。

1.3.2　KIT 与 PDGFRA 突变型 GIST

约 80% 的 GIST 发生 *KIT* 激活突变[1,9,10,25]，10% 的 GIST 发生 *PDGFRA* 激活突变[26]，导致不依赖于配体(KIT 的 SCF 和 PDGFRA 的 PDGFA)的激酶活化。KIT 和 PDGFRA 是 III 型酪氨酸激酶受体家族的成员，具有共同的结构，由细胞外配体结合结构域、跨膜结构域、近膜结构域和细胞质激酶结构域组成。配体与细胞外结构域结合，通过 MAPK、PI3K 和 p90RSK 途径触发受体二聚化、磷酸化和信号转导。根据当前的检测技术，*KIT* 和 *PDGFRA* 突变是 GIST 肿瘤发生可检测到的 GIST 最早的分子事件，并且它们可发生于极小的肿瘤中[27]。

绝大多数 *KIT* 突变型 GIST 为编码近膜结构域的第 11 号外显子(70%)突变，其正常功能是阻止激酶活化环进入活性构象[9,28]。11 号外显子突变可以为点突变、插入突变或缺失突变，即使缺乏天然配体 SCF，KIT 也能转变为活性构象。在各种致突变机制中，与插入突变或点突变相比，外显子 11 缺失突变似乎预示着更差的预后，并且与较短的无进展生存期和总生存期相关[29-32]。*KIT* 基因 11 号外显子突变型 GIST 可以出现在胃肠道的任何部位，通常对伊马替尼高度敏感，至少最初是这样的。9 号外显子突变是第二常见的 *KIT* 突变型 GIST，其编码 KIT 细胞外结构域，引起构象变化，从而模拟配体结合[33,34]。9 号外显子突变见于小肠和大肠GIST，但很少见于胃 GIST。*KIT* 基因 9 号外显子突变型 GIST 对酪氨酸激酶抑制剂的敏感性低于 11 号外显子突变型 GIST，主要是因为激酶结构域就如 *KIT* 基因野生型一样，保持不变，需要更高剂量的伊马替尼来实现与 11 号外显子突变型 GIST 相似的反应。*KIT* 基因 17 号外显子突变(编码激酶结构域的激活环，稳定其活性构象)和 *KIT* 基因 13 号外显子突变(编码酪氨酸激酶结构域的三磷酸腺苷结合区)更为罕见[35]。*KIT* 基因 17 号外显子突变和 13 号外显子突变的 GIST 通常为梭形细胞型，在小肠中出现的概率略高于胃中[35]。*KIT* 基因 8 号外显子突变极少发生[36,37]，其更好发于小肠，并且显示出梭形细胞和上皮样细胞的混合形态。

最常见的 *PDGFRA* 突变发生在 18 号外显子，其次是 12 号和 14 号外显子，18 号外显子编码激活环，而 12 号和 14 号外显子分别编码近膜结构域和三磷酸腺苷结合结构域[26,38,39]。*PDGFRA* 突变型 GIST 最常出现在胃中，呈现上皮样细胞形态学[40,41]。另外，这些肿瘤通常有黏液样基质，并且免疫组织化学染色 KIT 表达可能为阴性(图 3.3b)，使得诊断困难。与 *KIT* 突变型 GIST 相比，*PDGFRA* 突变型 GIST 的临床行为通常更为惰性。

已在多个家族中报道家族性 GIST[1,25,42]。这些患者携带 *KIT* 或 *PDGFRA* 胚系突变，近 100% 的家族成员受到影响。它们通常在 Cajal 间质细胞增生的背景下伴随胃肠道多个部位的肿瘤出现。

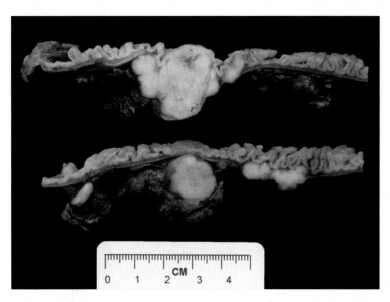

图 3.1　胃肠间质瘤的横截面示肿瘤累及十二指肠固有肌层、浆膜下及肠系膜脂肪,并伴有邻近的肿瘤卫星结节。

1.3.3　GIST 中的其他基因组变化

除了代表 GIST 分子发病机制早期事件的致癌基因 *KIT* 和 *PDGFRA* 突变外,比较基因组杂交分析和细胞遗传学研究已经确定了与疾病进展相关的继发性染色体畸变的特征, 例如 1p、9p/9q、11p、15q 的缺失,以及 5p、8q、17q 和 20q 的获得[43]。多达 2/3 的病例发生 14 号染色体异常,主要是单体或 14q 的部分丢失。约 50%的肿瘤中存在 22 号染色体长臂的丢失[35-38]。14q 和 22q 的缺失似乎与恶性行为无关。然而,染色体 8q(MYC 基因座)、3q(SMARCA3 区域)和 17q 的获得与侵袭行为有关[38,39,44,45]。这些发现既存在于 *KIT* 和 *PDGFRA* 突变型 GIST 中,也存在于伴发 I 型神经纤维瘤病(NF1)的 GIST 患者中,但在 SDH 缺陷型 GIST 中未见。基因表达谱分析研究已经确定了与侵袭性临床过程相关的遗传变化, 包括肿瘤抑制基因 *CDKN2A* 的失活[42,46-48]、*TP53* 突变[43,49-51]、PI3 相关基因的异常激酶途径[52],以及少见的 *MDM2* 和 *CCND1* 扩增[45,53]。

1.3.4　微小 GIST

肿瘤最大直径<1cm 的 GIST 被认为是"微小 GIST"。这些小病变通常是偶然被发现的,如果全部能被检测到的话,事实上是非常常见的,对尸检和手术切除的胃组织行系统性研究,结果显示"微小 GIST"在总人群中的总发生率约为 30%[54,55]。"微小 GIST"通常显示出梭形细胞形态,并具有玻璃样变或钙化间质。在绝大多数"微小 GIST"中检测到 *KIT* 突变。其临床过程是良性的,几乎从未转移。重要的是,"微小 GIST"不应与直径<1cm 且与大肿块相关的同时性转移病灶相混淆。

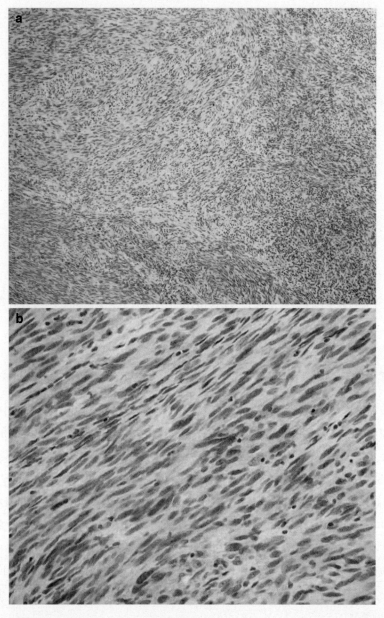

图 3.2 (a)胃肠间质瘤,梭形细胞型,由均匀排列的梭形细胞束组成。(b)在高倍镜下,细胞核逐渐变细,染色质均匀,细胞质适中,细胞边界不清,呈合体样。(待续)

1.3.5 "野生型"GIST

术语 "野生型"GIST 通常用于没有可识别的 *KIT* 或 *PDGFRA* 突变的肿瘤。该组占成人 GIST 的 10%~15%和儿童 GIST 的约 90%。我们对 GIST 疾病生物学的最新研究进展表明,这组"野生型"肿瘤实际上代表了一组临床病理和分子上异质性的 GIST。该组不仅包括具有明显突变特征的散发性肿瘤,还包括非遗传性 Carney 三联征综合征(胃 GIST、副神经节瘤和肺

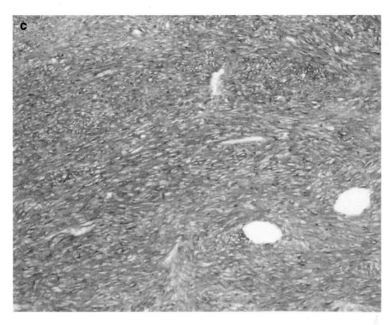

图 3.2(续)　(c)大多数 GIST 免疫组织化学表现为肿瘤细胞的细胞质和细胞膜 KIT 弥漫阳性。

软骨瘤)和遗传性 Carney-Stratakis 综合征(胃 GIST 和副神经节瘤)患者的病变。后两种是下文将详细讨论的 SDH 缺陷型 GIST、NF1 相关 GIST、BRAF 突变 GIST,以及一组尚未阐明其分子发病机制的 GIST 的一部分。"野生型"GIST 对伊马替尼有很强的耐药性,因此,正确的分类对于选择合适的治疗至关重要。此外,由于这些肿瘤中的某些肿瘤是与遗传性综合征相关的,因此正确的分类对临床随访(即检测其他肿瘤类型)、胚系检测和遗传咨询至关重要。

1.3.6　琥珀酸脱氢酶缺陷型 GIST

最近,描述了一组在临床病理和分子上完全不同的 GIST,包括大多数儿童 GIST、Carney 三联征、Carney-Stratakis 综合征,以及一部分散发性成人"野生型"GIST(一些以前称为"小儿型"GIST)[56,57]。SDH 缺陷型 GIST 占所有胃 GIST 的 7.5%[58]和所有"野生型"GIST 的 42%,好发于女性,并且仅发生于胃,通常在胃窦部,可以表现为多个不连续的病灶。组织学上,这组 GIST 显示多结节或丛状生长模式(图 3.4a),主要呈上皮样形态(图 3.4b)[56,57,59]。与 *KIT* 和 *PDGFRA* 突变型 GIST 相反,SDH 缺陷型 GIST 中可见血管侵袭,而淋巴结转移相对更常见。尽管肿瘤缺乏 *KIT* 和 *PDGFRA* 突变,但对 KIT 和 DOG1 蛋白的免疫反应通常很强。SDHB 蛋白通常在所有细胞中普遍表达,而在肿瘤细胞中显示缺失表达(图 3.4c);SDHB 表达"缺失"的机制如下文所述。上述组织学和免疫组织化学特征都是识别这一独特亚型的有用线索,具有重要的临床和症候意义。SDH 缺陷型 GIST 对伊马替尼常具有耐药性,但可能对第二代和第三代酪氨酸激酶抑制剂有反应,即使在转移性疾病的情况下,这组肿瘤的临床病程也相对缓慢[56,57]。

SDH 酶复合物是三羧酸循环和电子传递链的成员,催化琥珀酸盐氧化成延胡索酸盐,并

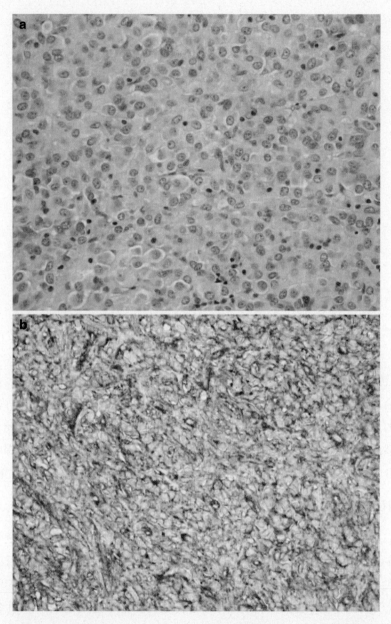

图 3.3   (a)胃肠间质瘤,上皮样细胞型,细胞片状排列,细胞质淡嗜酸性,核圆形至椭圆形,核仁可见或不可见。(b)一些上皮样 GIST 免疫组织化学染色 KIT 呈阴性,但大多数表现为 DOG1 细胞质阳性染色。

且由 4 种正常和普遍表达的亚基蛋白 SDHA、SDHB、SDHC 和 SDHD 组成[60]。肿瘤细胞中 SDHB 表达的缺失反映了整个 SDH 复合物的功能障碍,其可以由编码 4 种亚基蛋白的任何基因突变引起,也可能由其他机制导致的功能缺陷引起(如高甲基化或表观遗传事件)。相反,SDHA 表达缺失仅见于 *SDHA* 突变的肿瘤中。SDH 功能障碍驱动肿瘤发生的复杂机制尚不完全清楚。多项研究表明,琥珀酸代谢物水平的增加改变了基因甲基化的整体水平[61]。与 *KIT* 突变型 GIST 相比,SDH 缺陷型 GIST 似乎具有更高水平的 DNA 甲基化。琥珀酸聚集抑制 DNA

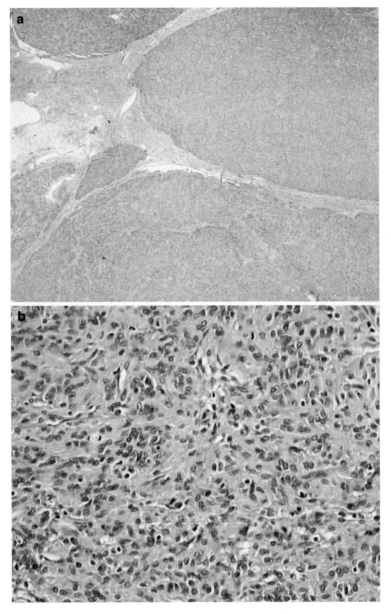

图 3.4　(a)琥珀酸脱氢酶缺陷型 GIST 发生于胃,大体或低倍镜下可见特征性的丛状或多结节生长模式。(b)该独特亚型的绝大多数肿瘤具有上皮样形态,偶尔具有混合的梭形细胞成分。(待续)

羟化酶的 TET 家族,该家族催化改变分子 5-羟甲基胞嘧啶(5-hmC)的基因表达产物。与 *KIT* 和 *PDGFRA* 突变型 GIST 相比,SDH 缺陷型 GIST 中的 5-hmC 水平降低[61,62]。此外,琥珀酸聚集稳定了缺氧诱导因子 1α, 该因子增强了包括血管内皮生长因子在内的靶基因的转录[63]。SDH 缺陷型 GIST 也与Ⅰ型胰岛素样生长因子受体(IGF1R)过表达密切相关[64]。IGF1R 过表达的潜在机制目前尚不清楚。

Carney-Stratakis 综合征为常染色体显性遗传,外显率可变,胃 GIST 和副神经节瘤在青年

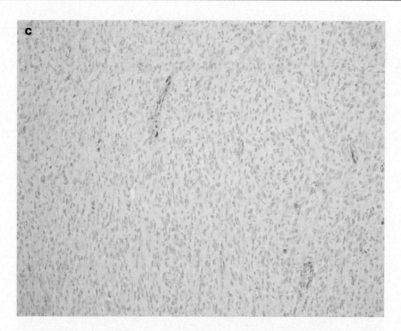

图 3.4（续）　（c）与其他 GIST 一样，肿瘤细胞表达 KIT 和 DOG1 蛋白，但区别在于缺乏 SDHB 的表达。SDHB 通常是普遍表达于正常细胞，因此 SDHB 在炎症细胞、内皮细胞和间质成纤维细胞中的表达可充当内对照，与周围肿瘤细胞中染色缺失相反，如图 c 所示。

期即可发病[18,65]。受影响的患者在 *SDHB*、*SDHC* 或 *SDHD* 中具有功能缺失的胚系突变[65,66]。Carney 三联征是非遗传性的，通常好发于年轻女性，并表现为胃 GIST、副神经节瘤和肺软骨瘤[67]。在 Carney 三联征中出现的 GIST 也显示 SDH 复合物功能障碍，表现为 SDHB 蛋白表达缺失。然而，这些患者通常不具有 *SDH* 突变[17,19,68,69]。最近的研究表明，Carney 三联征与 *SDHC* 启动子的高甲基化有关，导致 SDHC 表达的缺失[70]。虽然只有 20%~25% 的 SDH 缺陷型 GIST 患者存在 *SDHB*、*SDHC* 或 *SDHD* 突变，但在 1/3 的这些肿瘤中发现了 *SDHA* 突变，使 *SDHA* 成为最常见的突变亚基。与其他 SDH 缺陷型 GIST 相比，具有 *SDHA* 突变的 SDH 缺陷型 GIST 的发病年龄较大（30~50 岁），并且女性发病相对较少[71-74]。尽管存在胚系 *SDHA* 突变，但 SDHA 突变型 GIST 几乎不具有家族性，因此外显率较低。

　　SDH 缺陷型 GIST 的诊断具有重要的临床意义，包括预后和预测。即使在淋巴结转移和远处转移的情况下，这些肿瘤的临床进程也相对缓慢。它们对伊马替尼的反应较差，但许多第二代和第三代酪氨酸激酶抑制剂（如舒尼替尼、索拉非尼和达沙替尼）对其具有更好的疗效[56,75,76]。此外，常用于预测 GIST 恶性潜能的标准危险度分层系统（基于肿瘤部位、肿瘤大小和有丝分裂指数），无法预测 SDH 缺陷型肿瘤的临床行为，因此不适宜应用[17,56,58]。甄别 SDH 缺陷型 GIST 也鉴别出了需要筛查 SDH 胚系突变和长期临床随访以发现其他上述综合征的肿瘤患者[75,77]。从临床实践上，我们建议当遇到具有上皮样细胞形态和多结节丛状结构的胃 GIST 时，应考虑 SDH 缺陷型 GIST 的可能性，并且在这方面，SDHB 蛋白免疫组织化学表达缺失是非常有用的筛选工具。

1.3.7 *BRAF* 突变型 GIST

GIST 中 *BRAF* 突变可能是原发性的,或在应用酪氨酸激酶抑制剂治疗后出现。高达 13% 的"野生型"GIST 含有 *BRAF* 基因 15 号外显子 V600E 点突变[78-80]。*BRAF* 突变型 GIST 稍多见于女性,大多数发生在小肠。迄今为止,它们的生物学行为和临床过程尚未得到很好的定义,但有限的证据表明,基于危险度分层标准,该肿瘤的恶性风险很高[78],需要注意的是,*BRAF* 突变也存在于一些无有丝分裂活性的微小 GIST 中[79]。*BRAF* 突变型 GIST 通常由梭形细胞组成,在形态学上与传统的 *KIT* 突变型 GIST 无法区分[80]。BRAF 属于 RAS-RAF-ERK 信号传导途径中丝氨酸/苏氨酸蛋白激酶的 RAF 家族,激活 MAPK 途径并控制细胞周期调节和细胞对生长信号的反应。V600E 取代激活 BRAF 激酶结构域。因此,突变的 *BRAF* 可以起到主要的致癌驱动作用。此外,由于 BRAF 位于 KIT 的下游,其激活导致 KIT 非依赖性生长。不出所料,*BRAF* 突变"野生型"GIST 对伊马替尼具有耐药性,并且 *BRAF* 突变可能促进 *KIT* 和 *PDGFRA* 突变型 GIST 对伊马替尼产生继发性耐药[78]。因此,检测到这种突变也具有重要的治疗意义。有证据表明,使用 BRAF 抑制剂治疗可使 *BRAF* 突变型 GIST 肿瘤退缩[81]。

1.3.8 与神经纤维瘤病相关的 GIST

NF1 患者发生 GIST 的风险高于一般人群,与散发性 GIST 相比,发病年龄更年轻[20,23,24]。NF1 相关 GIST 是"野生型"的,最常发生于小肠。它们通常很小,几乎总是呈梭形细胞形态,核分裂活性很低,且预后良好[20]。在 NF1 患者的胃肠道中,GIST 比神经纤维瘤更常见。患有 NF1 的患者通常存在多个原发性 GIST,常以 Cajal 间质细胞增生为背景。尽管缺乏 *KIT* 突变,但肿瘤仍显示出强烈的 KIT 蛋白免疫反应性。与 NF1 相关的 GIST 的发病机制尚不清楚。

1.4 GIST 免疫组织化学评估

约 95% 的 GIST 中 KIT 蛋白强表达,呈弥漫细胞质染色(图 3.2c),或者,少数呈膜状或高尔基旁点状阳性[11]。其余约 5% KIT 阴性的 GIST 多发生于胃,表现为上皮样细胞型,这组肿瘤中 70% 具有 *PDGFRA* 突变[40]。其余 30% KIT 阴性的 GIST 几乎都是"野生型"。缺乏 KIT 蛋白表达的 *KIT* 突变型 GIST 很少见[40,82]。在 GIST 中,CD34 阳性率为 70%,高分子量钙结合蛋白为 65%,平滑肌肌动蛋白(α-SMA)为 30%,S-100 蛋白为 5%(通常为十二指肠肿瘤)。约 5% 的 GIST 可见结蛋白表达,通常是局灶或散在阳性(特别是胃上皮样 GIST),<1% 的 GIST 显示细胞角蛋白的局灶阳性。弥漫性 KIT 蛋白表达在其他肿瘤类型中并不常见,因此有助于 GIST 的诊断[83]。

在 GIST-1 上发现的 anoctamin 1(DOG1),是一种相对较新的具有高敏感性和特异性的 GIST 标志物[84]。DOG1 是氯通道蛋白,与其他间质肿瘤相比,其过表达是通过 GIST 的基因表达谱检测的。超过 95% 的 GIST 显示 DOG1 弥漫性细胞质和胞膜表达(图 3.3b)[84-86]。DOG1 可用于 KIT 阴性 GIST 的诊断,因为它在大多数此类肿瘤中均有表达[82,87,88]。DOG1 和 KIT 均为阴性的具有挑战性的 GIST 诊断病例很罕见(2.6%),因此缺乏两种标志物的表达则需要进一步行基因突变检测来确诊,DOG1 和 KIT 均阴性的 GIST 中可具有一个重要的子集,即 *KIT* 或 *PDGFRA* 突变[86]。DOG1 很少在其他间质肿瘤中表达。据报道,DOG1 在少数平滑肌肉瘤、腹膜后子宫平滑肌瘤、滑膜肉瘤和 PEComas 中灶性表达。

SDHB 和 SDHA 的免疫组织化学在检测 SDH 缺陷型 GIST 中有极其重要的价值[58,59]。如上所述,SDHB 在所有 SDH 缺陷型 GIST 中都缺失。诊断可通过 SDHB 在肿瘤细胞中染色缺失,在正常内皮细胞、上皮细胞和平滑肌细胞中同时存在完整表达来建立,这些细胞可以作为内对照(图 3.4c)。相反,SDHB 在 *KIT* 和 *PDGFRA* 突变型 GIST 和 NF1 相关 GIST 中始终完整表达[89]。如上所述,30%的 SDH 缺陷型 GIST 存在 *SDHA* 突变。这些肿瘤表现出 SDHA 和 SDHB 的表达缺失[71,72]。如果 SDHB 免疫组织化学表达的缺失,应考虑到检测 SDHA 的表达。对于 SDH 缺陷型 GIST 患者,应该进行胚系突变检测,并仔细询问家族史。

1.5   预后和危险度分层

GIST 的临床/生物学行为范围从"无危险"到"高度危险"的伴有广泛播散的临床侵袭性肿瘤[90]。大多数 GIST 的有丝分裂活性较低。通过计算 $5mm^2$ 区域中有丝分裂的数量来评定危险度分层,高倍视野数与所使用的显微镜相关(在我们的机构中大约是 20 个高倍视野)。根据从两项大型研究中获得的数据,有丝分裂计数与原发肿瘤部位和肿瘤大小相结合,以确定疾病进展的危险度(表 3.1)[90,91]。如上所述,这种危险度分层方案不适用于 SDH 缺陷型 GIST,其临床和组织学参数似乎不能预测复发风险。

1.6   GIST 治疗反应的评估

GIST 对酪氨酸激酶抑制剂的组织学反应被广泛研究。最常见的特征是肿瘤坏死、间质玻璃样变、肿瘤细胞异型性和核分裂活性降低(图 3.5)。然而,这些特征似乎都无法预测对治疗的进一步反应[92]。治疗过的 GIST 也可出现明显的核多形性[93,94]。相比之下,未治疗的 GIST 呈

表 3.1   基于核分裂象指数、肿瘤大小和肿瘤部位对 GIST 进行危险度分层

核分裂象指数 (每 50 HPF)	大小 (cm)	疾病进展风险			
		胃	十二指肠	空肠/回肠	直肠
≤ 5	<2	无(0)	无(0)	无(0)	无(0)
≤ 5	2~5	低(1.9%)	低(8.3%)	低(4.3%)	低(8.5%)
≤ 5	5~10	低(3.6%)	数据不充分	中(24%)	数据不充分
≤ 5	>10	中(10%)	高(34%)	高(52%)	高(57%)
>5	<2	无;病例数少	数据不充分	高;病例数少	高(54%)
>5	2~5	中(16%)	高(50%)	高(73%)	高(52%)
>5	5~10	高(55%)	数据不充分	高(85%)	数据不充分
>5	>10	高(86%)	高(86%)	高(90%)	高(71%)

Adapted from Refs. [90, 91]

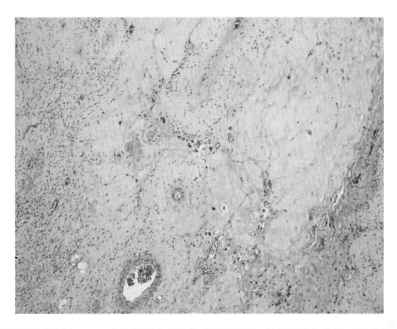

图 3.5　酪氨酸激酶抑制剂在 GIST 中的作用表现为肿瘤内胶原化，伴有肿瘤细胞异型性和核分裂活性降低。

现核多形性非常罕见，而核多形性的出现则需注意与高级别梭形细胞肿瘤的鉴别诊断。长期伊马替尼治疗的一个罕见结果是去分化，该术语用于描述从 KIT 阳性肿瘤进展到高度多形性或间变性 KIT 阴性肿瘤[41]，缺乏常规的 GIST 的形态学和免疫表型，类似未分化的多形性肉瘤(图 3.6)[95]。值得注意的是，去分化成分可能显示细胞角蛋白或结蛋白免疫反应性，这也可能是一个诊断陷阱。尽管极其罕见，但 GIST 中的去分化也可以从一开始就发生[96]。去分化 GIST 具有极强的侵袭性，对酪氨酸激酶抑制剂治疗耐药。治疗后的 GIST 中也可见异源性横纹肌肉瘤分化，其形态上与胚胎性或多形性横纹肌肉瘤相似[95]。这一现象可能是由克隆演变引起的，并与不良预后有关。

1.7　针对靶向治疗的原发性和继发性耐药

两种最常用的抗 KIT 和 PDGFRA 的小分子抑制剂是甲磺酸伊马替尼和苹果酸舒尼替尼[91]。伊马替尼是不可切除和(或)转移性 GIST 的一线治疗，但舒尼替尼可用于伊马替尼治疗后发生进展的患者。尽管伊马替尼在绝大多数 GIST 治疗中取得了成功，但某些分子变异体显示对伊马替尼部分或完全无反应，即所谓的原发性耐药[97]。该组包括"野生型"GIST(包括 SDH 缺陷型 GIST)、*KIT* 第 9 外显子突变型 GIST[98](绝大部分以 AY502-503 内部串联重复为特征)和 *PDGFRA* 第 18 外显子突变型 GIST(D842V 替代突变是最常见的改变，对伊马替尼完全耐药)。*KIT* 第 9 外显子突变型 GIST 对高剂量的伊马替尼表现出较好的反应性，这通常是一线治疗方法，而这种效应在 *PDGFRA* 突变型或"野生型"GIST 中未出现[97]。

在最初对伊马替尼有反应的患者中，约有一半的患者在治疗 6 个月或更长时间后发生肿瘤进展[91]。这种现象被称为继发性耐药，并被认为是由 KIT 和 PDGFRA 激酶结构域中的二次

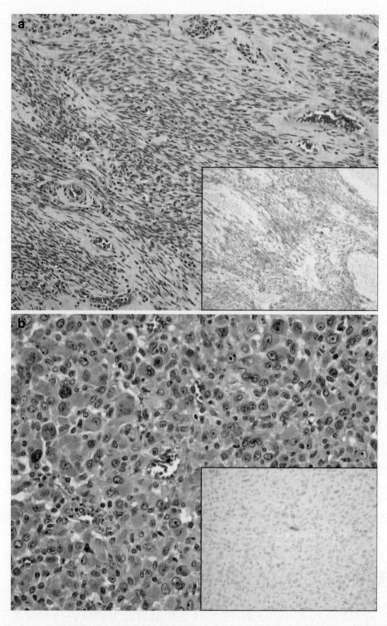

图 3.6 少数情况下,在用酪氨酸激酶抑制剂长期治疗后,GIST 可以发生"去分化"。(a)这种去分化的 GIST 具有典型梭形细胞形态,异型性小,间质玻璃样变性。(b)但部分区突然转变为具有显著细胞学异型性和多形性的高级别肉瘤,没有任何组织学特征来提示 GIST 的诊断。注意去分化组分(b,插图)中 DOG1 相应表达缺失,与典型成分表达(a,插图)相反。去分化成分中通常显示 KIT 典型的表达缺失模式。

突变导致无效的药物结合所引起的[25]。大多数次级 KIT 激酶突变影响激酶结构域(V654A、T670I)或激酶活化环(C809G、D816H、D820A/E/G、N822K/Y、Y823D)的三磷酸腺苷结合口袋[99]。蛋白质模拟研究表明,这些突变诱导蛋白质构象变化,降低 KIT 对抑制剂的亲和力[100]。此外,已有研究表明,在同一患者的不同肿瘤结节中,甚至在同一结节的不同区域中,都可发现不同的二次突变,突出了耐药亚克隆的存在和疾病进展的遗传多样性,并可能提供新的治疗方法[97]。部分继发性耐药的替代机制与 *BRAF* 突变有关[78]。

1.8　*KIT* 和 *PDGFRA* 突变分析的作用

GIST 的分子分析常通过聚合酶链式反应或二代靶向外显子组测序进行,并用于以下 3 种情况。第一,如上所述,GIST 的突变谱提供了有用的预后信息,并确定了最合适的靶向治疗方法和剂量。第二,突变分析可以确定经酪氨酸激酶抑制剂治疗的继发性耐药突变,从而有助于调整现有药物的治疗方案。第三,*KIT* 和 *PDGFRA* 突变可以帮助鉴别诊断具有挑战性但是非常罕见的 KIT 和 DOG1 阴性 GIST 和去分化 GIST。

1.9　鉴别诊断和组织学相似的肿瘤

在大多数情况下,对具有典型形态学特征的 GIST 的诊断很简单,并且可以通过敏感性和特异性免疫组织化学标志物进行辅助诊断。但是,在某些情况下,特别是小的活检组织或具有变异形态特征(例如,明显的细胞多态性或 KIT 阴性)的那些肿瘤,诊断可能更具挑战性。应与梭形细胞型 GIST 鉴别诊断的肿瘤包括平滑肌瘤、神经鞘瘤、纤维瘤病、平滑肌肉瘤和炎性肌纤维母细胞瘤。平滑肌瘤在食管和直肠中更常见,而 GIST 在胃和小肠中更常见。平滑肌瘤由梭形细胞组成,具有雪茄形核,明显的嗜酸性细胞质,细胞边界清晰。平滑肌瘤 KIT 和 DOG1 阴性,但 α-SMA 和结蛋白呈弥漫强阳性表达。胃肠道的神经鞘瘤通常发生于胃,具有比 GIST 更多的基质胶原和细胞多形性,并且可见周围淋巴细胞套。神经鞘瘤细胞 S-100 蛋白弥漫阳性,KIT 蛋白阴性。原发性胃平滑肌肉瘤非常罕见,通常具有显著的细胞异型性,嗜酸性细胞质,有丝分裂活性高。GIST 和平滑肌肉瘤之间存在一些组织学重叠:均表现出束状梭形细胞的形态学,两者均可显示 α-SMA 和结蛋白的不同程度表达。然而,平滑肌肉瘤显示出更高的异型性,且 KIT 和 DOG1 呈阴性。纤维瘤病在致密的胶原基质背景下,梭形细胞呈束状排列。肿瘤细胞 α-SMA 阳性,80%的病例具有异常的核 β-catenin 染色,但 KIT 蛋白阴性。炎性肌纤维母细胞瘤通常是浸润性的,由肌纤维母细胞束组成,核呈细梭形,小核仁,多少不等的淡染细胞质、界限欠清。间质黏液样或胶原变性,具有较多浆细胞、淋巴细胞和嗜酸性粒细胞等炎症细胞浸润。肿瘤细胞 KIT 和 DOG1 蛋白阴性,约 50%的病例表达 ALK 蛋白。

上皮样 GIST 的鉴别诊断包括神经内分泌肿瘤和血管球瘤。神经内分泌肿瘤呈现小梁或巢状结构。肿瘤细胞染色质细颗粒状,细胞质多少不等,免疫组织化学显示角蛋白、突触素和嗜铬素呈阳性,KIT 蛋白阴性。血管球瘤非常罕见,最常见于胃部,由单一的上皮样细胞片状或结节状排列组成,细胞质边界清楚,类似于上皮样 GIST。肿瘤细胞通常在血管周围呈同心圆生长。血管球瘤 α-SMA 和 caldesmon 呈阳性,但 KIT 蛋白阴性。上皮样 GIST 可能与 PEComa 类似,但通常可以通过免疫组织化学(后者显示 α-SMA、结蛋白和黑色素细胞标记 Melan A、HMB-45、MiTF 阳性)加以区分。

1.10   GIST 细针穿刺诊断及分子细胞病理学

微创活检方法,如内镜超声引导细针穿刺(EUS-FNA)和腹腔内 CT 引导下细针穿刺,已经越来越多地被用于评估腹腔内和胸腔内肿瘤,并且通常有助于 GIST 的初步诊断。对位于胃肠道壁内黏膜下或更深处的肿瘤,通过内镜钳进行充分取样在技术上可能具有挑战性。与腹腔镜技术相比,EUS-FNA 和 CT 引导的 FNA 价格低廉且创伤小, 并且已证明风险最小,可以极大地改变对患者的治疗管理[101]。许多图像引导的 FNA 与穿刺活检同时进行;免疫组织化学和分子研究均可以在针吸活检组织及所有细胞学标本(吸出涂片、基于液体的标本和福尔马林固定的石蜡包埋细胞块)上进行。以往,GIST 局部疾病患者通常仅行手术切除,但 KIT 的发现和酪氨酸激酶抑制剂的出现,使得在活检诊断后,选择新辅助治疗成为可能。因此,EUS 和 CT 引导的 FNA 对于患有局部晚期不可切除的肿瘤、弥漫性转移性肿瘤的患者以及不能耐受侵入性操作的患者是有效的。除了诊断外,细胞病理学标本分子检测已成为 GIST 预后评估中不可或缺的方法。在常规 FNA 细胞块上进行 *KIT* 和 *PDGFRA* 突变分析是可行的,其结果与手术活检和切除标本相当[102,103]。细胞学技术人员或细胞病理学家(在许多机构,包括我们的机构中)对样本进行充分现场评估,可以提高确诊量,并确保对样本进行适当的分类以进行辅助检测。然而,应该注意的是,在活检标本中通常不能对恶性生物学行为进行分层。

梭形细胞 GIST 的涂片样本往往具有中度至高度的细胞丰富度,肿瘤细胞以黏附簇状和片状排列,或为分散的单个细胞(图 3.7a)。在较大的肿瘤细胞碎片中,肿瘤细胞无规律排列,并常常与明显的血管网相关[104,105]。肿瘤细胞大小和形状相对均匀,细胞核梭形细长,两端尖细(图 3.7b)。染色质均匀分布,呈细颗粒状;核膜光滑,核仁不明显;细胞边界通常模糊不清,呈合体细胞样表现;细胞质有纤细的纤维样,并且通常可以在边缘看到细小的细胞质突起。在背景中经常可以看到裸核。对于以上皮样细胞为主或混合型 GIST,细胞学特征总体上相似,但细胞核呈圆形或多边形。与料想的一样,大多数 GIST 中罕见有丝分裂、坏死和多形性[106]。

类似于组织学,免疫组织化学可用于帮助解决某些病例的鉴别诊断,例如排除平滑肌肿瘤或神经鞘瘤。然而,在细胞学样本 GIST 的评估中,值得注意的是,KIT 的敏感性会随着固定方法而变化。酒精(乙醇)固定样品(通常由 EUS-FNA 收集)的 KIT 敏感性低于福尔马林固定的样品[107]。然而,无论组织固定剂类型如何,DOG1 敏感性仍然很高[107]。同样值得注意的是,肥大细胞和 Cajal 的间质细胞的存在(均表达 KIT)可能是诊断陷阱,会导致假阳性结果。因此,KIT 染色的结果应与 DOG1 免疫组织化学和细胞形态学结合分析,DOG1 在这两个细胞群(肥大细胞和 Cajal 的间质细胞)中是阴性的。

2.总结

我们对 GIST 病理生物学理解的最新进展, 使这种分子异质性肿瘤的分类日益细化,临床、组织学和分子学特征相结合能识别出临床病理上不同的肿瘤亚型。对这些亚型的了解使

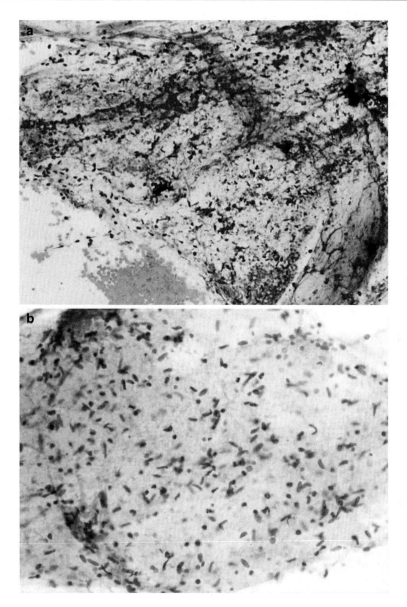

图 3.7　(a)GIST 的细针穿刺细胞学,肿瘤细胞簇状排列或分散。(b)细胞呈梭形细胞核和轻度异型性;细胞质很少(或在细胞团中呈合胞体样)并且裸核很常见。

病理学家能够准确地诊断和分类 GIST,这反之又对预后、治疗以及某些情况下的遗传咨询具有重要意义。因此,组织学评估、免疫组织化学和突变分析的结合对于实现 GIST 患者的最佳临床结果仍然是必不可少的。

（黄雯　沈姗姗 译　侯英勇 校）

参考文献

1. Rubin BP. Gastrointestinal stromal tumours: an update. Histopathology. 2006;48:83–96.
2. Chan KH, Chan CW, Chow WH, Kwan WK, Kong CK, Mak KF, et al. Gastrointestinal stromal tumors in a cohort of Chinese patients in Hong Kong. World J Gastroenterol. 2006;12:2223–8.
3. Nilsson B, Bümming P, Meis-Kindblom JM, Odén A, Dortok A, Gustavsson B, et al. Gastrointestinal stromal tumors: the incidence, prevalence, clinical course, and prognostication in the preimatinib mesylate era – a population-based study in western Sweden. Cancer. 2005;103:821–9.
4. Goettsch WG, Bos SD, Breekveldt-Postma N, Casparie M, Herings RM, Hogendoorn PC. Incidence of gastrointestinal stromal tumours is underestimated: results of a nation-wide study. Eur J Cancer. 2005;41:2868–72.
5. Kindblom LG, Remotti HE, Aldenborg F, Meis-Kindblom JM. Gastrointestinal pacemaker cell tumor (GIPACT): gastrointestinal stromal tumors show phenotypic characteristics of the interstitial cells of Cajal. Am J Pathol. 1998;152:1259–69.
6. Maeda H, Yamagata A, Nishikawa S, Yoshinaga K, Kobayashi S, Nishi K, et al. Requirement of c-kit for development of intestinal pacemaker system. Development. 1992;116:369–75.
7. Huizinga JD, Thuneberg L, Klüppel M, Malysz J, Mikkelsen HB, Bernstein A. W/kit gene required for interstitial cells of Cajal and for intestinal pacemaker activity. Nature. 1995;373:347–9.
8. Robinson TL, Sircar K, Hewlett BR, Chorneyko K, Riddell RH, Huizinga JD. Gastrointestinal stromal tumors may originate from a subset of CD34-positive interstitial cells of Cajal. Am J Pathol. 2000;156:1157–63.
9. Hirota S, Isozaki K, Moriyama Y, Hashimoto K, Nishida T, Ishiguro S, et al. Gain-of-function mutations of c-kit in human gastrointestinal stromal tumors. Science. 1998;279:577–80.
10. Miettinen M, Lasota J. Gastrointestinal stromal tumors – definition, clinical, histological, immunohistochemical, and molecular genetic features and differential diagnosis. Virchows Arch. 2001;438:1–12.
11. Miettinen M, Sobin LH, Lasota J. Gastrointestinal stromal tumors presenting as omental masses – a clinicopathologic analysis of 95 cases. Am J Surg Pathol. 2009;33:1267–75.
12. Reith JD, Goldblum JR, Lyles RH, Weiss SW. Extragastrointestinal (soft tissue) stromal tumors: an analysis of 48 cases with emphasis on histologic predictors of outcome. Mod Pathol. 2000;13:577–85.
13. Yamamoto H, Oda Y, Kawaguchi K, Nakamura N, Takahira T, Tamiya S, et al. c-kit and PDGFRA mutations in extragastrointestinal stromal tumor (gastrointestinal stromal tumor of the soft tissue). Am J Surg Pathol. 2004;28:479–88.
14. Prakash S, Sarran L, Socci N, DeMatteo RP, Eisenstat J, Greco AM, et al. Gastrointestinal stromal tumors in children and young adults: a clinicopathologic, molecular, and genomic study of 15 cases and review of the literature. J Pediatr Hematol Oncol. 2005;27:179–87.
15. Pappo AS, Janeway KA. Pediatric gastrointestinal stromal tumors. Hematol Oncol Clin North Am. 2009;23:15–34.
16. Miettinen M, Lasota J, Sobin LH. Gastrointestinal stromal tumors of the stomach in children and young adults: a clinicopathologic, immunohistochemical, and molecular genetic study of 44 cases with long-term follow-up and review of the literature. Am J Surg Pathol. 2005;29:1373–81.
17. Zhang L, Smyrk TC, Young WF, Stratakis CA, Carney JA. Gastric stromal tumors in Carney triad are different clinically, pathologically, and behaviorally from sporadic gastric gastrointestinal stromal tumors: findings in 104 cases. Am J Surg Pathol. 2010;34:53–64.
18. Carney JA, Stratakis CA. Familial paraganglioma and gastric stromal sarcoma: a new syndrome distinct from the Carney triad. Am J Med Genet. 2002;108:132–9.
19. Stratakis CA, Carney JA. The triad of paragangliomas, gastric stromal tumours and pulmonary chondromas (Carney triad), and the dyad of paragangliomas and gastric stromal sarcomas (Carney-Stratakis syndrome): molecular genetics and clinical implications. J Intern Med. 2009;266:43–52.
20. Miettinen M, Fetsch JF, Sobin LH, Lasota J. Gastrointestinal stromal tumors in patients with neurofibromatosis 1: a clinicopathologic and molecular genetic study of 45 cases. Am J Surg Pathol. 2006;30:90–6.
21. Andersson J, Sihto H, Meis-Kindblom JM, Joensuu H, Nupponen N, Kindblom LG. NF1-

associated gastrointestinal stromal tumors have unique clinical, phenotypic, and genotypic characteristics. Am J Surg Pathol. 2005;29:1170–6.

22. Miettinen M, Sobin LH, Lasota J. Gastrointestinal stromal tumors of the stomach: a clinicopathologic, immunohistochemical, and molecular genetic study of 1765 cases with long-term follow-up. Am J Surg Pathol. 2005;29:52–68.

23. Miettinen M, Kopczynski J, Makhlouf HR, Sarlomo-Rikala M, Gyorffy H, Burke A, et al. Gastrointestinal stromal tumors, intramural leiomyomas, and leiomyosarcomas in the duodenum. Am J Surg Pathol. 2003;27:625–41.

24. Miettinen M, Makhlouf H, Sobin LH, Lasota J. Gastrointestinal stromal tumors of the jejunum and ileum: a clinicopathologic, immunohistochemical, and molecular genetic study of 906 cases before imatinib with long-term follow-up. Am J Surg Pathol. 2006;30:477–89.

25. Rubin BP, Heinrich MC, Corless CL. Gastrointestinal stromal tumour. Lancet. 2007;369:1731–41.

26. Heinrich MC, Corless CL, Duensing A, McGreevey L, Chen CJ, Joseph N, et al. PDGFRA activating mutations in gastrointestinal stromal tumors. Science. 2003;299:708–10.

27. Corless CL, McGreevey L, Haley A, Town A, Heinrich MC. KIT mutations are common in incidental gastrointestinal stromal tumors one centimeter or less in size. Am J Pathol. 2002;160:1567–72.

28. Rubin BP, Singer S, Tsao C, Duensing A, Lux ML, Ruiz R, et al. KIT activation is a ubiquitous feature of gastrointestinal stromal tumors. Cancer Res. 2001;61:8118–21.

29. Cho S, Kitadai Y, Yoshida S, Tanaka S, Yoshihara M, Yoshida K, et al. Deletion of the KIT gene is associated with liver metastasis and poor prognosis in patients with gastrointestinal stromal tumor in the stomach. Int J Oncol. 2006;28:1361–7.

30. Andersson J, Bümming P, Meis-Kindblom JM, Sihto H, Nupponen N, Joensuu H, et al. Gastrointestinal stromal tumors with KIT exon 11 deletions are associated with poor prognosis. Gastroenterology. 2006;130:1573–81.

31. Taniguchi M, Nishida T, Hirota S, Isozaki K, Ito T, Nomura T, et al. Effect of c-kit mutation on prognosis of gastrointestinal stromal tumors. Cancer Res. 1999;59:4297–300.

32. Singer S, Rubin BP, Lux ML, Chen CJ, Demetri GD, Fletcher CD, et al. Prognostic value of KIT mutation type, mitotic activity, and histologic subtype in gastrointestinal stromal tumors. J Clin Oncol. 2002;20:3898–905.

33. Hirota S, Nishida T, Isozaki K, Taniguchi M, Nakamura J, Okazaki T, et al. Gain-of-function mutation at the extracellular domain of KIT in gastrointestinal stromal tumours. J Pathol. 2001;193:505–10.

34. Lux ML, Rubin BP, Biase TL, Chen CJ, Maclure T, Demetri GD, et al. KIT extracellular and kinase domain mutations in gastrointestinal stromal tumors. Am J Surg Pathol. 2000;156:791–5.

35. Lasota J, Corless CL, Heinrich MC, Debiec-Rychter M, Sciot R, Wardelmann E, et al. Clinicopathologic profile of gastrointestinal stromal tumors (GISTs) with primary KIT exon 13 or exon 17 mutations: a multicenter study on 54 cases. Mod Pathol. 2008;21:476–84.

36. Huss S, Künstlinger H, Wardelmann E, Kleine MA, Binot E, Merkelbach-Bruse S, et al. A subset of gastrointestinal stromal tumors previously regarded as wild-type tumors carries somatic activating mutations in KIT exon 8 (p.D419del). Mod Pathol. 2013;26:1004–12.

37. Hartmann K, Wardelmann E, Ma Y, Merkelbach-Bruse S, Preussner LM, Woolery C, et al. Novel germline mutation of KIT associated with familial gastrointestinal stromal tumors and mastocytosis. Gastroenterology. 2005;129:1042–6.

38. Hirota S, Ohashi A, Nishida T, Isozaki K, Kinoshita K, Shinomura Y, et al. Gain-of-function mutations of platelet-derived growth factor receptor α gene in gastrointestinal stromal tumors. Gastroenterology. 2003;125:660–7.

39. Kang HJ, Nam SW, Kim H, Rhee H, Kim N-G, Kim H, et al. Correlation of KIT and platelet-derived growth factor receptor alpha mutations with gene activation and expression profiles in gastrointestinal stromal tumors. Oncogene. 2005;24:1066–74.

40. Medeiros F, Corless CL, Duensing A, Hornick JL, Oliveira AM, Heinrich MC, et al. KIT-negative gastrointestinal stromal tumors: proof of concept and therapeutic implications. Am J Surg Pathol. 2004;28:889–94.

41. Debiec-Rychter M, Wasag B, Stul M, De Wever I, Van Oosterom A, Hagemeijer A, et al. Gastrointestinal stromal tumours (GISTs) negative for KIT (CD117 antigen) immunoreactivity. J Pathol. 2004;202:430–8.

42. Nishida T, Hirota S, Taniguchi M, Hashimoto K, Isozaki K, Nakamura H, et al. Familial gastrointestinal stromal tumours with germline mutation of the KIT gene. Nat Genet.

1998;19:323–4.

43. Wozniak A, Sciot R, Guillou L, Pauwels P, Wasag B, Stul M, et al. Array CGH analysis in primary gastrointestinal stromal tumors: cytogenetic profile correlates with anatomic site and tumor aggressiveness, irrespective of mutational status. Genes Chromosomes Cancer. 2007;46:261–76.

44. El-Rifai W, Sarlomo-Rikala M, Andersson LC, Miettinen M, Knuutila S. High-resolution deletion mapping of chromosome 14 in stromal tumors of the gastrointestinal tract suggests two distinct tumor suppressor loci. Genes Chromosomes Cancer. 2000;27:387–91.

45. Debiec-Rychter M, Lasota J, Sarlomo-Rikala M, Kordek R, Miettinen M. Chromosomal aberrations in malignant gastrointestinal stromal tumors: correlation with c-KIT gene mutation. Cancer Genet Cytogenet. 2001;128:24–30.

46. Chompret A, Kannengiesser C, Barrois M, Terrier P, Dahan P, Tursz T, et al. PDGFRA germline mutation in a family with multiple cases of gastrointestinal stromal tumor. Gastroenterology. 2004;126:318–21.

47. Perrone F, Tamborini E, Dagrada GP, Colombo F, Bonadiman L, Albertini V, et al. 9p21 locus analysis in high-risk gastrointestinal stromal tumors characterized for c-kit and platelet-derived growth factor receptor α gene alterations. Cancer. 2005;104:159–69.

48. Sabah M, Cummins R, Leader M, Kay E. Loss of heterozygosity of chromosome 9p and loss of p16INK4A expression are associated with malignant gastrointestinal stromal tumors. Mod Pathol. 2004;17:1364–71.

49. Astolfi A, Nannini M, Pantaleo MA, Di Battista M, Heinrich MC, Santini D, et al. A molecular portrait of gastrointestinal stromal tumors: an integrative analysis of gene expression profiling and high-resolution genomic copy number. Lab Invest. 2010;90:1285–94.

50. Feakins RM. The expression of p53 and bcl-2 in gastrointestinal stromal tumours is associated with anatomical site, and p53 expression is associated with grade and clinical outcome. Histopathology. 2005;46:270–9.

51. Romeo S, Diebiec-Rychter M, Van Glabbeke M, van Paassen H, Comite P, Van Eijk R, et al. Cell cycle/apoptosis molecules expression correlates with imatinib response in patients with advanced gastrointestinal stromal tumours. Clin Cancer Res. 2009;15:4191–8.

52. Hur K, Lee HJ, Woo JH, Kim JH, Yang HK. Gene expression profiling of human gastrointestinal stromal tumors according to its malignant potential. Dig Dis Sci. 2010;55:2561–7.

53. Tornillo L, Duchini G, Carafa V, Lugli A, Dirnhofer S, Di Vizio D, et al. Patterns of gene amplification in gastrointestinal stromal tumors (GIST). Lab Invest. 2005;85:921–31.

54. Kawanowa K, Sakuma Y, Sakurai S, Hishima T, Iwasaki Y, Saito K, et al. High incidence of microscopic gastrointestinal stromal tumors in the stomach. Hum Pathol. 2006; 37:1527–35.

55. Muenst S, Thies S, Went P, Tornillo L, Bihl MP, Dirnhofer S. Frequency, phenotype, and genotype of minute gastrointestinal stromal tumors in the stomach: an autopsy study. Hum Pathol. 2011;42:1849–54.

56. Rege TA, Wagner AJ, Corless CL, Heinrich MC, Hornick JL. "Pediatric-type" gastrointestinal stromal tumors in adults: distinctive histology predicts genotype and clinical behavior. Am J Surg Pathol. 2011;35:495–504.

57. Gill AJ, Chou A, Vilain RE, Clifton-Bligh RJ. "Pediatric-type" gastrointestinal stromal tumors are SDHB negative ("type 2") GISTs. Am J Surg Pathol. 2011;35:1245–7.

58. Miettinen M, Wang ZF, Sarlomo-Rikala M, Osuch C, Rutkowski P, Lasota J. Succinate dehydrogenase-deficient GISTs – a clinicopathologic, immunohistochemical, and molecular genetic study of 66 gastric GISTs with predilection to young age. Am J Surg Pathol. 2011;35:1712–21.

59. Doyle LA, Nelson D, Heinrich MC, Corless CL, Hornick JL. Loss of succinate dehydrogenase subunit B (SDHB) expression is limited to a distinctive subset of gastric wild-type gastrointestinal stromal tumours: a comprehensive genotype-phenotype correlation study. Histopathology. 2012;61:801–9.

60. Gottlieb E, Tomlinson IP. Mitochondrial tumour suppressors: a genetic and biochemical update. Nat Rev Cancer. 2005;5:857–66.

61. Killian JK, Kim SY, Miettinen M, Smith C, Merino M, Tsokos M, et al. Succinate dehydrogenase mutation underlies global epigenomic divergence in gastrointestinal stromal tumor. Cancer Discov. 2013;3:648–57.

62. Mason EF, Hornick JL. Succinate dehydrogenase deficiency is associated with decreased 5-hydroxymethylcytosine production in gastrointestinal stromal tumors: implications for mechanisms of tumorigenesis. Mod Pathol. 2013;26:1492–7.

63. Burnichon N, Brière JJ, Libé R, Vescovo L, Rivière J, Tissier F, et al. SDHA is a tumor sup-

pressor gene causing paraganglioma. Hum Mol Genet. 2010;19:3011–20.

64. Lasota J, Wang Z, Kim SY, Helman L, Miettinen M. Expression of the receptor for type I insulin-like growth factor (IGF1R) in gastrointestinal stromal tumors: an immunohistochemical study of 1078 cases with diagnostic and therapeutic implications. Am J Surg Pathol. 2013;37:114–9.

65. Pasini B, McWhinney SR, Bei T, Matyakhina L, Stergiopoulos S, Muchow M, et al. Clinical and molecular genetics of patients with the Carney-Stratakis syndrome and germline mutations of the genes coding for the succinate dehydrogenase subunits SDHB, SDHC, and SDHD. Eur J Hum Genet. 2008;16:79–88.

66. McWhinney SR, Pasini B, Stratakis CA. Familial gastrointestinal stromal tumors and germline mutations. N Engl J Med. 2007;357:1054–6.

67. Carney JA, Sheps SG, Go VL, Gordon H. The triad of gastric leiomyosarcoma, functioning extra-adrenal paraganglioma and pulmonary chondroma. N Engl J Med. 1977;296:1517–8.

68. Gill AJ, Chou A, Vilain R, Clarkson A, Lui M, Jin R, et al. Immunohistochemistry for SDHB divides gastrointestinal stromal tumors (GISTs) into 2 distinct types. Am J Surg Pathol. 2010;34:636–44.

69. Matyakhina L, Bei TA, McWhinney SR, Pasini B, Cameron S, Gunawan B, et al. Genetics of Carney triad: recurrent losses at chromosome 1 but lack of germline mutations in genes associated with paragangliomas and gastrointestinal stromal tumors. J Clin Endocrinol Metab. 2007;92:2938–43.

70. Haller F, Moskalev EA, Faucz FR, Barthelmeß S, Wiemann S, Bieg M, et al. Aberrant DNA hypermethylation of SDHC: a novel mechanism of tumor development in Carney triad. Endocr Relat Cancer. 2014;21:567–77.

71. Wagner AJ, Remillard SP, Zhang YX, Doyle LA, George S, Hornick JL. Loss of expression of SDHA predicts SDHA mutations in gastrointestinal stromal tumors. Mod Pathol. 2013;26:289–94.

72. Miettinen M, Killian JK, Wang ZF, Lasota J, Lau C, Jones L, et al. Immunohistochemical loss of succinate dehydrogenase subunit A (SDHA) in gastrointestinal stromal tumors (GISTs) signals SDHA germline mutation. Am J Surg Pathol. 2013;37:234–40.

73. Oudijk L, Gaal J, Korpershoek E, van Nederveen FH, Kelly L, Schiavon G, et al. SDHA mutations in adult and pediatric wild-type gastrointestinal stromal tumors. Mod Pathol. 2013;26:456–63.

74. Dwight T, Benn DE, Clarkson A, Vilain R, Lipton L, Robinson BG, et al. Loss of SDHA expression identifies SDHA mutations in succinate dehydrogenase–deficient gastrointestinal stromal tumors. Am J Surg Pathol. 2013;37:226–33.

75. Agaram NP, Laquaglia MP, Ustun B, Guo T, Wong GC, Socci ND, et al. Molecular characterization of pediatric gastrointestinal stromal tumors. Clin Cancer Res. 2008;14:3204–15.

76. Marrari A, Wagner AJ, Hornick JL. Predictors of response to targeted therapies for gastrointestinal stromal tumors. Arch Pathol Lab Med. 2012;136:483–9.

77. Carney JA. Carney triad: a syndrome featuring paraganglionic, adrenocortical, and possibly other endocrine tumors. J Clin Endocrinol Metab. 2009;94:3656–62.

78. Agaram NP, Wong GC, Guo T, Maki RG, Singer S, DeMatteo RP, et al. Novel V600E BRAF mutations in imatinib-naive and imatinib-resistant gastrointestinal stromal tumors. Genes Chromosomes Cancer. 2008;47:853–9.

79. Agaimy A, Terracciano LM, Dirnhofer S, Tornillo L, Foerster A, Hartmann A, et al. V600E BRAF mutations are alternative early molecular events in a subset of KIT/PDGFRA wild-type gastrointestinal stromal tumours. J Clin Pathol. 2009;62:613–6.

80. Hostein I, Faur N, Primois C, Boury F, Denard J, Emile JF, et al. BRAF mutation status in gastrointestinal stromal tumors. Am J Clin Pathol. 2010;133:141–8.

81. Falchook GS, Trent JC, Heinrich MC, Beadling C, Patterson J, Bastida CC, et al. BRAF mutant gastrointestinal stromal tumor: first report of regression with BRAF inhibitor dabrafenib (GSK2118436) and whole exomic sequencing for analysis of acquired resistance. Oncotarget. 2013;4:310–5.

82. Kang GH, Srivastava A, Kim YE, Park HJ, Park CK, Sohn TS, et al. DOG1 and PKC-θ are useful in the diagnosis of KIT-negative gastrointestinal stromal tumors. Mod Pathol. 2011;24:866–75.

83. Hornick JL, Fletcher CD. Immunohistochemical staining for KIT (CD117) in soft tissue sarcomas is very limited in distribution. Am J Clin Pathol. 2002;117:188–93.

84. Espinosa I, Lee CH, Kim MK, Rouse BT, Subramanian S, Montgomery K, et al. A novel monoclonal antibody against DOG1 is a sensitive and specific marker for gastrointestinal stromal tumors. Am J Surg Pathol. 2008;32:210–8.

85. West RB, Corless CL, Chen X, Rubin BP, Subramanian S, Montgomery K, et al. The novel

marker, DOG1, is expressed ubiquitously in gastrointestinal stromal tumors irrespective of KIT or PDGFRA mutation status. Am J Pathol. 2004;165:107–13.

86. Miettinen M, Wang ZF, Lasota J. DOG1 antibody in the differential diagnosis of gastrointestinal stromal tumors: a study of 1840 cases. Am J Surg Pathol. 2009;33:1401–8.

87. Liegl B, Hornick JL, Corless CL, Fletcher CD. Monoclonal antibody DOG1.1 shows higher sensitivity than KIT in the diagnosis of gastrointestinal stromal tumors, including unusual types. Am J Surg Pathol. 2009;33:437–46.

88. Yamamoto H, Kojima A, Nagata S, Tomita Y, Takahashi S, Oda Y. KIT-negative gastrointestinal stromal tumor of the abdominal soft tissue: a clinicopathologic and genetic study of 10 cases. Am J Surg Pathol. 2011;35:1287–95.

89. Doyle LA, Hornick JL. Gastrointestinal stromal tumours: from KIT to succinate dehydrogenase. Histopathology. 2014;64:53–67.

90. Miettinen M, Lasota J. Gastrointestinal stromal tumors: pathology and prognosis at different sites. Semin Diagn Pathol. 2006;23:70–83.

91. Demetri GD, von Mehren M, Antonescu CR, DeMatteo RP, Ganjoo KN, Maki RG, et al. NCCN Task Force report: update on the management of patients with gastrointestinal stromal tumors. J Natl Compr Canc Netw. 2010;8 suppl 2:S1–41.

92. Agaram NP, Besmer P, Wong GC, Guo T, Socci ND, Maki RG, et al. Pathologic and molecular heterogeneity in imatinib-stable or imatinib-responsive gastrointestinal stromal tumors. Clin Cancer Res. 2007;13:170–81.

93. Pauwels P, Debiec-Rychter M, Stul M, De Wever I, Van Oosterom AT, Sciot R. Changing phenotype of gastrointestinal stromal tumours under imatinib mesylate treatment: a potential diagnostic pitfall. Histopathology. 2005;47:41–7.

94. Liegl B, Kepten I, Le C, Zhu M, Demetri GD, Heinrich MC, et al. Heterogeneity of kinase inhibitor resistance mechanisms in GIST. J Pathol. 2008;216:64–74.

95. Liegl B, Hornick JL, Antonescu CR, Corless CL, Fletcher CD. Rhabdomyosarcomatous differentiation in gastrointestinal stromal tumors after tyrosine kinase inhibitor therapy: a novel form of tumor progression. Am J Surg Pathol. 2009;33:218–26.

96. Antonescu CR, Romeo S, Zhang L, Nafa K, Hornick JL, Nielsen GP, et al. Dedifferentiation in gastrointestinal stromal tumor to an anaplastic KIT-negative phenotype: a diagnostic pitfall: morphologic and molecular characterization of 8 cases occurring either de novo or after imatinib therapy. Am J Surg Pathol. 2013;37:385–92.

97. Heinrich MC, Corless CL, Demetri GD, Blanke CD, von Mehren M, Joensuu H, et al. Kinase mutations and imatinib response in patients with metastatic gastrointestinal stromal tumor. J Clin Oncol. 2003;21:4342–9.

98. Heinrich MC, Owzar K, Corless CL, Hollis D, Borden EC, Fletcher CD, et al. Correlation of kinase genotype and clinical outcome in the North American intergroup phase III trial of imatinib mesylate for treatment of advanced gastrointestinal stromal tumor: CALGB 150105 study by Cancer and Leukemia Group B and Southwest Oncology Group. J Clin Oncol. 2008;26:5360–7.

99. Heinrich MC, Corless CL, Blanke CD, Demetri GD, Joensuu H, Roberts PJ, et al. Molecular correlates of imatinib resistance in gastrointestinal stromal tumors. J Clin Oncol. 2006;24:4764–74.

100. Tamborini E, Pricl S, Negri T, Lagonigro MS, Miselli F, Greco A, et al. Functional analyses and molecular modeling of two c-Kit mutations responsible for imatinib secondary resistance in GIST patients. Oncogene. 2006;25:6140–6.

101. Akahoshi K, Sumida Y, Matsui N, Oya M, Akinaga R, Kubokawa M, et al. Preoperative diagnosis of gastrointestinal stromal tumor by endoscopic ultrasound-guided fine needle aspiration. World J Gastroenterol. 2007;13:2077–82.

102. Pang NK, Chin SY, Nga ME, Chang AR, Ismail TM, Omar SS, et al. Comparative validation of c-kit exon 11 mutation analysis on cytology samples and corresponding surgical resections of gastrointestinal stromal tumours. Cytopathology. 2009;20:297–303.

103. Gomes AL, Bardales RH, Milanezi F, Reis RM, Schmitt F. Molecular analysis of c-Kit and PDGFRA in GISTs diagnosed by EUS. Am J Clin Pathol. 2007;127:89–96.

104. Wieczorek TJ, Faquin WC, Rubin BP, Cibas ES. Cytologic diagnosis of gastrointestinal stromal tumor with emphasis on the differential diagnosis with leiomyosarcoma. Cancer. 2001;93:276–87.

105. Stelow EB, Stanley MW, Mallery S, Lai R, Linzie BM, Bardales RH. Endoscopic ultrasound-guided fine-needle aspiration findings of gastrointestinal leiomyomas and gastrointestinal stromal tumors. Am J Clin Pathol. 2003;119:703–8.

106. Layfield LJ, Wallander ML. Diagnosis of gastrointestinal stromal tumors from minute specimens: cytomorphology, immunohistochemistry, and molecular diagnostic findings. Diagn Cytopathol. 2012;40:484–90.
107. Hwang DG, Qian X, Hornick JL. DOG1 antibody is a highly sensitive and specific marker for gastrointestinal stromal tumors in cytology cell blocks. Am J Clin Pathol. 2011;135:448–53.

第**4**章

遗传性 GIST

Katherine A. Janeway

1.遗传性 GIST 概述

1.1 *KIT* 或 *PDGFRA* 胚系突变的家族性 GIST

已经报道了 25 个有 *KIT* 胚系突变的家族。这些 *KIT* 胚系突变最常发生在 11 号外显子，但也可发生在 8 号、13 号和 17 号外显子，为常染色体显性遗传。GIST 通常发生在 40~50 岁，但也有年仅 15 岁的患者。*KIT* 胚系突变的其他表现包括黑色素瘤、痣、色素性荨麻疹、口周和会阴色素沉着和贲门失弛缓症[1,2]。已报道了数个 GIST 家族有 *PDGFRA* 胚系突变。胚系 *PDGFRA* 突变相关的家族性 GIST 的其他临床特征多变，包括脂肪瘤、胃肠道纤维瘤和指端肥大[3,4]。由 *KIT* 或 *PDGFRA* 胚系突变引起的家族性 GIST 的治疗类似于 *KIT* 或 *PDGFRA* 体细胞突变的 GIST 治疗。有趣的是，在用伊马替尼治疗 *KIT* 胚系突变的 GIST 患者中，观察到皮肤色素沉着也有所改善[5](表 4.1)。

1.2 Ⅰ型神经纤维瘤病(NF1)相关性 GIST

一项利用瑞典健康登记数据的研究发现，7% 的 NF1 患者发生了 GIST[6,7]。NF1 患者中 GIST 诊断的中位年龄为 49 岁，GIST 在女性中的发生率略高于男性。NF1 相关的 GIST 常发生于小肠中，具有梭形细胞形态，可呈多发，并且通常伴有 Cajal 间质细胞增生的背景。常见的情况是肿瘤较小且核分裂率较低，预后通常较好[8]。几乎没有任何资料指导临床上如何处理 NF1 相关的 GIST。伊马替尼治疗似乎没有效果。有一病例报道提示对舒尼替尼有反应[7,9]。

1.3 琥珀酸脱氢酶(SDH)缺陷型 GIST

约 10% 的成人 GIST[10]和 85% 的儿童 GIST[11]缺乏典型酪氨酸激酶(KIT、PDGFR、BRAF)活性突变。这种类型的 GIST 被称为"野生型"GIST 或"儿童型"GIST。现在已经深入地认识了这些 GIST 的生物学特性，因此该组的首选术语是"SDH 缺陷型 GIST"。正如在第 3 章所述的那

表 4.1　遗传性和综合征性 GIST 的人口统计学和临床特征

GIST 亚型	分子因素	GIST 好发年龄	GIST 部位	GIST 病理学特征	其他肿瘤和临床特征
家族性 GIST	*KIT/PDGFRA* 胚系突变	30~40 岁	胃或小肠	梭形细胞型 免疫组织化学 KIT、SDH 阳性	*KIT* 突变：黑色素痣、色素性荨麻疹、贲门失弛缓症 *PDGFRA* 突变：脂肪瘤、胃肠道纤维瘤和指端肥大
NF1 相关性 GIST	*NF1* 胚系突变	40~50 岁	小肠	梭形细胞型 免疫组织化学 KIT、SDH 阳性	神经纤维瘤、恶性外周神经鞘瘤、视神经胶质瘤、咖啡斑、腋下雀斑
Carney 三联征	体细胞 *SDHC* 启动子高甲基化，少数为 *SDHX* 突变	20 岁	胃	上皮样细胞型 免疫组织化学 KIT 阳性，SDH 缺失	副神经节瘤、肺软骨瘤
Carney-Stratkis Dyad 综合征	*SDHX* 突变，少数为体细胞 *SDHC* 启动子高甲基化	20~30 岁	胃	上皮样细胞型 免疫组织化学 KIT 阳性，SDH 缺失	副神经节瘤、肾细胞癌

样,SDH 缺陷型 GIST 的定义是琥珀酸脱氢酶 B(SDHB)免疫组织化学(IHC)染色阴性的 GIST。SDH–辅酶 Q 复合物是 Krebs 循环和呼吸链的组成部分。其是由亚基 A、B、C 和 D 组成的异寡聚体。3 种 SDH 亚基中的任何一种失活都将导致 SDH 复合物的去稳定化、酶功能的丧失以及 SDHB 的 IHC 染色缺失[12]。

SDH 似乎存在两种失活机制,在本章节中指基因层面的胚系或体细胞失活突变[13]和 SDHC 启动子的甲基化导致 SDHC 表达沉默[14]。我们将具有 SDHA、SDHB、SDHC 或 SDHD(也由 SDHX 表示)的 SDH 胚系或体细胞突变的 GIST 称为 SDH 突变型 GIST,将 SDHC 启动子甲基化的 GIST 称为 SDH 表观突变型 GIST[15]。正如下文将进一步详细描述的,因为 SDH 缺陷型GIST 具有独特的流行病学(图 4.1)和临床特征,并且对预后和临床治疗有一定的影响,所以识别 SDH 缺陷型 GIST,并确定 SDH 缺陷型 GIST 的具体亚型非常重要。

1.4 SDH 突变型 GIST

约 70%的 SDH 缺陷型 GIST 具有 *SDHX* 突变,因此最好归类为 SDH 突变型 GIST。在这些 SDH 突变型 GIST 中,突变的 SDH 亚基 54%为 *SDHA*,25%为 *SDHB*,19%为 *SDHC*,2%为 *SDHD*。约 80%的 SDH 突变型 GIST 患者可检测出 *SDHX* 胚系突变,而剩余 20%似乎仅在肿

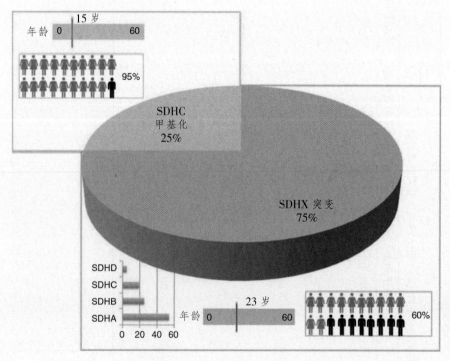

图 4.1 SDH 缺陷型 GIST。SDH 缺陷型 GIST 可分为由 SDHC 启动子区甲基化引起的 SDH 表观突变型(25%)和由 4 个 SDH 亚基之一突变引起的 SDH 突变型。图中显示了两种亚型患者的平均发病年龄和性别分布。图中还显示了 SDH 突变型 GIST 由 *SDHA*、*SDHB*、*SDHC* 和 *SDHD* 突变引起的病例比例。(Adapted from Boikos et al. [15])

瘤中存在 *SDHX* 突变。SDH 突变型 GIST 的中位年龄为 23 岁（范围为 7~58 岁），比 *KIT* 和 *PDGFRA* 突变型 GIST 发病年龄小得多。约 60% 的 SDH 突变型 GIST 患者是女性。在肿瘤发生时，所有 SDH 突变型 GIST 都发生于胃，其中 40% 是多灶性的（超过一个孤立的胃肿瘤病灶）。约 30% 的 SDH 突变型 GIST 患者会发生转移，淋巴结是最常见的转移部位，其次是肝脏和腹膜[15]。

正如下文中更详细讨论的那样，*SDHX* 胚系突变会导致遗传性副神经节瘤[16]。因此，这些患者有患其他肿瘤的风险，尤其是副神经节瘤和嗜铬细胞瘤。

1.5 SDH 突变型 GIST

约 30% 的 SDH 缺陷型 GIST 具有 *SDHC* 启动子高甲基化，因此最好归类为 SDH 表观突变型 GIST。SDH 表观突变型 GIST 发病的中位年龄为 15 岁（范围为 8~50 岁）。几乎所有 SDH 表观突变型 GIST 的患者都是女性。因此，SDH 表观突变型 GIST 是年轻女性中出现的主要亚型。所有 SDH 表观突变型 GIST 都发生于胃，其中 72% 为多灶性。约 40% 的 SDH 表观突变型 GIST 患者发生转移，肝脏和淋巴结是最常见的转移部位，其次是腹膜[15]。

2.GIST 综合征概述

2.1 Carney 三联征和 Carney-Stratakis 综合征

Carney 三联征的定义为由 GIST、副神经节瘤和肺软骨瘤相关联的散发性综合征。Carney 三联征的 GIST 患者倾向于胃起源的多发病灶，特别是在胃窦和胃小弯。85% 的 Carney 三联征患者是女性，诊断时平均年龄为 20.2 岁。局部复发（46%）及肝脏、淋巴结和腹膜的转移（55%）较为常见[17]。Carney 三联征患者的 GIST 为 SDH 缺陷型，并且已发现其具有 *SDHC* 高甲基化，与 SDH 表观突变型 GIST 中观察到的相同[18]。*SDHC* 高甲基化似乎是 Carney 三联征中 SDH 失活的主要机制，解释了这种综合征的散发性而非遗传性。然而，最近的一项研究表明，10% 的 Carney 三联征患者具有 *SDHA*、*SDHB* 或 *SDHC* 胚系突变[19]，在 NIH 等的一项包括 95 例 *KIT* 和 *PDGFRA* 突变阴性 GIST 患者的综合研究中有 11 例 Carney 三联征患者，其中 5 例有 *SDHA* 或 *SDHC* 胚系突变。另外 6 例患者的肿瘤具有 *SDHC* 高甲基化[15]。与 Carney 三联征的整体患者不同，*SDHX* 胚系突变的 Carney 三联征患者中 50% 为男性[19]。

Carney-Stratakis 综合征为 *SDHB*、*SDHC* 和 *SDHD* 胚系突变引起的常染色体显性遗传性易感综合征。Carney-Stratakis 综合征患者易患副神经节瘤、GIST 和其他肿瘤。这些患者的 GIST 为 SDH 缺陷型，往往是多灶性的，位于胃部。Carney-Stratakis 综合征就诊的中位年龄为 19 岁[20]。由 NIH 主导的一项含有 95 例 *KIT* 和 *PDGFRA* 突变阴性 GIST 患者的综合研究包括了 7 例 Carney-Stratakis 综合征患者，其中 6 例具有 *SDHX* 胚系突变，1 例具有 *SDHC* 高甲基化[15]。

虽然 Carney 三联征和 Carney-Stratakis 综合征曾经被认为是不同的综合征，但是通过对这些综合征中 GIST 的 *KIT* 和 *PDGFRA* 突变阴性肿瘤中存在的基因组和表观基因组机制的认识，提示了这些综合征属于 SDH 缺陷型 GIST 谱系，其特征在于 *SDHX* 胚系突变或 *SDHC* 高甲基化导致 SDH 失活[15]。

3.SDH 缺陷型 GIST 的表现和分级

与其他 GIST 一样，SDH 缺陷型 GIST 起源于 Cajal 间质细胞，因此肿瘤位于固有肌层，直至黏膜下。SDH 缺陷型 GIST 患者表现为胃内一个或多个壁内肿块。因为患有 GIST 的儿童基本上都是 SDH 缺陷型 GIST，所以从儿童 GIST 病例系列中收集的信息提示其与 SDH 缺陷型 GIST 相关。到目前为止，在儿童 GIST 系列和病例报告的总结中，初发时最常见的表现是胃肠道出血和贫血或与之相关的症状，如疲劳。患者还可能表现为腹痛和可触及的腹部肿块或腹胀[21]。用 18FDG-PET-CT 进行的分期显示，30%~40% 的患者发生胃淋巴结、肝脏或腹膜转移。如果存在肝脏转移，磁共振成像可以有助于建立基线信息，以便与随后对治疗反应的评估做对照。应在诊断时行胸部 X 线检查以评估 Carney 三联征是否存在肺软骨瘤（图 4.2）。

4.SDH 缺陷型 GIST 的诊断

对于年轻（<40 岁）的 GIST 患者，无论患者是否表现为多灶性胃肿瘤，如果在诊断时发生淋巴结转移，都应怀疑 SDH 缺陷型 GIST 的诊断。对 SDH 缺陷型 GIST 进行活检的推荐方法是胃镜下超声引导的胃肿块活检，除非出现大出血或穿孔需要进行急诊手术。GIST 的内镜活

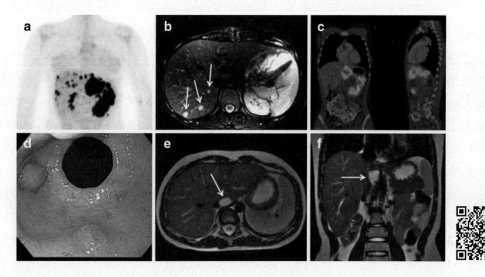

图 4.2　SDH 缺陷型 GIST 的典型影像学特征。(a)在 18FDG-PET 上显示出患有胃 GIST 和肝脏转移的 SDH 缺陷型 GIST 患者，包括一个大的胃肿瘤（图 c，18FDG-PET），MRI 较好地显示了肝脏转移（箭头，图 b），上消化道内镜检查显示多发性胃肿瘤（图 d）。另一例 SDH 缺陷型 GIST 患者的胃淋巴结复发（箭头，图 e 和 f，MRI）。

检在第 7 章中有详细讨论。

SDH 缺陷型 GIST 的病理特征在第 3 章中有详细讨论。上皮样细胞形态和多结节或丛状生长是其病理特征,提示为 SDH 缺陷型 GIST 的诊断。此外,当肿瘤的分子检测显示无 KIT、PDGFRA 和 BRAF 体细胞突变时,应考虑 SDH 缺陷型 GIST。KIT 和 DOG1 蛋白的 IHC 染色在 SDH 缺陷型 GIST 肿瘤细胞中显示细胞膜强阳性。确认 SDH 缺陷型 GIST 诊断的关键病理特征是 SDHB 免疫组织化学染色的染色缺失[22]。当存在多灶性 GIST,病理特征提示为 SDH 缺陷型 GIST,SDH 缺陷型 GIST 的特征不明显,但肿瘤测序未显示激酶突变时,年轻 GIST 患者应行 SDHB 免疫组织化学染色。若有可能,也应行 SDHA 免疫组织化学染色。由 SDHA 中的胚系或体细胞突变引起的 SDH 缺陷型 GIST 免疫组织化学染色 SDHA 阴性[23,24]。对 KIT、PDGFRA、BRAF、SDHA、SDHB、SDHC 和 SDHD 中的突变进行肿瘤测序非常有助于确定最佳治疗方案、评估预后以及是否考虑转至癌症易感基因检测计划进行基因检测。美国国家综合癌症网络(NCCN)指南推荐检测 KIT 和 PDGFRA 突变,如果阴性,则行 SDH 基因突变检测[25]。

5.SDH 缺陷型 GIST 的临床研究

由于 SDH 缺陷型 GIST 最近才被确定为独特的疾病类型,因此该类型 GIST 的临床过程或预后数据有限。因为儿童 GIST 基本上都是 SDH 缺陷型 GIST,所以从儿童 GIST 病例系列中收集的信息与 SDH 缺陷型 GIST 相关。关于儿童 GIST 的文献综述表明,大多数 SDH 缺陷型 GIST 为惰性过程。尽管许多患者发生疾病复发或转移,但患者可以在活动性疾病中存活多年[21]。迄今为止,在最大的儿童 GIST 系列报道中,平均随访时间约为 5 年,12 例患者中有 10 例(83%)发生转移,但仅有 1 例因 GIST 而死亡。一半的患者带瘤生存,平均生存期约 6 年[26]。

由 NIH 主导的包括 84 例 SDH 缺陷型 GIST 患者的综合研究收集了一组患者的随访数据,这些患者参加了专门针对儿童或“野生型”GIST 患者的评估。在 63 例 SDH 突变型 GIST 患者中,中位随访时间为 6 年(范围为 1~44 年),3 例死亡(初诊后 8~24 年)。在 21 例 SDH 表观突变型 GIST 患者中,中位随访时间为 9 年(范围为 1~32 年),1 例患者在确诊后 6 年死亡[15]。SDHA 突变型 GIST 患者预后良好[27]。

6.SDH 缺陷型 GIST 的医学管理

鉴于 SDH 缺陷型 GIST 最近才被确定为一个独特的分型,已在该患者群体中进行了一些前瞻性临床试验。对儿童 GIST 和患有 KIT、PDGFRA 突变阴性或“野生型”GIST 的成人行激酶抑制剂的研究可以说明 SDH 缺陷型 GIST 的治疗反应。

当疾病进展或完全切除后复发风险高时,伊马替尼是 KIT 和 PDGFRA 突变阳性的 GIST 的推荐疗法[25]。但是,GIST 对伊马替尼的反应因肿瘤基因型而异。NIH 发起的综合队列研究收集了 84 例 SDH 缺陷型 GIST 患者的治疗数据。在该队列中,49 例 SDH 缺陷型 GIST 患者使用伊马替尼治疗,仅 1 例有部分缓解。对于进展期"野生型"GIST 患者,其中许多患者可能为 SDH 缺陷型 GIST,伊马替尼治疗的客观缓解率和肿瘤进展中位时间(TTP)显著低于 *KIT/PDGFRA* 突变型 GIST 患者[28]。有报道称,10 例儿童患者接受伊马替尼治疗,观察到 1 例部分缓解和 3 例疾病稳定[21]。现有证据表明,伊马替尼在缺乏 *KIT/PDGFRA* 基因突变型的 GIST 中辅助治疗无效,其中大多数是 SDH 缺陷型[29]。

在伊马替尼耐药的进展期 GIST 患者中,舒尼替尼显著延长了 TTP 和生存率[30]。在抑制 KIT"野生型"GIST 方面,舒尼替尼的疗效是伊马替尼的 10 倍[26]。"野生型"GIST 成年患者是舒尼替尼治疗最大临床获益的患者[31]。在 NIH 发起的 SDH 缺陷型 GIST 队列研究中,根据可获取的有限治疗数据得知,38 例接受舒尼替尼治疗的 SDH 缺陷型 GIST 患者中 7 例有反应(1 例完全缓解,3 例部分缓解,3 例复合缓解)[15]。在一项随访研究中,舒尼替尼用于 7 例伊马替尼治疗失败的儿童 GIST 患者,1 例患者有部分缓解,5 例患者病情稳定,持续时间为 7~21 个月[32]。综上所述,这些数据表明舒尼替尼在 SDH 缺陷型 GIST 中疗效中等,但大多数患者以疾病稳定为最佳反应。

帕唑帕尼是一种广谱酪氨酸激酶抑制剂,已经在伊马替尼和舒尼替尼治疗后进展的 GIST 中进行了评估。2 例 SDH 缺陷型 GIST 患者参加了帕唑帕尼的 II 期临床研究,其中 1 例患者的肿瘤大小减少了 16%,在研究分析时已经服用帕唑帕尼 17 个月,并继续接受治疗。另一例患者因副作用而停止治疗[33]。在帕唑帕尼的随机 II 期临床试验中,报道了 1 例"野生型"GIST 患者病情稳定期延长的类似病例[34]。已在伊马替尼和舒尼替尼难治的晚期 GIST 的 II 期临床试验中对索拉非尼进行了研究。在一项此类研究中,招募了 5 例"野生型"GIST 患者,其中 1 例患者有部分缓解,2 例患者病情稳定超过 6 个月,另 1 例患者病情稳定<6 个月[35]。推荐瑞戈非尼作为进展期 GIST 的三线治疗。在瑞戈非尼的 II 期试验中,报道 2 例 SDH 缺陷型 GIST 患者有客观缓解[36]。

由于 SDH 缺陷型 GIST 具有惰性过程并且 SDH 缺陷型 GIST 中有效应的药物更常导致疾病稳定,而不是客观缓解,因此在开始之前,间隔较短地随访记录疾病进展是有帮助的。在使用 ^{18}FDG-PET-CT 进行初步分期后,如果存在肝脏转移,则进行腹部 MRI 检查,我们建议用腹部和盆腔 MRI 监测疾病的进展或治疗反应。MRI 作为监测治疗反应的首要方式的一项,其根本原因是尽量减少辐射暴露,因为 SDH 缺陷型 GIST 患者还很年轻,并且考虑到病程,可能需要在多年内对其进行多次影像学评估。此外,腹部和盆腔 MRI 对于检测 SDH 缺陷型 GIST 最可能复发的部位(肝脏、淋巴结和腹膜)非常敏感。使用 MRI 难以检测额外的或复发的胃肿瘤,因此可以在具有胃复发高风险的患者中使用胃镜进行监测。与 *KIT* 或 *PDGFRA* 突变型 GIST 不同,尚未证实 ^{18}FDG-PET 糖摄取降低是疾病对治疗反应的可靠指标。此外,^{18}FDG-PET 能识别一些解剖上没有相关性的非常小的肿瘤。由于 SDH 缺陷型 GIST 缺乏有效的药物治疗,因此对这类病变的具体治疗后反应尚不清楚。

7.SDH 缺陷型 GIST 手术处理的独特方面

GIST 的 NCCN 指南建议，术前考虑伊马替尼治疗可以通过降低术前肿瘤分期来降低手术并发症发生率[25]。由于伊马替尼在 SDH 缺陷型 GIST 中明显缺乏疗效,因此不建议患有该 GIST 亚型的患者术前使用伊马替尼。虽然舒尼替尼、索拉非尼和帕唑帕尼似乎在 SDH 缺陷型 GIST 中具有更好的活性,但是受限于其自身生物学行为,现有的证据表明肿瘤显著缩小的可能性不大。单独的药物治疗通常不足以缓解由胃部大肿瘤引起的出血或梗阻等症状,因此,应考虑手术以预防或解决与肿瘤相关的症状[37]。

8.SDH 缺陷型 GIST 胚系基因检测和肿瘤筛查方法

建议将所有 SDH 缺陷型 GIST 患者转诊至遗传咨询师。应在 SDHB 免疫组织化学阴性的肿瘤患者中进行 *SDHX* 基因突变的检测[25]。如上所述,80%在肿瘤中检测出具有 *SDHX* 突变的患者在胚系中亦有相同的突变。

遗传性副神经节瘤综合征 1、3、4 和 5 分别指 *SDHD*、*SDHC*、*SDHB* 和 *SDHA* 中的胚系突变。顾名思义,在 *SDHX* 胚系突变患者中,最常见的肿瘤是副神经节瘤和嗜铬细胞瘤。副神经节瘤的发生率和位置因基因型而异,其他肿瘤的发生率也有所不同。然而,具有相同基因型的患者间的临床表现差异很大,且外显率不完整,这给遗传咨询带来了挑战[38]。遗传性副神经节瘤患者肾细胞癌的发生风险增加[16]。此类肾细胞癌具有独特的形态,并且与遗传性副神经节瘤患者发生的其他肿瘤一样,SDHB 免疫组织化学阴性[39]。GIST 是 *SDHX* 胚系突变的罕见表现。遗传性副神经节瘤患者很少伴发神经母细胞瘤和垂体腺瘤[40]。

一些专家建议筛查 *SDHX* 胚系突变患者的副神经节瘤或嗜铬细胞瘤。筛查的建议是基于这样的假设:由于手术切除是副神经节瘤或嗜铬细胞瘤的主要治疗方式,早期检测有利于疾病控制[41]。筛查至少应包括生化评估和儿茶酚胺过量(高血压)相关症状的病史和体格检查。对于用于筛查的概率和影像学方式尚未达成共识。虽然全身 MRI 似乎在一定比例的患者中可以识别出无症状副神经节瘤,但一些研究表明,应用 ^{18}FDG–PET 功能显像或生长抑素受体进行闪烁扫描成像可提高肿瘤的识别[42-45]。

(沈姗姗　梁怀予　译　周宇红　校)

参考文献

1. Neuhann TM, Mansmann V, Merkelbach-Bruse S, Klink B, Hellinger A, Hoffkes HG, et al. A novel germline KIT mutation (p.L576P) in a family presenting with juvenile onset of multiple gastrointestinal stromal tumors, skin hyperpigmentations, and esophageal stenosis. Am J Surg Pathol. 2013;37(6):898–905. Epub 2013/04/20.
2. McWhinney SR, Pasini B, Stratakis CA. Familial gastrointestinal stromal tumors and germ-line mutations. N Engl J Med. 2007;357(10):1054–6.

3. Pasini B, Matyakhina L, Bei T, Muchow M, Boikos S, Ferrando B, et al. Multiple gastrointestinal stromal and other tumors caused by platelet-derived growth factor receptor alpha gene mutations: a case associated with a germline V561D defect. J Clin Endocrinol Metab. 2007;92(9):3728–32. Epub 2007/06/15.

4. Ricci R, Martini M, Cenci T, Carbone A, Lanza P, Biondi A, et al. PDGFRA-mutant syndrome. Mod Pathol. 2015;28(7):954–64. Epub 2015/05/16.

5. Campbell T, Felsten L, Moore J. Disappearance of lentigines in a patient receiving imatinib treatment for familial gastrointestinal stromal tumor syndrome. Arch Dermatol. 2009;145(11):1313–6. Epub 2009/11/18.

6. Zoller ME, Rembeck B, Oden A, Samuelsson M, Angervall L. Malignant and benign tumors in patients with neurofibromatosis type 1 in a defined Swedish population. Cancer. 1997;79(11):2125–31. Epub 1997/06/01.

7. Patil S, Chamberlain RS. Neoplasms associated with germline and somatic NF1 gene mutations. Oncologist. 2012;17(1):101–16. Epub 2012/01/14.

8. Miettinen M, Fetsch JF, Sobin LH, Lasota J. Gastrointestinal stromal tumors in patients with neurofibromatosis 1: a clinicopathologic and molecular genetic study of 45 cases. Am J Surg Pathol. 2006;30(1):90–6.

9. Kalender M, Sevinc A, Tutar E, Sirikci A, Camci C. Effect of sunitinib on metastatic gastrointestinal stromal tumor in patients with neurofibromatosis type 1: a case report. World J Gastroenterol. 2007;13(18):2629–32. Epub 2007/06/07.

10. Agaram NP, Wong GC, Guo T, Maki RG, Singer S, Dematteo RP, et al. Novel V600E BRAF mutations in imatinib-naive and imatinib-resistant gastrointestinal stromal tumors. Genes Chromosomes Cancer. 2008;47(10):853–9.

11. Janeway KA, Liegl B, Harlow A, Le C, Perez-Atayde A, Kozakewich H, et al. Pediatric KIT wild-type and platelet-derived growth factor receptor alpha-wild-type gastrointestinal stromal tumors share KIT activation but not mechanisms of genetic progression with adult gastrointestinal stromal tumors. Cancer Res. 2007;67(19):9084–8.

12. van Nederveen FH, Gaal J, Favier J, Korpershoek E, Oldenburg RA, de Bruyn EM, et al. An immunohistochemical procedure to detect patients with paraganglioma and phaeochromocytoma with germline SDHB, SDHC, or SDHD gene mutations: a retrospective and prospective analysis. Lancet Oncol. 2009;10(8):764–71.

13. Janeway KA, Kim SY, Lodish M, Nose V, Rustin P, Gaal J, et al. Defects in succinate dehydrogenase in gastrointestinal stromal tumors lacking KIT and PDGFRA mutations. Proc Natl Acad Sci U S A. 2011;108(1):314–8. Epub 2010/12/22.

14. Killian JK, Miettinen M, Walker RL, Wang Y, Zhu YJ, Waterfall JJ, et al. Recurrent epimutation of SDHC in gastrointestinal stromal tumors. Sci Transl Med. 2014;6(268):268ra177. Epub 2014/12/30.

15. Boikos SA, Pappo AS, Killian JK, LaQuaglia MP, Weldon CB, George S, et al. Molecular subtypes of KIT/PDGFRA wild-type gastrointestinal stromal tumors: a report from the National Institutes of Health Gastrointestinal Stromal Tumor Clinic. JAMA Oncol. 2016;2(7):922–8. Epub 2016/03/25.

16. Benn DE, Robinson BG, Clifton-Bligh RJ. 15 years of paraganglioma: clinical manifestations of paraganglioma syndromes types 1–5. Endocr Relat Cancer. 2015;22(4):T91–103. Epub 2015/08/15.

17. Carney JA. Gastric stromal sarcoma, pulmonary chondroma, and extra-adrenal paraganglioma (Carney Triad): natural history, adrenocortical component, and possible familial occurrence. Mayo Clin Proc. 1999;74(6):543–52.

18. Haller F, Moskalev EA, Faucz FR, Barthelmess S, Wiemann S, Bieg M, et al. Aberrant DNA hypermethylation of SDHC: a novel mechanism of tumor development in Carney triad. Endocr Relat Cancer. 2014;21(4):567–77. Epub 2014/05/27.

19. Boikos SA, Xekouki P, Fumagalli E, Faucz FR, Raygada M, Szarek E, et al. Carney triad can be (rarely) associated with germline succinate dehydrogenase defects. Eur J Hum Genet. 2016;24(4):569–73. Epub 2015/07/16.

20. Pasini B, McWhinney SR, Bei T, Matyakhina L, Stergiopoulos S, Muchow M, et al. Clinical and molecular genetics of patients with the Carney-Stratakis syndrome and germline mutations of the genes coding for the succinate dehydrogenase subunits SDHB, SDHC, and SDHD. Eur J Hum Genet. 2008;16(1):79–88.

21. Janeway KA, Pappo AS. Pediatric gastrointestinal stromal tumors. Hematol Oncol Clin North Am. 2009;23(1):15–34.

22. Miettinen M, Wang ZF, Sarlomo-Rikala M, Osuch C, Rutkowski P, Lasota J. Succinate dehydrogenase-deficient GISTs: a clinicopathologic, immunohistochemical, and molecular

genetic study of 66 gastric GISTs with predilection to young age. Am J Surg Pathol. 2011;35(11):1712–21. Epub 2011/10/15.

23. Oudijk L, Gaal J, Korpershoek E, van Nederveen FH, Kelly L, Schiavon G, et al. SDHA mutations in adult and pediatric wild-type gastrointestinal stromal tumors. Mod Pathol. 2013;26(3):456–63. Epub 2012/11/24.

24. Wagner AJ, Remillard SP, Zhang YX, Doyle LA, George S, Hornick JL. Loss of expression of SDHA predicts SDHA mutations in gastrointestinal stromal tumors. Mod Pathol. 2013;26(2):289–94. Epub 2012/09/08.

25. von Mehren M, Randall RL, Benjamin RS, Boles S, Bui MM, Casper ES, et al. Gastrointestinal stromal tumors, version 2.2014. J Natl Compr Canc Netw. 2014;12(6):853–62. Epub 2014/06/14.

26. Agaram NP, Laquaglia MP, Ustun B, Guo T, Wong GC, Socci ND, et al. Molecular characterization of pediatric gastrointestinal stromal tumors. Clin Cancer Res. 2008;14(10):3204–15.

27. Pantaleo MA, Lolli C, Nannini M, Astolfi A, Indio V, Saponara M, et al. Good survival outcome of metastatic SDH-deficient gastrointestinal stromal tumors harboring SDHA mutations. Genet Med. 2015;17(5):391–5. Epub 2014/09/05.

28. Heinrich MC, Owzar K, Corless CL, Hollis D, Borden EC, Fletcher CD, et al. Correlation of kinase genotype and clinical outcome in the North American Intergroup Phase III Trial of imatinib mesylate for treatment of advanced gastrointestinal stromal tumor: CALGB 150105 Study by Cancer and Leukemia Group B and Southwest Oncology Group. J Clin Oncol. 2008;26(33):5360–7. Epub 2008/10/29.

29. Corless CL, Ballman KV, Antonescu CR, Kolesnikova V, Maki RG, Pisters PW, et al. Pathologic and molecular features correlate with long-term outcome after adjuvant therapy of resected primary GI stromal tumor: the ACOSOG Z9001 trial. J Clin Oncol. 2014;32(15):1563–70. Epub 2014/03/19.

30. Demetri GD, van Oosterom AT, Garrett CR, Blackstein ME, Shah MH, Verweij J, et al. Efficacy and safety of sunitinib in patients with advanced gastrointestinal stromal tumour after failure of imatinib: a randomised controlled trial. Lancet. 2006;368(9544):1329–38.

31. Heinrich MC, Maki RG, Corless CL, Antonescu CR, Harlow A, Griffith D, et al. Primary and secondary kinase genotypes correlate with the biological and clinical activity of sunitinib in imatinib-resistant gastrointestinal stromal tumor. J Clin Oncol. 2008;26(33):5352–9.

32. Janeway KA, Albritton KH, Van den Abbeele AD, D'Amato GZ, Pedrazzoli P, Sienna S, et al. Sunitinib treatment in pediatric patients with advanced GIST following failure of imatinib. Pediatr Blood Cancer. 2009;52(7):767–71.

33. Ganjoo KN, Villalobos VM, Kamaya A, Fisher GA, Butrynski JE, Morgan JA, et al. A multicenter phase II study of pazopanib in patients with advanced gastrointestinal stromal tumors (GIST) following failure of at least imatinib and sunitinib. Ann Oncol. 2014;25(1):236–40. Epub 2013/12/21.

34. Mir O, Cropet C, Toulmonde M, Cesne AL, Molimard M, Bompas E, et al. Pazopanib plus best supportive care versus best supportive care alone in advanced gastrointestinal stromal tumours resistant to imatinib and sunitinib (PAZOGIST): a randomised, multicentre, open-label phase 2 trial. Lancet Oncol. 2016;17(5):632–41. Epub 2016/04/14.

35. Kindler HL, Campbell NP, Wroblewski K, Maki RG, D'Adamo DR, Chow WA, et al. Sorafenib (SOR) in patients (pts) with imatinib (IM) and sunitinib (SU)-resistant (RES) gastrointestinal stromal tumors (GIST): final results of a University of Chicago Phase II Consortium trial. J Clin Oncol. 2011;29(Suppl):Abstr 10009.

36. George S, Feng Y, von Mehren M, Choy E, Corless CL, Hornick JL, et al. Prolonged survival and disease control in the academic phase II trial of regorafenib in GIST: response based on genotype. J Clin Oncol. 2013;31(Suppl):Abstr 10511.

37. Janeway KA, Weldon CB. Pediatric gastrointestinal stromal tumor. Semin Pediatr Surg. 2012;21(1):31–43. Epub 2012/01/18.

38. Raygada M, King KS, Adams KT, Stratakis CA, Pacak K. Counseling patients with succinate dehydrogenase subunit defects: genetics, preventive guidelines, and dealing with uncertainty. J Pediatr Endocrinol Metab. 2014;27(9–10):837–44. Epub 2014/05/24.

39. Gill AJ, Hes O, Papathomas T, Sedivcova M, Tan PH, Agaimy A, et al. Succinate dehydrogenase (SDH)-deficient renal carcinoma: a morphologically distinct entity: a clinicopathologic series of 36 tumors from 27 patients. Am J Surg Pathol. 2014;38(12):1588–602. Epub 2014/07/16.

40. Tischler AS, deKrijger RR. 15 years of paraganglioma: pathology of pheochromocytoma and paraganglioma. Endocr Relat Cancer. 2015;22(4):T123–33. Epub 2015/07/03.

41. Malkin D, Nichols KE, Zelley K, Schiffman JD. Predisposition to pediatric and hematologic cancers: a moving target. Am Soc Clin Oncol Educ Book. 2014;2014:e44–55. Epub

2014/05/27.

42. Lepoutre-Lussey C, Caramella C, Bidault F, Deandreis D, Berdelou A, Al Ghuzlan A, et al. Screening in asymptomatic SDHx mutation carriers: added value of (1)(8)F-FDG PET/CT at initial diagnosis and 1-year follow-up. Eur J Nucl Med Mol Imaging. 2015;42(6):868–76. Epub 2015/02/14.

43. Anupindi SA, Bedoya MA, Lindell RB, Rambhatla SJ, Zelley K, Nichols KE, et al. Diagnostic performance of whole-body MRI as a tool for cancer screening in children with genetic cancer-predisposing conditions. AJR Am J Roentgenol. 2015;205(2):400–8. Epub 2015/07/24.

44. Jasperson KW, Kohlmann W, Gammon A, Slack H, Buchmann L, Hunt J, et al. Role of rapid sequence whole-body MRI screening in SDH-associated hereditary paraganglioma families. Fam Cancer. 2014;13(2):257–65. Epub 2013/08/13.

45. Gimenez-Roqueplo AP, Caumont-Prim A, Houzard C, Hignette C, Hernigou A, Halimi P, et al. Imaging work-up for screening of paraganglioma and pheochromocytoma in SDHx mutation carriers: a multicenter prospective study from the PGL.EVA Investigators. J Clin Endocrinol Metab. 2013;98(1):E162–73. Epub 2012/11/20.

第 **1** 部分

局限性病变

第 **5** 章

伊马替尼前 – 后时代局限性 GIST 的自然史和预后

Zhi Ven Fong，John T. Mullen

1.引言

GIST 是胃肠道中最常见的间叶源性肿瘤，过去被错误地分类为平滑肌瘤、平滑肌肉瘤或神经鞘瘤。治疗 GIST 的基本方法一直是手术切除，但从历史上看，它的总体存活率和复发率均未达到理想水平[1,2]。然而，1998 年，有人发现 GIST 起源于 Cajal 间质细胞，并主要以 *c–KIT* 和 *PDGFRA* 基因的突变为分子特征，这是一个重大突破[3]。从那时起，多项临床试验评估了甲磺酸伊马替尼[一种口服酪氨酸激酶抑制剂(TKI)]作为 GIST 治疗方式的疗效，这些试验均取得了优异的效果[2,4-7]。现如今，伊马替尼以及其他 TKI(如舒尼替尼和瑞戈非尼等)在 GIST 的新辅助治疗和辅助治疗中起着关键作用，这些药物从根本上改变了局限性和转移性 GIST 的自然病史。鉴于 TKI 治疗费用昂贵且与长期不良反应相关，因此了解局限性 GIST 的自然病史和复发的预后因素至关重要，以便确定能够从 TKI 治疗中获益最多的患者。在本章中，我们回顾了引入伊马替尼之前局限性 GIST 的自然病史和预后，以及证明伊马替尼疗效的标志性试验后，局限性 GIST 预后的改善情况。

2.伊马替尼前时代

2.1 疾病进展的预测因子

应用 1970—1996 年提交给美国军事病理研究所的标本，Miettinen 及其同事对伊马替尼前时代 GIST 自然史进行了一些最全面的分析。作者基于 KIT 和 CD34 的阳性表达，从胃(n=1765)[8]、十二指肠(n=156)[9]、空肠和回肠(n=1091)[10]，以及直肠和肛门(n=133)[11]中鉴定出 GIST。伊马替尼治疗成本高，并且与长期不良反应相关，无法广泛应用。因此，Miettinen 等试图找出那些可以预测原发性 GIST 复发的病理特征，从而筛选出从伊马替尼治疗中获益最多的患者。

60%~70%的 GIST 发生于胃，胃 GIST 通常表现出最好的预后。Miettinen 等的一系列研究发现疾病进展(即转移)的最强预测因子是肿瘤大小和核分裂活性。肿瘤直径<5cm 且核分裂少于 5 个/50 高倍视野(HPF)的患者转移的风险仅为 2%~3%。相反，如果肿瘤直径>10cm 且核分裂超过 10 个/50 HPF 的患者，进展风险高达 86%。有趣的是，具有交叉病理特征的患者表现出较好的结果，肿瘤直径<5cm 但核分裂超过 5 个/50 HPF 的 GIST 患者转移率为 15%，而肿瘤直径>5cm 但核分裂低于 5 个/50 HPF 的患者转移率为 11%(表 5.1)[8]。按胃内位置分层时，与胃窦部和胃大小弯侧 GIST 相比，胃底和贲门部 GIST 的预后较差(分别为 36%和 53%的进展率)。这种现象的原因是近端胃 GIST 主要是恶性梭形细胞组织学亚型，可导致更差的预后。其他不利的组织学因素包括凝固性坏死、溃疡和黏膜浸润。

在分析胃肠道其他部位的 GIST 时，似乎肿瘤在胃肠道的位置越靠近远端，预后越差(表 5.1)。与胃 GIST 类似，在十二指肠、空肠、回肠、直肠和肛门 GIST 中，肿瘤直径<5cm 且核分裂少于 5 个/50 HPF 与较低的进展率相关(表 5.1)。然而，与胃 GIST 相反，交叉的病理特征在胃肠道更远端 GIST 中并不提示较好的预后。值得注意的是，直肠和肛门 GIST 最大直径<5cm 且核分裂超过 5 个/50 HPF 时，其进展率为 66%，该结果与最大直径>5cm 且核分裂少于 5 个/50 HPF 的情况相似(进展率为 71%)，两者与直肠或肛门最大直径>5cm 且核分裂超过 5个/50 HPF(进展率为 70%)无差异[9-11]。

2.2 "小/微小"GIST

所有 GIST，无论肿瘤大小和核分裂象指数如何，都具有可量化的进展风险和恶性潜能，但这一概念一直存在争议。根据尸检和人群水平研究，偶然发现的"小"或"微小"GIST(定义为肿瘤直径<1cm 的 GIST)非常常见，发生于 23%的 50 岁以上患者的胃中[12]，并可见于 35%的胃癌患者[13]和 10%的胃食管癌患者中[14]。病理分析表明，70%~90%的小 GIST 检测出 KIT/PDGFRA 突变，但这些肿瘤在临床上是惰性的[15-16]。对内镜下切除的黏膜下小 GIST 进行了两项回顾性分析，两项研究均显示随访时患者病情稳定。Bai 等分析了 25 例小/微小 GIST 患者(84%极低风险，12%低风险，4%中度风险)，未显示复发或转移，平均随访时间约 12 个月[17]。

表 5.1   基于胃肠道内肿瘤位置、肿瘤大小及核分裂象计数分层的 GIST 进展率(由转移定义)

| GIST 部位 | n | 长期随访的进展率 | | | |
		直径<5cm <5 个/50 HPF	直径<5cm >5 个/50 HPF	直径>10cm <5 个/50 HPF	直径>10cm >5 个/50 HPF
胃[8]	1765	2%~3%	15%	11%	86%
十二指肠[9]	156	8%	50%	34%	100%
空肠/回肠[10]	1091	2%~3%	24%	50%	86%
直肠/肛门[11]	133	<1%	66%	71%	70%

HPF：高倍视野。

同样,Catalano 及其同事证实,10 例内镜下切除的小 GIST 患者的 5 年无病生存率为 100%[15]。

2.3　NIH 和 NCCN 分类系统

2001 年,NIH 召开了 GIST 研讨会并建立了 NIH 共识分类系统,该系统根据肿瘤大小和核分裂象计数对 GIST 进行分层(表 5.2)[18]。鉴于上述低核分裂象计数的小肿瘤(特别是具有交叉病理特征的远端病变)具有进展风险,该分类系统未将 GIST 分为良性病变和恶性病变,而是将 GIST 分为极低、低、中、高风险类别[18]。尽管该分类系统的性能非常令人满意[19-21],但值得注意的是,NIH 分类方案没有考虑侵袭性肿瘤生物学的其他几个重要预测因子。上文提到的 Miettinen 等多个系列研究突出了基于肿瘤位置的 GIST 生物学差异,小肠 GIST 生物学行为表现出比相同大小的胃 GIST 更具侵袭性。纪念斯隆-凯特琳癌症中心(MSKCC)证明,除肿瘤大小和核分裂象计数外,纳入肿瘤位置(小肠与胃)的列线图在预测无复发生存率方面优于 NIH 分类系统(一致率分别为 0.76 和 0.70,P=0.04)[22]。根据 MSKCC 报道,NCCN 采用了包括肿瘤位置在内的更全面的风险分层方案,如表 5.3 所示[23,24]。考虑到与胃 GIST 相比,胃外 GIST 的预后较差,因此纳入肿瘤位置可以进行更准确的风险分类。

值得注意的是,Miettinen 及其同事首先采用肿瘤大小 5cm 和核分裂 5 个/50 HPF 的阈值,后来基于专家共识由 NIH 和 NCCN 在其分类系统中采用。在对伊马替尼前时代(1980—2000 年)的 929 例 GIST 切除病例的回顾性分析中,Rossi 等构建了一个风险分层系统,其中包括将肿瘤大小和核分裂象指数作为连续变量,而不是任意对分的分类变量[25]。由此产生的列线图表明,正如将先前风险分层系统用作分类变量的方案,GIST 核分裂为 6 个/50 HPF 与 12 个/50 HPF 的风险不同(图 5.1)。与 NIH(C 指数 0.64)和 NCCN(C 指数 0.63)风险分层系统相比,他们的模型表现出更高的分层能力(C 指数 0.72),这表明未来的风险预测模型应该用连续变量来构建,以获得更好的区分效果。

这些作者还提出用肿瘤突变谱补充临床病理学风险分层[26]。未经治疗的 GIST 病理分析表明,在生物学行为上 KIT 9 号外显子和 11 号外显子突变型 GIST 比"野生型"GIST 或 PDGFRA 突变型 GIST 更具侵袭性[27,28]。在研究 451 例仅接受手术治疗且无新辅助治疗或辅

表 5.2　基于肿瘤大小和核分裂象计数(每 50 个高倍视野)的 NIH 风险分层系统

危险度分级	肿瘤最大直径	核分裂象计数
极低	<2cm	<5
低	2~5cm	<5
中	<5cm	6~10
	5~10cm	<5
高	>5cm	>5
	>10cm	任何
	任何	>10

Adapted from Fletcher et al. [18]

表 5.3　基于核分裂象指数、肿瘤大小和肿瘤部位对原发性 GIST 进行危险分层

肿瘤参数		疾病进展风险(%)			
核分裂象指数	大小	胃	十二指肠	空肠/回肠	直肠
≤5/50 HPF	≤2cm	无(0)	无(0)	无(0)	无(0)
≤5/50 HPF	>2≤5cm	极低(1.9)	低(4.3)	低(8.3)	低(8.3)
≤5/50 HPF	>5≤10cm	低(3.6)	中(24)	数据不充分	数据不充分
≤5/50 HPF	>10cm	中(10)	高(52)	高(34)	高(57)
>5/50 HPF	≤2cm	无	高	数据不充分	数据不充分
>5/50 HPF	>2≤5cm	中(16)	高(73)	高(50)	高(52)
>5/50 HPF	>5≤10cm	高(55)	高(85)	数据不充分	数据不充分
>5/50 HPF	>10cm	高(86)	高(90)	高(86)	高(71)

Adapted from Demetri et al. [23]

HPF:高倍视野。

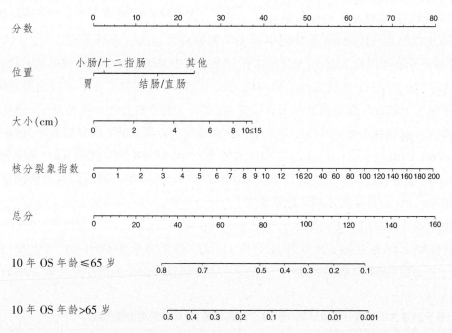

图 5.1　利用肿瘤大小和核分裂象指数作为连续变量做列线图,预测 GIST 患者 10 年总生存率,并按年龄分层。OS:总生存率。(Adapted from Rossi et al. [25])

助治疗的原发性 GIST 患者时,Rossi 及其同事证实了这一结果,将 GIST 分为 3 组,其生物学行为越来越差:Ⅰ组包括 *PDGFRA* 12 号外显子、*KIT* 17 号外显子和 BRAF(参考组)突变型 GIST;Ⅱ组包括 *KIT* 17 号外显子、*PDGFRA* 18 号外显 D842V 和 *PDGFRA* 14 号外显子突变型 GIST,以及三阴性 GIST(HR:3.06,95%CI:1.09~8.58);Ⅲ组包括 *KIT* 9 号外显子和 11 号外显子突变型 GIST,以及 *PDGFRA* 18 号外显子非 D842V 突变型 GIST(HR:4.52,95%CI:1.65~

12.37)[26]。然而，在目前的临床实践中，手术切除 GIST 并不行常规突变分析，也不是按照 NCCN GIST 工作组所推荐的方法[24]，因为还需要更多的数据证明其在预后预测中的附加价值，同时还需考虑到所需的额外成本和专业知识。

还应注意到，临床症状[29]、肿瘤破裂[30,31]、细胞丰度、溃疡和黏膜浸润[32]都已被证明是重要的预后因素，但它们不太常用于危险分层。

3.伊马替尼时代

3.1　伊马替尼治疗转移性疾病

甲磺酸伊马替尼是酪氨酸激酶的分子抑制剂，包括 KIT、PDGFR、ABL 和 BCR，其最初用于抑制 BCR-ABL 癌基因蛋白来治疗慢性髓细胞性白血病患者。直到 2002 年，伊马替尼才被证明可通过抑制 KIT 和 PDGFR 酪氨酸激酶，有效治疗转移性 GIST[33]。在包括 147 例患者的随机对照试验中，Demetri 及其同事发现 53.7% 的 GIST 患者表现出部分缓解，27.9% 的 GIST 患者疾病稳定[2]。随后的随机对照试验证实了这些结果[7,34]，每日两次 400mg 剂量比每日 1 次 400mg 剂量显示出更长的无进展生存期（HR：0.82，95%CI：0.69~0.98，$P=0.026$）[7]。

3.2　伊马替尼辅助治疗

鉴于其在转移性肿瘤中的疗效，随后由美国外科医师肿瘤学组 GIST 辅助治疗研究小组开展了关于伊马替尼辅助治疗的随机对照试验（ACOSOG 试验 Z9001）。ACOSOG 试验 Z9001 是一项Ⅲ期、双盲、安慰剂对照试验，随机选取 703 例手术切除 GIST（至少 3cm）患者，400mg 伊马替尼，每日 1 次，或安慰剂每日 1 次，为期 1 年。试验终止于中期分析，伊马替尼治疗组与安慰剂组相比，1 年无复发生存率分别为 98% 和 83%（总 HR：0.35，$P<0.0001$），KIT 突变型 GIST 患者辅助治疗获益最大[4]。即使按肿瘤大小分层，治疗组的无复发生存率仍优于安慰剂组（图 5.2）。基于 Z9001 试验的结果，美国 FDA 和欧洲药品管理局（EMEA）批准伊马替尼用于 GIST 的辅助治疗。

3.3　伊马替尼治疗时间

值得注意的是，尽管伊马替尼组无复发生存率提高，但总生存率没有差异。在伊马替尼治疗 12 个月的组中，许多患者在停用伊马替尼后的 2 年内出现疾病复发。事实上，在停止伊马替尼治疗后，高达 54.8% 的患者会出现疾病复发（图 5.2）[4]。这与法国肉瘤小组在晚期 GIST 患者接受伊马替尼治疗的试验（BRF14）中结论一致，该研究比较了伊马替尼治疗>1 年后，中断与持续治疗的差异。他们发现大多数疾病发生进展的中位时间为停止治疗后 6 个月[35]。这些结果表明，伊马替尼治疗的持续时间应延长至 1 年以上，这促使斯堪的纳维亚肉瘤组（SSG）进行了 XⅧ 试验。

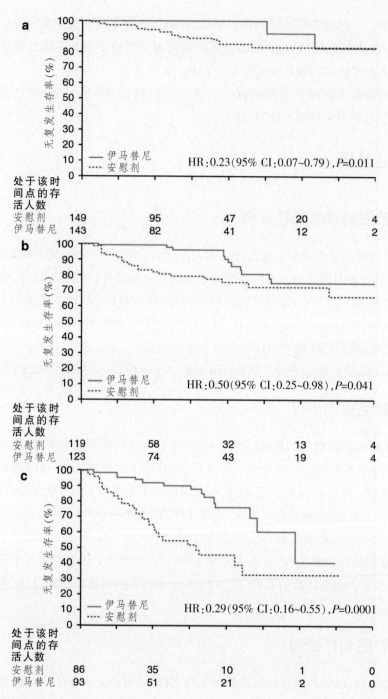

图 5.2　GIST 患者的无复发生存率,肿瘤大小为:(a)≥6cm,(b)<10cm,(c)≥10cm。(Adapted from Dematteo et al. [4])

SSG ⅩⅧ试验是一项开放性的Ⅲ期研究, 在手术后 12 周内将 400 例 NIH 高危险度 GIST 患者随机分配至每日 400mg 伊马替尼,治疗 12 个月或 36 个月。中位随访时间 54 个月, 随机接受伊马替尼治疗 36 个月的患者比随机接受 12 个月治疗的患者显示出更长的 5 年无复发生存率(65.6%对47.9%,HR:0.46,95%CI:0.32~0.65,$P<0.001$)。此外,与12个月治疗组相比,36个月治疗组的5年总生存率也更长(92.0%对81.7%,HR:0.45,95%CI:0.22~0.89,$P=0.02$)。然而,36个月治疗组中25.8%的患者及12个月治疗组中12.6%的患者,由于GIST肿瘤本身以外的一种或多种原因不得不停药。该试验得出结论,长期服用伊马替尼的生存益处需要与治疗相关的毒性相平衡。目前正在进行一项Ⅱ期、非随机、开放性试验,评估5年辅助伊马替尼治疗高危险度GIST切除后患者的疗效(NCT00867113)。

3.4　伊马替尼耐药性

遗憾的是,5%~15%的GIST患者对伊马替尼治疗耐药[5,6,34]。最初对伊马替尼治疗有反应的患者,其中14%最终也出现伊马替尼耐药和疾病进展,但尚不清楚这种耐药是治疗期间发生二次突变的结果,还是活组织检查时未检测到已存在的突变[37,38]。

舒尼替尼是目前应用于伊马替尼耐药GIST的二线治疗药物,是一种作用更广泛的TKI,除了KIT和PDGFRA外,还与RET、CD114、CD135和VEGFR酪氨酸激酶结合。Demetri及其同事在一项随机、双盲、安慰剂对照的舒尼替尼试验中,对312例初始伊马替尼治疗失败的晚期GIST进行了研究,结果显示与安慰剂组相比,在治疗组中,肿瘤进展时间较长(中位数为27.3周对6.4周,HR:0.33,$P<0.0001$),且总生存率也有所改善(HR:0.49,95%CI:0.29~0.83,$P=0.007$)[5]。然而,在对照组中随机化时,伊马替尼治疗被中断,尽管这些患者在伊马替尼治疗时34%有部分缓解,另外34%的患者病情稳定,这可能使结果偏向于舒尼替尼治疗组。如果安慰剂组患者继续伊马替尼治疗,则舒尼替尼组的疗效可能不那么显著。同时抑制这些受体也导致许多副作用,最显著的是皮肤毒性,如手足综合征和口腔炎。高达83%的舒尼替尼治疗组患者报告了治疗相关的不良反应,但只有9%的患者因毒性而停止治疗。从此,正在研究其他几种TKI,如瑞戈非尼[39]、尼罗替尼[40]和马西替尼[41]以治疗对伊马替尼耐药的GIST,同时还需要进一步研究以确定其长期疗效。

4.总结

伊马替尼显著改善了可切除和无法切除的GIST患者的无进展生存期和总生存期。NCCN认可的当前风险分层系统是基于肿瘤大小、核分裂象计数和肿瘤位置,已显示出令人满意的预后预测价值。然而,将肿瘤大小和核分裂象计数作为连续变量而不是分类变量的模型已被证明更具区分性,应进一步探索。如果知道GIST的突变谱,并将其进一步作为上述临床病理学特征有价值的预后补充,则改进的风险分层模式将有助于临床医生更准确地评估GIST肿瘤复发或进展的风险,并改善患者对TKI治疗的选择,权衡潜在的益处与治疗成本和副作用。随着我们对GIST患者的分子认知和风险分层的改善,该疾病已经从肿瘤进展和死亡率高的恶性肿瘤演变成可控制的慢性疾病(通过长期口服TKI治疗)。

(黄雯 都向阳 译　周宇红 校)

参考文献

1. Dematteo RP, Heinrich MC, El-Rifai WM, et al. Clinical management of gastrointestinal stromal tumors: before and after STI-571. Hum Pathol. 2002;33:466–77.
2. Demetri GD, von Mehren M, Blanke CD, et al. Efficacy and safety of imatinib mesylate in advanced gastrointestinal stromal tumors. N Engl J Med. 2002;347:472–80.
3. Hirota S, Isozaki K, Moriyama Y, et al. Gain-of-function mutations of c-kit in human gastrointestinal stromal tumors. Science. 1998;279:577–80.
4. Dematteo RP, Ballman KV, Antonescu CR, et al. Adjuvant imatinib mesylate after resection of localised, primary gastrointestinal stromal tumour: a randomised, double-blind, placebo-controlled trial. Lancet. 2009;373:1097–104.
5. Demetri GD, van Oosterom AT, Garrett CR, et al. Efficacy and safety of sunitinib in patients with advanced gastrointestinal stromal tumour after failure of imatinib: a randomised controlled trial. Lancet. 2006;368:1329–38.
6. Blanke CD, Demetri GD, von Mehren M, et al. Long-term results from a randomized phase II trial of standard- versus higher-dose imatinib mesylate for patients with unresectable or metastatic gastrointestinal stromal tumors expressing KIT. J Clin Oncol. 2008;26:620–5.
7. Verweij J, Casali PG, Zalcberg J, et al. Progression-free survival in gastrointestinal stromal tumours with high-dose imatinib: randomised trial. Lancet. 2004;364:1127–34.
8. Miettinen M, Sobin LH, Lasota J. Gastrointestinal stromal tumors of the stomach: a clinicopathologic, immunohistochemical, and molecular genetic study of 1765 cases with long-term follow-up. Am J Surg Pathol. 2005;29:52–68.
9. Miettinen M, Kopczynski J, Makhlouf HR, et al. Gastrointestinal stromal tumors, intramural leiomyomas, and leiomyosarcomas in the duodenum: a clinicopathologic, immunohistochemical, and molecular genetic study of 167 cases. Am J Surg Pathol. 2003;27:625–41.
10. Miettinen M, Makhlouf H, Sobin LH, et al. Gastrointestinal stromal tumors of the jejunum and ileum: a clinicopathologic, immunohistochemical, and molecular genetic study of 906 cases before imatinib with long-term follow-up. Am J Surg Pathol. 2006;30:477–89.
11. Miettinen M, Furlong M, Sarlomo-Rikala M, et al. Gastrointestinal stromal tumors, intramural leiomyomas, and leiomyosarcomas in the rectum and anus: a clinicopathologic, immunohistochemical, and molecular genetic study of 144 cases. Am J Surg Pathol. 2001;25:1121–33.
12. Agaimy A, Wunsch PH, Hofstaedter F, et al. Minute gastric sclerosing stromal tumors (GIST tumorlets) are common in adults and frequently show c-KIT mutations. Am J Surg Pathol. 2007;31:113–20.
13. Kawanowa K, Sakuma Y, Sakurai S, et al. High incidence of microscopic gastrointestinal stromal tumors in the stomach. Hum Pathol. 2006;37:1527–35.
14. Abraham SC, Krasinskas AM, Hofstetter WL, et al. "Seedling" mesenchymal tumors (gastrointestinal stromal tumors and leiomyomas) are common incidental tumors of the esophagogastric junction. Am J Surg Pathol. 2007;31:1629–35.
15. Catalano F, Rodella L, Lombardo F, et al. Endoscopic submucosal dissection in the treatment of gastric submucosal tumors: results from a retrospective cohort study. Gastric Cancer. 2013;16:563–70.
16. Rossi S, Gasparotto D, Toffolatti L, et al. Molecular and clinicopathologic characterization of gastrointestinal stromal tumors (GISTs) of small size. Am J Surg Pathol. 2010;34:1480–91.
17. Bai J, Wang Y, Guo H, et al. Endoscopic resection of small gastrointestinal stromal tumors. Dig Dis Sci. 2010;55:1950–4.
18. Fletcher CD, Berman JJ, Corless C, et al. Diagnosis of gastrointestinal stromal tumors: a consensus approach. Hum Pathol. 2002;33:459–65.
19. Dematteo RP, Gold JS, Saran L, et al. Tumor mitotic rate, size, and location independently predict recurrence after resection of primary gastrointestinal stromal tumor (GIST). Cancer. 2008;112:608–15.
20. DeMatteo RP, Lewis JJ, Leung D, et al. Two hundred gastrointestinal stromal tumors: recurrence patterns and prognostic factors for survival. Ann Surg. 2000;231:51–8.
21. Langer C, Gunawan B, Schuler P, et al. Prognostic factors influencing surgical management and outcome of gastrointestinal stromal tumours. Br J Surg. 2003;90:332–9.
22. Gold JS, Gonen M, Gutierrez A, et al. Development and validation of a prognostic nomogram for recurrence-free survival after complete surgical resection of localised primary gastrointestinal stromal tumour: a retrospective analysis. Lancet Oncol. 2009;10:1045–52.

23. Demetri GD, Benjamin RS, Blanke CD, et al. NCCN Task Force report: management of patients with gastrointestinal stromal tumor (GIST)--update of the NCCN clinical practice guidelines. J Natl Compr Canc Netw. 2007;5 Suppl 2:S1–29; quiz S30.

24. Demetri GD, von Mehren M, Antonescu CR, et al. NCCN Task Force report: update on the management of patients with gastrointestinal stromal tumors. J Natl Compr Canc Netw. 2010;8 Suppl 2:S1–41; quiz S42-4.

25. Rossi S, Miceli R, Messerini L, et al. Natural history of imatinib-naive GISTs: a retrospective analysis of 929 cases with long-term follow-up and development of a survival nomogram based on mitotic index and size as continuous variables. Am J Surg Pathol. 2011;35:1646–56.

26. Rossi S, Gasparotto D, Miceli R, et al. KIT, PDGFRA, and BRAF mutational spectrum impacts on the natural history of imatinib-naive localized GIST: a population-based study. Am J Surg Pathol. 2015;39:922–30.

27. Andersson J, Bumming P, Meis-Kindblom JM, et al. Gastrointestinal stromal tumors with KIT exon 11 deletions are associated with poor prognosis. Gastroenterology. 2006;130:1573–81.

28. Antonescu CR, Sommer G, Sarran L, et al. Association of KIT exon 9 mutations with nongastric primary site and aggressive behavior: KIT mutation analysis and clinical correlates of 120 gastrointestinal stromal tumors. Clin Cancer Res. 2003;9:3329–37.

29. Hassan I, You YN, Shyyan R, et al. Surgically managed gastrointestinal stromal tumors: a comparative and prognostic analysis. Ann Surg Oncol. 2008;15:52–9.

30. Takahashi T, Nakajima K, Nishitani A, et al. An enhanced risk-group stratification system for more practical prognostication of clinically malignant gastrointestinal stromal tumors. Int J Clin Oncol. 2007;12:369–74.

31. Rutkowski P, Bylina E, Wozniak A, et al. Validation of the Joensuu risk criteria for primary resectable gastrointestinal stromal tumour – the impact of tumour rupture on patient outcomes. Eur J Surg Oncol. 2011;37:890–6.

32. Martin J, Poveda A, Llombart-Bosch A, et al. Deletions affecting codons 557-558 of the c-KIT gene indicate a poor prognosis in patients with completely resected gastrointestinal stromal tumors: a study by the Spanish Group for Sarcoma Research (GEIS). J Clin Oncol. 2005;23:6190–8.

33. Joensuu H, Roberts PJ, Sarlomo-Rikala M, et al. Effect of the tyrosine kinase inhibitor STI571 in a patient with a metastatic gastrointestinal stromal tumor. N Engl J Med. 2001;344:1052–6.

34. Blanke CD, Rankin C, Demetri GD, et al. Phase III randomized, intergroup trial assessing imatinib mesylate at two dose levels in patients with unresectable or metastatic gastrointestinal stromal tumors expressing the kit receptor tyrosine kinase: S0033. J Clin Oncol. 2008;26:626–32.

35. Blay JY, Le Cesne A, Ray-Coquard I, et al. Prospective multicentric randomized phase III study of imatinib in patients with advanced gastrointestinal stromal tumors comparing interruption versus continuation of treatment beyond 1 year: the French Sarcoma Group. J Clin Oncol. 2007;25:1107–13.

36. Joensuu H, Eriksson M, Sundby Hall K, et al. One vs three years of adjuvant imatinib for operable gastrointestinal stromal tumor: a randomized trial. JAMA. 2012;307:1265–72.

37. Wardelmann E, Merkelbach-Bruse S, Pauls K, et al. Polyclonal evolution of multiple secondary KIT mutations in gastrointestinal stromal tumors under treatment with imatinib mesylate. Clin Cancer Res. 2006;12:1743–9.

38. Heinrich MC, Maki RG, Corless CL, et al. Primary and secondary kinase genotypes correlate with the biological and clinical activity of sunitinib in imatinib-resistant gastrointestinal stromal tumor. J Clin Oncol. 2008;26:5352–9.

39. Demetri GD, Reichardt P, Kang YK, et al. Efficacy and safety of regorafenib for advanced gastrointestinal stromal tumours after failure of imatinib and sunitinib (GRID): an international, multicentre, randomised, placebo-controlled, phase 3 trial. Lancet. 2013;381:295–302.

40. Montemurro M, Schoffski P, Reichardt P, et al. Nilotinib in the treatment of advanced gastrointestinal stromal tumours resistant to both imatinib and sunitinib. Eur J Cancer. 2009;45:2293–7.

41. Le Cesne A, Blay JY, Bui BN, et al. Phase II study of oral masitinib mesilate in imatinib-naive patients with locally advanced or metastatic gastro-intestinal stromal tumour (GIST). Eur J Cancer. 2010;46:1344–51.

第 **6** 章

GIST 的影像学特点和疗效评估

Sooyoung Shin，Haesun Choi

1.引言

GIST 是胃肠道最常见的非上皮源性肿瘤，也是胃肠道最常见的间叶源性肿瘤。Mazur 和 Clark 于 1983 年首次提出 GIST 这一术语来命名这种不寻常的非上皮源性胃肠道肿瘤[1]。近期的研究表明，超过 95% 的 GIST 表达由 *KIT* 基因编码的跨膜受体酪氨酸蛋白激酶(*KIT* 基因，又称为 *CD117* 或 *c-kit* 原癌基因)，并且 *KIT* 原癌基因的活化突变被认为是 GIST 发病机制的关键，提示 GIST 起源于一种被称为 Cajal 间质细胞的胃肠道起搏细胞[2]。少数具有 GIST 临床病理特征的患者表现为血小板衍生生长因子受体-α(PDGFR-α)活化突变，但 *KIT* 突变阴性。这些因素导致了与 *KIT* 基因突变结果相似的下游信号通路的改变[3,4]。上述突破性的发现有助于 GIST 靶向治疗的发展，从而改变了 GIST 的影像学和治疗的作用模式。

影像学在诊断原发肿瘤、疾病分期中起着至关重要的作用，更重要的是，在评估 GIST 分子靶向治疗后的反应中，影像学的作用尤其关键。在本章中，我们将回顾 GIST 整个疾病过程中的不同影像学特征以及 GIST 管理中相关成像技术的价值，并简要讨论新的成像技术的应用前景。

2.内镜检查及超声内镜检查

2.1　内镜检查

GIST 通常是在针对其他适应证行常规内镜检查时偶然发现的肿块，例如非特异的胃肠道症状或较少见的胃肠道出血。在内镜检查中，除非病变表面溃疡[5]，肿块一般会突出到消化道管腔内并有完整的黏膜被覆。然而，仅仅依靠内镜的检查表现并不能准确地区分 GIST 与其他黏膜下肿瘤(如平滑肌瘤)。超声内镜(EUS)通常能辅助内镜检查，以便更好地区分 GIST 与其他病变的差异和特征。

经内镜引导的黏膜活检术存在术中肠穿孔的潜在风险，并且通常对组织学诊断帮助不大，因为大多数黏膜组织是完整的。除非黏膜有溃疡形成，否则不建议进行黏膜活检[5]。

2.2　超声内镜检查

EUS 是内镜检查时的一种附加成像工具，即在内镜的尖端使用超声探头(12~30Hz)。与单独的内镜检查相比，EUS 可以更准确地评估肿块的起源，可以更好地识别黏膜下肿瘤的特征。通常，GIST 起源于肠壁的第四层，即固有肌层。EUS 显示较小 GIST 通常为均匀的低回声肿块，边缘光滑，但是当病变较大时，它往往表现为不规则的边缘或浸润其他层的影像学特征[5]。

除了有助于区分 GIST 和其他黏膜下肿瘤外，EUS 还在识别 GIST 的恶性潜能方面发挥作用。先前的研究表明，病灶超过 4~5cm、边缘不规则、肿瘤内部存在囊性成分或高回声灶、分叶和腔外生长是与 GIST 恶性潜能相关的特征。通过 EUS 成像识别上述特征的各种组合，该方法的敏感性为 80%~100%，并且阳性预测值高达 100%[6-8]。

通过换能器上安装的细针，EUS 可以从黏膜下进行安全的组织取样，从而实现术前诊断。据报道，基于细胞学的 EUS-细针穿刺术(EUS-FNA)分析的敏感性为 78.4%[9]。细胞学和免疫组织化学分析相结合，提高了 GIST 与其他黏膜下肿瘤鉴别诊断的准确性，准确率为 86%~95.6%[10-12]。然而，由于 EUS-FNA 的采样不充分和潜在的采样误差，限制了其在这种情况下的使用[9,13,14]。通常，除非怀疑有转移或计划在术前进行新辅助分子靶向治疗，否则不建议进行术前活检。若需要行术前活检，EUS-FNA 更优于经皮活检，因为后者存在腹膜种植的风险。

最近引入了对比增强谐波 EUS(CEH-EUS)，已经证实其可以提高黏膜下肿瘤诊断的准确性，并具有通过分析肿瘤血供模式预测恶性潜能的能力[15,16]。

EUS 成像的使用仅限于其能到达的胃肠道部位，如食管、胃、十二指肠和肛门直肠[17]。此外，由于 EUS 的全面评估能力有限，特别是对体积大的肿瘤，并且视操作者的经验而定，因此建议辅以其他成像技术，如计算机断层扫描(CT)，以进一步精确诊断和采取相应的治疗计划。

3.CT

随着分子靶向治疗的引入以及随后 GIST 患者生存率的显著改善[18,19]，影像学不仅在初步诊断中非常重要，而且在评估治疗反应和监测方面发挥了核心作用。增强 CT 具有普遍可用性、易于获得标准化成像方案以及评估原发部位以外的疾病的能力，目前是评估 GIST 的首选影像学方法。准确评估像 GIST 这样血供丰富的肿瘤，必须采用包括动脉期和门静脉期的双期或三期扫描[17]。

3.1 初次就诊 GIST 的影像学特征

原发 GIST 可以在 CT 上表现出不同影像学特征,具体取决于肿瘤的大小、位置和侵袭性。

GIST 通常是血供丰富的肿瘤,在增强 CT 上具有显著强化的特征。GIST 通常表现为轮廓光滑、无包膜的单发肿块影。小的 GIST 表现为相对低密度的腔内息肉样肿块或壁内肿块,增强 CT 示均匀强化。直径>5cm 的肿瘤倾向于外生性生长,推压邻近的器官或血管。由于出血、坏死或黏液样变性,大的 GIST 密度更不均匀,并导致中央低密度,周围软组织成分强化。有时可以观察到由肿瘤内血管引起的肿瘤中心的多发分隔样密度。治疗前钙化并不常见。大的 GIST 可以形成通向起源肠袢肠腔的瘘管,并通过空气或口服对比剂在 CT 上表现出来[20,21]。即使在大的 GIST 病例中,局部浸润或肠梗阻也不常见(图 6.1)。

当 CT 检查怀疑 GIST 时,应与其他黏膜下及上皮下肿瘤鉴别。平滑肌瘤倾向于表现为边缘平滑的低密度肿块,而平滑肌肉瘤通常在病变内部由于坏死而表现为混杂密度,有或无钙化[22]。位于腔内血供丰富的肿块,还需要排除类癌。尤其在淋巴结明显肿大或消化道管壁明显增厚的情况下,更加支持淋巴瘤的诊断[20]。由于部位靠近胰腺,大的胃 GIST 需要和胰腺神经

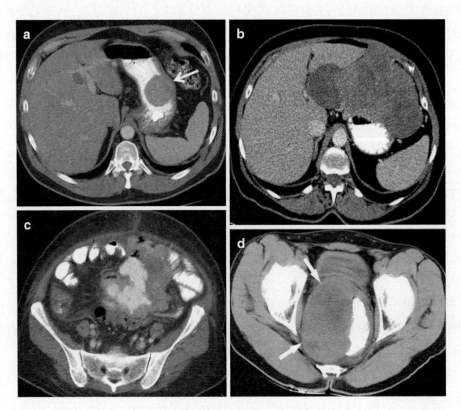

图 6.1 GIST 的 CT 特征。(a)息肉样胃 GIST(箭头)。(b)外生性胃 GIST。(c)外生性小肠 GIST 形成通向肠腔的瘘管,注意肿瘤腔内的口服对比剂。(d)直肠 GIST(箭头)。

内分泌肿瘤相鉴别[23]。

几乎一半的 GIST 患者在初次就诊时已发生转移[24]。GIST 常见血行转移,肝脏和腹膜是最常见的转移部位,转移至软组织、肺和胸膜少见。区域淋巴结的转移应怀疑其他疾病的诊断[25]。

转移性病灶的影像学特征与原发病灶的特征类似,包括均匀或不均匀强化的高密度肿块,这取决于肿瘤内残存肿瘤组织的多少、坏死程度、是否出血及囊性变等因素。

3.2　治疗反应监测

传统上,基于实体肿瘤大小变化的实体肿瘤反应评估标准(RECIST)已被普遍用于监测肿瘤全身治疗后的反应[26,27](表 6.1)。与在治疗前 CT 上观察到的混合性密度、高密度和强化病灶相比,GIST 对靶向药物的反应表现出增强 CT 上均匀的低密度、强化的肿瘤结节消失以及肿瘤血供减少等特征(图 6.2)。

CT 成像特征与病理改变有关,其特征为坏死、肿瘤内细胞减少、黏液样变性及假性囊肿形成[28]。在开始治疗后 1~2 个月可以观察到这些变化。GIST 在治疗后确实会缩小,但满足 RECIST 部分缓解(PR)标准所需的肿瘤缩小中位时间可能为 3~4 个月或更长[28]。此外,治疗反应所导致的肿瘤内出血或黏液样变性可导致肿瘤大小的增加(图 6.3)。如果在评估治疗反应时仅考虑肿瘤大小,则这种反应可能被误认为是疾病进展(假性进展)。同样,GIST 可以在肿瘤内形成新的结节而不改变整体肿瘤的大小[29]。在肿瘤总大小保持稳定的情况下,这种基于瘤体大小变化的评估模式可导致低估肿块内结节病灶的进展(图 6.4)。

Choi 等提出了新的 CT 反应评估标准,解决了在 GIST 中使用传统的基于肿块大小的标准而引起的问题[30](表 6.1)。Choi 标准纳入了肿瘤大小、CT 密度的变化以及反映 CT 特征的形态变化,以评估治疗反应。在治疗后的首次随访中(2 个月),这些变化包括肿瘤在线性平面缩小 10% 或 CT 值(单位 HU)减少 15%(表 6.1)。Choi 标准与正电子发射断层扫描(PET)的反应存在很好的相关性,并且可以最大限度地将患者分类为反应良好者和反应不佳者,而反应类别恰恰是无进展生存期很好的预测指标[31]。

如果在治疗后肿瘤内发生出血或钙化,在评估中则需要谨慎,因为这些变化可能会增加肿瘤的 CT 值。平扫图像可能有助于克服上述情况对结果的误解(图 6.5)。

在伊马替尼治疗后,患者可出现水钠潴留的副作用。机体水钠潴留在 CT 上可表现为腹腔积液、胸腔积液、心包积液或水肿。不应将这种水钠潴留误认为是腹膜疾病的进展[21]。

3.3　监测

一旦肿瘤对治疗有反应,影像学检查的目的就是及时识别疾病的复发和进展。认为肿瘤对治疗的耐药是复发的原因[32]。

GIST 中的疾病进展/复发可表现为肿瘤大小的增加、肿瘤密度(强化程度)的增加、新病变的出现、远处转移的存在或肿瘤内新的强化结节的出现。

表 6.1 治疗效果的评价标准

标准	疗效	定义
RECIST 1.1 标准	完全反应(CR)	无残留病灶。所有可疑淋巴结短轴应缩小至<10mm
	部分反应(PR)	与基线病灶长径相比,病变长径总和减少≥30%
	疾病稳定(SD)	与治疗期最小长径之和相比,既不符合 PD,也不符合 PR
	疾病进展(PD)	与治疗期最小长径之和相比,靶病灶长径总和增加≥20%(绝对值增加>5mm)
		出现新的病灶
Choi 标准	CR	所有病变消失,无新病变
	PR	靶病灶长径总和减小≥10%或 CT 上肿瘤密度减小≥15%(HU),无新病变或不可测量疾病进展的证据
	SD	不满足 CR、PR 或 PD。没有证据表明肿瘤恶化导致症状恶化
	PD	靶病灶长径总和增加≥10%,肿瘤密度下降不满足 PR
		出现新的病灶
		新的瘤内结节或恶化的瘤内结节
3D sphere 标准	CR	所有病变消失,无新病变
	PR	体积减少≥65%($4/3\pi r^3$)
	SD	不满足 CR、PR 或 PD
	PD	体积增加≥73%($4/3\pi r^3$)
		出现新的病灶
3D ellipsoid 标准	CR	所有病变消失,无新病变
	PR	体积减少≥30%($4/3\pi r_1 r_2 r_3$)
	SD	不满足 CR、PR 或 PD
	PD	体积增加≥20%($4/3\pi r_1 r_2 r_3$)
		出现新的病灶

RECIST:实体瘤疗效评价标准;CR:完全缓解;PR:部分反应;SD:疾病稳定;PD:疾病进展。

GIST 可以在肿瘤完全切除后(切缘阴性)复发,特别是在治疗后的前 5 年[33]。对于具有高复发风险的 GIST 患者(例如,肿瘤大小>5cm,核分裂象>5 个/50 HPF),建议在治疗后的前 3 年中每间隔 3~4 个月进行 1 次密切随访(CT 复查),之后建议每年复查 2 次,随访时间达 5 年后,再改为每年复查 1 次。

尽管尚未针对复发风险低的 GIST 患者建立标准监测方案,但我们仍然建议对其进行每年 2 次的 CT 随访,持续 5 年[34]。

在 CT 诊断不确定的情况下,或者影像结果不能支持临床所见,此时 PET 成像可能是一种不错的选择。

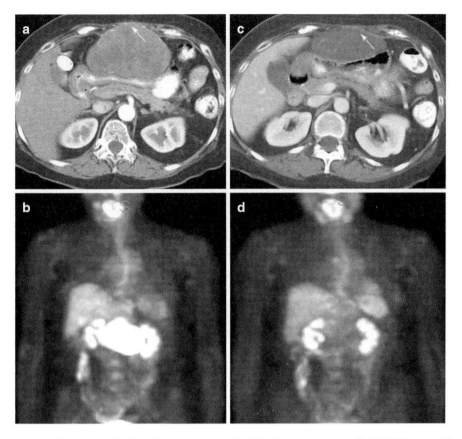

图 6.2　1 例 59 岁胃 GIST 网膜复发的女性患者对 TKI 治疗的反应。(a,b)治疗前对比增强 CT 扫描。图 a 显示体积大且强化的网膜肿块(箭头),其与胃前壁紧贴,相应肿块治疗前在 FDG-PET 上显示葡萄糖摄取显著增加(图 b)。(c,d)治疗 2 个月后对比增强 CT 扫描。图 c 显示肿块(箭头)缩小并密度趋于均匀,CT 密度显著降低且 FDG-PET 上未显示明显的葡萄糖摄取(图 d)。

3.4　新技术

　　有学者已经探索在 CT 图像上使用肿瘤体积测量技术(表 6.1)。Schiavon 等有过报道,三维(3D)椭圆体模型对识别 PR 比 RECIST 更敏感,3D 标准也可用于预测总体生存期[35]。

　　CT 灌注可以用于监测新的抗血管药物的作用效果,CT 灌注是注射含碘对比剂后的一种快速成像技术,可提供定量组织灌注信息,如血流量、血容量和渗透性[36]。在 GIST 中,假设伊马替尼具有抗血管活性并能诱导肿瘤细胞凋亡, 在 PET 显示治疗反应好的患者中,CT 灌注参数(血容量和血流量)明显下降[37]。Schlemmer 等研究了灌注 CT 对接受舒尼替尼或伊马替尼治疗的转移性 GIST 患者的价值。将基于 Choi 标准的反应良好者与反应不佳者进行比较,结果显示反应不佳者灌注参数下降,如分布容积、血流量、血容量和渗透性。在肝脏病变中也观察到反应良好者和反应不佳者之间的这种明显趋势[38]。尽管仍需要大宗样本的研究来进一步验证这些发现,但作为功能成像的灌注 CT,其有潜力准确地评估治疗反应。

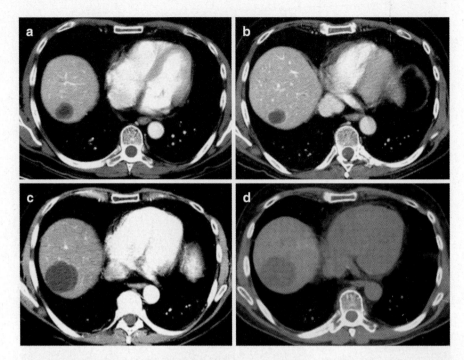

图6.3　56岁十二指肠GIST男性患者,肝脏转移伴假性进展。(a)治疗前对比增强CT显示肝第Ⅶ段转移灶强化,肿块的CT值为40HU。注意外周增强成分。(b)治疗2个月后,对比增强CT图像显示肝脏转移灶稍缩小,但CT值显著降低(27HU)。外周增强不再明显。这是典型的GIST反应。(c,d)治疗7个月后,对比增强CT图像显示均匀低密度的肿瘤,肿瘤CT值持续降低(18HU)。注意肿瘤大小显著增加,而FDG-PET上没有明显的葡萄糖摄取。不应将瘤体增大但密度均匀且持续下降的肿瘤与进展性肿瘤混淆。

最近,有人在GIST中探索双能CT(DECT)的作用[39,40]。碘剂相关的衰减的使用已显示出与Choi标准的良好相关性[39],并且已提出新的反应标准作为临床预后潜在新预测因子[40]。此外,DECT的优势在于可能淘汰掉平扫CT,减少患者的辐射暴露。然而,应注意这种新技术确实存在的技术局限,特别是在肥胖患者或腹型肥胖患者中,DECT的应用仍处于发展阶段[41]。

4.PET

PET是一种代谢成像工具,使用氟脱氧葡萄糖(FDG)测量组织的葡萄糖代谢。一旦FDG被输送到细胞内,就会被捕获在细胞内,而不像葡萄糖那样作为细胞能量来源。

恶性细胞通常糖酵解增强,表现为成像时FDG摄取增加。FDG摄取可以通过视觉主观分析、半定量地测量标准摄取值(SUV)来评估,还可以通过使用动态序列的动力学模型计算细胞代谢的绝对速率来定量评估[42]。目前,由于其通用性和半定量性质,最大SUV(SUVmax)最为常用。

将PET与增强CT相结合(PET-CT),并利用增强CT的优势提高肿瘤检测、肿瘤定性诊断和肿瘤定位的准确性[43]。虽然将增强CT与PET相结合在技术上可能具有挑战性,且尚未

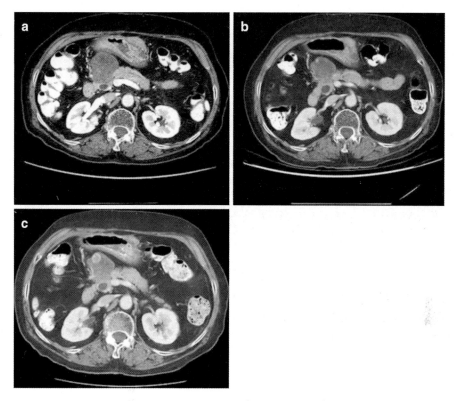

图 6.4　复发性 GIST 患者肿瘤内结节增大复发。(a)复发性 GIST 在治疗 10 个月后反应良好。(b,c)注意治疗后 9 个月,复发性肿瘤中有一个微小的增强结节,治疗 21 个月后结节增大。

普及,但它的使用与日俱增。

4.1　初次就诊 PET 检查

PET 为肿瘤检测提供了相对较高的敏感性,并通过对全身进行成像来改善分期。然而,PET 不易发现小肿瘤(直径<1cm)[44],且特异性不高[45,46]。因此,PET 并不是 GIST 的首选影像检查,不过当肿瘤为临界可切并要对其进行随访和治疗反应评估时,应首选 PET 检查[47]。

4.2　疗效评估与监测

PET 对治疗反应的评估具有高度敏感性和特异性,特别是在治疗早期(例如,在 1 个月内)需要规划进一步治疗策略时。通过计算基线和随访研究之间 SUVmax 的百分比变化,可以进行定量评估。在治疗开始后 24 小时就可以检测到 PET 成像的变化,明显早于肿瘤实际缩小[48,49]。PET 成像的 SUVmax 变化与伊马替尼治疗后增强 CT 成像的变化之间有良好的相关性[45](图 6.2、图 6.3 和图 6.6)。

在 CT 或磁共振成像结果无法明确疾病是否进展或复发时,可选择 PET 检查。相同背景下,当 CT 或磁共振成像与临床表现不一致时,PET 可作为治疗计划之选[17]。

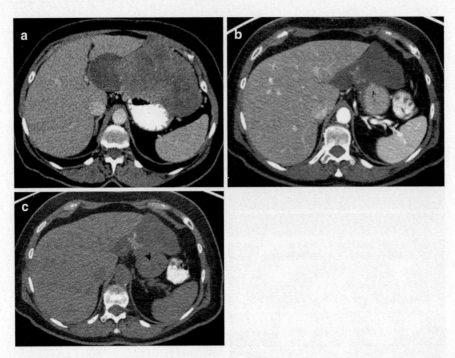

图 6.5　66 岁胃 GIST 女性患者,假性进展伴瘤内钙化。(a)治疗前 CT 显示外生性胃 GIST。(b,c)治疗后 12 个月,肿瘤反应良好,肿瘤大小显著减小,肿瘤密度显著降低。注意,肿瘤内高度衰减的结节密度是没有增强的钙化,在未增强的成像中得到证实。

4.3　局限性

尽管 PET 在 GIST 早中期治疗反应的评估中是一个可靠的工具,且在解决前述问题方面具有巨大潜力,但目前尚未建立标准化的图像采集协议。另外,对于 PET 在治疗后反应的评估标准尚未达成共识。

欧洲癌症研究与治疗组织(EORTC)标准于 1999 年提出,这些标准基于多种不同肿瘤类型的多项小型临床研究,并未包括 GIST[50]。这些标准能否作为预后价值指标尚未研究。

SUVmax 降低的各种临界值(40%~70%),被认为是 GIST 的良好预后指标[30,51,52]。2009 年提出了实体肿瘤 PET 反应标准(PERCIST),其临界值比 EORTC 标准更加严格[53](表 6.2)。

5.磁共振成像

对增强 CT 存在禁忌证的患者(例如,对碘对比剂过敏的患者),磁共振成像可作为替代检查方法。MRI 能比 CT 更好地发现肝脏转移性病灶,从而解决问题。MRI 还可用于直肠 GIST 的术前评估、肿瘤局部分期和肝脏转移病灶的检测[17]。根据相关专家提出的可用性原则,MRI 可作为主要的影像学检查方法,但在评估腹膜疾病方面的作用有限。

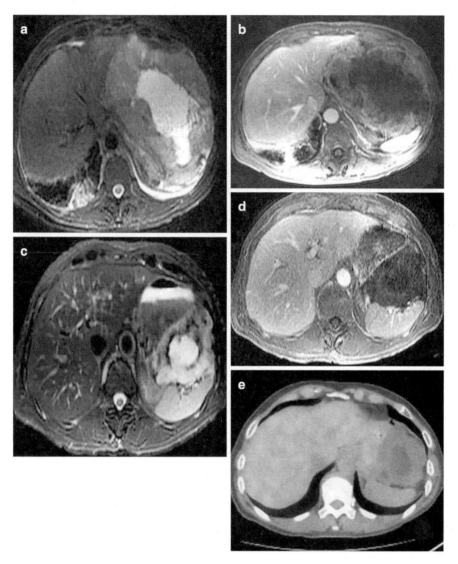

图 6.6　MRI 显示胃 GIST 对治疗有反应。(a,b)左上象限的中心坏死肿块在对比增强的 T1 加权图像上显示,由于坏死而引起的中心 T2 高信号和实质增强成分的相对 T2 高信号边缘。(c-e)治疗 6 个月后,肿瘤缩小,T2 加权图像上实体瘤边缘减少。注意,对比增强的 T 加权图像上的边缘没有显著增强,并且 PET 上未见明显的 FDG 代谢。

5.1　GIST 的 MRI 特征

GIST 在 MRI 上的表现与 CT 相似，并且 MRI 在分辨肿瘤内部结构特点方面起着重要作用。GIST 在 T1 加权图像上为低信号，在 T2 加权图像上为信号不均匀的肿块，并且根据肿瘤实性成分、坏死组织和瘤内出血量而表现为不同程度的高信号。MRI 比 CT 可以更好地发现肿瘤内出血[54,55](图 6.6)。

动态增强 MRI(DCE-MRI)可以帮助评估肿瘤活性与肿瘤血供。当肿瘤对治疗有反应时，

表 6.2　PET 治疗效果的评价标准

标准	疗效	定义
EORTC	完全代谢反应(CMR)	FDG 在整个肿瘤内的完全分解
	部分代谢反应(PMR)	一个化疗周期后 FDG 摄取(SUV)减少≥15%~25%
		化疗≥2 个周期后 FDG 摄取(SUV)减少≥25%
	稳定性代谢病(SMD)	FDG 摄取(SUV)增加<25%或 FDG 摄取(SUV)减少<15%
		以及
		FDG 摄取维度无明显增加(最长维度<20%)
	进展性代谢病(PMD)	与基线相比,FDG 摄取(SUV)增加≥25%
		或
		FDG 摄取维度明显增加(最长维度>20%)
		或
		转移灶中新的 FDG 摄取
PERCIST	CMR	FDG 在整个肿瘤内的完全分解
	PMR	靶病灶 FDG 摄取减少≥30%以及 SUL 绝对值减少≥0.8
	SMD	不满足 CMR、PMR 或 PMD
	PMD	靶病灶 FDG 摄取增加≥30%以及 SUL 绝对值增加≥0.8
		或
		FDG 摄取显著增加(TLG 增加 75%,无 SUL 减少)
		或
		新的 FDG 摄取

SUL:SUV 斜率;TLG:病变总的糖酵解。

肿瘤血供和活性肿瘤成分减少。这种变化可以通过容量转移常数(Ktrans)、血浆容量和血管外渗空间(V_e)进行定量[56]。

最近,在 GIST 的评估方面,扩散加权图像(DWI)已成为可以和 PET-CT 相当的工具。DWI 提供解剖和功能图像信息。通过可视化组织扩散特征,DWI 通过肿瘤组织内高细胞密度的存在致使扩散能力降低,最终将肿瘤组织与正常组织区分开。弥散能力可以通过表观扩散系数(ADC)值来定量。据报道,靶向治疗后 ADC 值的变化与 PET 上 SUVmax 改变密切相关[57,58]。DWI 的实用性仍待进一步验证。

这些功能性成像技术具有挑战性,并且还在持续改进中。因此,这些技术在 GIST 中的应用仍需要进一步验证。

（任磊　罗荣奎　译　饶圣祥　曾蒙苏　校）

参考文献

1. Mazur MT, Clark HB. Gastric stromal tumors. Reappraisal of histogenesis. Am J Surg Pathol. 1983;7(6):507–19.
2. Hirota S, Isozaki K, Moriyama Y, Hashimoto K, Nishida T, Ishiguro S, et al. Gain-of-function mutations of c-kit in human gastrointestinal stromal tumors. Science. 1998;279(5350): 577–80.
3. Heinrich MC, Corless CL, Duensing A, McGreevey L, Chen CJ, Joseph N, et al. PDGFRA activating mutations in gastrointestinal stromal tumors. Science. 2003;299(5607):708–10.
4. Hirota S, Ohashi A, Nishida T, Isozaki K, Kinoshita K, Shinomura Y, et al. Gain-of-function mutations of platelet-derived growth factor receptor alpha gene in gastrointestinal stromal tumors. Gastroenterology. 2003;125(3):660–7.
5. Rodriguez SA, Faigel DO. Endoscopic diagnosis of gastrointestinal stromal cell tumors. Curr Opin Gastroenterol. 2007;23(5):539–43.
6. Okai T, Minamoto T, Ohtsubo K, Minato H, Kurumaya H, Oda Y, et al. Endosonographic evaluation of c-kit-positive gastrointestinal stromal tumor. Abdom Imaging. 2003;28(3):301–7.
7. Chak A, Canto MI, Rosch T, Dittler HJ, Hawes RH, Tio TL, et al. Endosonographic differentiation of benign and malignant stromal cell tumors. Gastrointest Endosc. 1997;45(6): 468–73.
8. Palazzo L, Landi B, Cellier C, Cuillerier E, Roscau G, Barbier JP. Endosonographic features predictive of benign and malignant gastrointestinal stromal cell tumours. Gut. 2000;46(1):88–92.
9. Sepe PS, Moparty B, Pitman MB, Saltzman JR, Brugge WR. EUS-guided FNA for the diagnosis of GI stromal cell tumors: sensitivity and cytologic yield. Gastrointest Endosc. 2009;70(2):254–61.
10. Watson RR, Binmoeller KF, Hamerski CM, Shergill AK, Shaw RE, Jaffee IM, et al. Yield and performance characteristics of endoscopic ultrasound-guided fine needle aspiration for diagnosing upper GI tract stromal tumors. Dig Dis Sci. 2011;56(6):1757–62.
11. Mekky MA, Yamao K, Sawaki A, Mizuno N, Hara K, Nafeh MA, et al. Diagnostic utility of EUS-guided FNA in patients with gastric submucosal tumors. Gastrointest Endosc. 2010;71(6):913–9.
12. Philipper M, Hollerbach S, Gabbert HE, Heikaus S, Bocking A, Pomjanski N, et al. Prospective comparison of endoscopic ultrasound-guided fine-needle aspiration and surgical histology in upper gastrointestinal submucosal tumors. Endoscopy. 2010;42(4):300–5.
13. Hoda KM, Rodriguez SA, Faigel DO. EUS-guided sampling of suspected GI stromal tumors. Gastrointest Endosc. 2009;69(7):1218–23.
14. Fu K, Eloubeidi MA, Jhala NC, Jhala D, Chhieng DC, Eltoum IE. Diagnosis of gastrointestinal stromal tumor by endoscopic ultrasound-guided fine needle aspiration biopsy--a potential pitfall. Ann Diagn Pathol. 2002;6(5):294–301.
15. Kitano M, Sakamoto H, Matsui U, Ito Y, Maekawa K, von Schrenck T, et al. A novel perfusion imaging technique of the pancreas: contrast-enhanced harmonic EUS (with video). Gastrointest Endosc. 2008;67(1):141–50.
16. Sakamoto H, Kitano M, Matsui S, Kamata K, Komaki T, Imai H, et al. Estimation of malignant potential of GI stromal tumors by contrast-enhanced harmonic EUS (with videos). Gastrointest Endosc. 2011;73(2):227–37.
17. Choi H. Imaging modalities of gastrointestinal stromal tumors. J Surg Oncol. 2011;104(8):907–14.
18. Perez EA, Livingstone AS, Franceschi D, Rocha-Lima C, Lee DJ, Hodgson N, et al. Current incidence and outcomes of gastrointestinal mesenchymal tumors including gastrointestinal stromal tumors. J Am Coll Surg. 2006;202(4):623–9.
19. Gold JS, van der Zwan SM, Gonen M, Maki RG, Singer S, Brennan MF, et al. Outcome of metastatic GIST in the era before tyrosine kinase inhibitors. Ann Surg Oncol. 2007;14(1):134–42.
20. Levy AD, Remotti HE, Thompson WM, Sobin LH, Miettinen M. Gastrointestinal stromal tumors: radiologic features with pathologic correlation. Radiographics Rev Publ Radiol Soc N Am Inc. 2003;23(2):283–304, 456; quiz 532.
21. Hong X, Choi H, Loyer EM, Benjamin RS, Trent JC, Charnsangavej C. Gastrointestinal stromal tumor: role of CT in diagnosis and in response evaluation and surveillance after treatment

with imatinib. Radiographics Rev Publ Radiol Soc N Am Inc. 2006;26(2):481–95.

22. Lee SH, Ha HK, Byun JY, Kim AY, Cho KS, Lee YR, et al. Radiological features of leiomyomatous tumors of the colon and rectum. J Comput Assist Tomogr. 2000;24(3):407–12.

23. Sandrasegaran K, Rajesh A, Rushing DA, Rydberg J, Akisik FM, Henley JD. Gastrointestinal stromal tumors: CT and MRI findings. Eur Radiol. 2005;15(7):1407–14.

24. Nilsson B, Bumming P, Meis-Kindblom JM, Oden A, Dortok A, Gustavsson B, et al. Gastrointestinal stromal tumors: the incidence, prevalence, clinical course, and prognostication in the preimatinib mesylate era--a population-based study in western Sweden. Cancer. 2005;103(4):821–9.

25. DeMatteo RP, Lewis JJ, Leung D, Mudan SS, Woodruff JM, Brennan MF. Two hundred gastrointestinal stromal tumors: recurrence patterns and prognostic factors for survival. Ann Surg. 2000;231(1):51–8.

26. Therasse P, Arbuck SG, Eisenhauer EA, Wanders J, Kaplan RS, Rubinstein L, et al. New guidelines to evaluate the response to treatment in solid tumors. European Organization for Research and Treatment of Cancer, National Cancer Institute of the United States, National Cancer Institute of Canada. J Natl Cancer Inst. 2000;92(3):205–16.

27. Eisenhauer EA, Therasse P, Bogaerts J, Schwartz LH, Sargent D, Ford R, et al. New response evaluation criteria in solid tumours: revised RECIST guideline (version 1.1). Eur J Cancer. 2009;45(2):228–47.

28. Demetri GD, von Mehren M, Blanke CD, Van den Abbeele AD, Eisenberg B, Roberts PJ, et al. Efficacy and safety of imatinib mesylate in advanced gastrointestinal stromal tumors. N Engl J Med. 2002;347(7):472–80.

29. Shankar S, vanSonnenberg E, Desai J, Dipiro PJ, Van Den Abbeele A, Demetri GD. Gastrointestinal stromal tumor: new nodule-within-a-mass pattern of recurrence after partial response to imatinib mesylate. Radiology. 2005;235(3):892–8.

30. Choi H, Charnsangavej C, Faria SC, Macapinlac HA, Burgess MA, Patel SR, et al. Correlation of computed tomography and positron emission tomography in patients with metastatic gastrointestinal stromal tumor treated at a single institution with imatinib mesylate: proposal of new computed tomography response criteria. J Clin Oncol Off J Am Soc Clin Oncol. 2007;25(13):1753–9.

31. Benjamin RS, Choi H, Macapinlac HA, Burgess MA, Patel SR, Chen LL, et al. We should desist using RECIST, at least in GIST. J Clin Oncol Off J Am Soc Clin Oncol. 2007;25(13):1760–4.

32. Chen LL, Trent JC, Wu EF, Fuller GN, Ramdas L, Zhang W, et al. A missense mutation in KIT kinase domain 1 correlates with imatinib resistance in gastrointestinal stromal tumors. Cancer Res. 2004;64(17):5913–9.

33. Joensuu H, Vehtari A, Riihimaki J, Nishida T, Steigen SE, Brabec P, et al. Risk of recurrence of gastrointestinal stromal tumour after surgery: an analysis of pooled population-based cohorts. Lancet Oncol. 2012;13(3):265–74.

34. Blay JY, Bonvalot S, Casali P, Choi H, Debiec-Richter M, Dei Tos AP, et al. Consensus meeting for the management of gastrointestinal stromal tumors. Report of the GIST Consensus Conference of 20–21 March 2004, under the auspices of ESMO. Ann Oncol Off J Eur Soc Med Oncol/ESMO. 2005;16(4):566–78.

35. Schiavon G, Ruggiero A, Schoffski P, van der Holt B, Bekers DJ, Eechoute K, et al. Tumor volume as an alternative response measurement for imatinib treated GIST patients. PLoS One. 2012;7(11):e48372.

36. Garcia-Figueiras R, Goh VJ, Padhani AR, Baleato-Gonzalez S, Garrido M, Leon L, et al. CT perfusion in oncologic imaging: a useful tool? AJR Am J Roentgenol. 2013;200(1):8–19.

37. Trent JC, Choi H, Hunt K, Macapinlac H, McConkey D, Charnsangravej C, et al. Apoptotic and anti-vascular activity of imatinib in GIST patients. J Clin Oncol (Meet Abstr). 2005;23(16_Suppl):9001.

38. Schlemmer M, Sourbron SP, Schinwald N, Nikolaou K, Becker CR, Reiser MF, et al. Perfusion patterns of metastatic gastrointestinal stromal tumor lesions under specific molecular therapy. Eur J Radiol. 2011;77(2):312–8.

39. Apfaltrer P, Meyer M, Meier C, Henzler T, Barraza Jr JM, Dinter DJ, et al. Contrast-enhanced dual-energy CT of gastrointestinal stromal tumors: is iodine-related attenuation a potential indicator of tumor response? Invest Radiol. 2012;47(1):65–70.

40. Meyer M, Hohenberger P, Apfaltrer P, Henzler T, Dinter DJ, Schoenberg SO, et al. CT-based response assessment of advanced gastrointestinal stromal tumor: dual energy CT provides a more predictive imaging biomarker of clinical benefit than RECIST or Choi criteria. Eur J Radiol. 2013;82(6):923–8.

41. Graser A, Johnson TR, Chandarana H, Macari M. Dual energy CT: preliminary observations and potential clinical applications in the abdomen. Eur Radiol. 2009;19(1):13–23.
42. Shankar LK, Hoffman JM, Bacharach S, Graham MM, Karp J, Lammertsma AA, et al. Consensus recommendations for the use of 18F-FDG PET as an indicator of therapeutic response in patients in National Cancer Institute Trials. J Nucl Med Off Publ Soc Nucl Med. 2006;47(6):1059–66.
43. Antoch G, Freudenberg LS, Beyer T, Bockisch A, Debatin JF. To enhance or not to enhance? 18F-FDG and CT contrast agents in dual-modality 18F-FDG PET/CT. J Nucl Med Off Publ Soc Nucl Med. 2004;45 Suppl 1:56S–65.
44. Raylman RR, Kison PV, Wahl RL. Capabilities of two- and three-dimensional FDG-PET for detecting small lesions and lymph nodes in the upper torso: a dynamic phantom study. Eur J Nucl Med. 1999;26(1):39–45.
45. Choi H, Charnsangavej C, de Castro FS, Tamm EP, Benjamin RS, Johnson MM, et al. CT evaluation of the response of gastrointestinal stromal tumors after imatinib mesylate treatment: a quantitative analysis correlated with FDG PET findings. AJR Am J Roentgenol. 2004;183(6):1619–28.
46. Hersh MR, Choi J, Garrett C, Clark R. Imaging gastrointestinal stromal tumors. Cancer Control J Moffitt Cancer Center. 2005;12(2):111–5.
47. Van den Abbeele AD. The lessons of GIST--PET and PET/CT: a new paradigm for imaging. Oncologist. 2008;13 Suppl 2:8–13.
48. Van den Abbeele A, editor; for the GIST Collaborative PET Study Group Dana-Farber Cancer Institute, Boston, Massachusetts, OHSU, Portland, Oregon, Helsinki University Central Hospital, Turku University Central Hospital, Finland, Novartis Oncology 2001: F18-FDG-PET provides early evidence of biological response to STI571 in patients with malignant gastrointestinal stromal tumors (GIST). Proc Am Soc Clin Oncol. 2001.
49. Gayed I, Vu T, Iyer R, Johnson M, Macapinlac H, Swanston N, et al. The role of 18F-FDG PET in staging and early prediction of response to therapy of recurrent gastrointestinal stromal tumors. J Nucl Med Off Publ Soc Nucl Med. 2004;45(1):17–21.
50. Young H, Baum R, Cremerius U, Herholz K, Hoekstra O, Lammertsma AA, et al. Measurement of clinical and subclinical tumour response using [18F]-fluorodeoxyglucose and positron emission tomography: review and 1999 EORTC recommendations. European Organization for Research and Treatment of Cancer (EORTC) PET Study Group. Eur J Cancer. 1999;35(13):1773–82.
51. Jager PL, Gietema JA, van der Graaf WT. Imatinib mesylate for the treatment of gastrointestinal stromal tumours: best monitored with FDG PET. Nucl Med Commun. 2004;25(5):433–8.
52. Holdsworth CH, Badawi RD, Manola JB, Kijewski MF, Israel DA, Demetri GD, et al. CT and PET: early prognostic indicators of response to imatinib mesylate in patients with gastrointestinal stromal tumor. AJR Am J Roentgenol. 2007;189(6):W324–30.
53. Wahl RL, Jacene H, Kasamon Y, Lodge MA. From RECIST to PERCIST: evolving considerations for PET response criteria in solid tumors. J Nucl Med Off Publ Soc Nucl Med. 2009;50 Suppl 1:122S–50.
54. Hasegawa S, Semelka RC, Noone TC, Woosley JT, Marcos HB, Kenney PJ, et al. Gastric stromal sarcomas: correlation of MR imaging and histopathologic findings in nine patients. Radiology. 1998;208(3):591–5.
55. Yu MH, Lee JM, Baek JH, Han JK, Choi BI. MRI features of gastrointestinal stromal tumors. AJR Am J Roentgenol. 2014;203(5):980–91.
56. Figueiras RG, Padhani AR, Goh VJ, Vilanova JC, Gonzalez SB, Martin CV, et al. Novel oncologic drugs: what they do and how they affect images. Radiographics Rev Publ Radiol Soc N Am Inc. 2011;31(7):2059–91.
57. Wong CS, Gong N, Chu YC, Anthony MP, Chan Q, Lee HF, et al. Correlation of measurements from diffusion weighted MR imaging and FDG PET/CT in GIST patients: ADC versus SUV. Eur J Radiol. 2012;81(9):2122–6.
58. Schmidt S, Dunet V, Koehli M, Montemurro M, Meuli R, Prior JO. Diffusion-weighted magnetic resonance imaging in metastatic gastrointestinal stromal tumor (GIST): a pilot study on the assessment of treatment response in comparison with 18F-FDG PET/CT. Acta Radiol. 2013;54(8):837–42.

第 **7** 章

GIST 的内镜评估

Osman Yuksel，William R. Brugge

1.引言

GIST 是胃肠道最常见的间叶源性肿瘤。该肿瘤起源于 Cajal 间质细胞，这些细胞位于胃肠道小肠肌间神经丛中，并调节胃肠道蠕动[1,2]。GIST 可发生于自远端食管到肛门的整个胃肠道，但最常见于胃（50%~60%）和小肠（30%~35%），结肠中较为少见（5%），食管（<1%）和阑尾罕见[3,4]。

2.流行病学

美国对 1993—2002 年的 GIST 病例进行监测、流行病学和最终结果（SEER）癌症数据登记分析显示，GIST 的年平均发病率为 0.32/10 万人，平均每 15 年的患病率为 1.62/10 万人[5]。在欧洲，通过临床诊断而统计出的年发病率约为 14.5/100 万人[6]。虽然尚不清楚 GIST 的全球发病率，但其实际发病率可能远高于上述数据。据 Agaimy 等的一项外科病理学研究报道，胃小GIST 的发病率约为 22.5%[7]。GIST 发病率增加可能与免疫组织化学标志物新近使用、放射学方法和侵入性内镜技术的进步有关。Hirota 等发现了 *c-kit* 原癌基因的突变，这是 GIST 诊断的里程碑[8]。该突变存在于 75%~80% 的 GIST 患者中，仅 8% 的 GIST 病例中观察到血小板衍生生长因子受体-α（PDGFR-α）的突变[4,9,10]。

3.组织学

GIST 在组织学上一般分为 3 种类型：梭形细胞型（70%）、上皮样细胞型（20%）和混合细胞型（10%）。组织学类型对于预后的影响是有限的，与上皮样细胞型相比，梭形细胞型的GIST 核分裂象数目更多[11]。大多数 GIST 的免疫组织化学标志物 KIT（CD117）是阳性的。CD117 是 KIT 的一个抗原决定簇，在约 95% 的 GIST 中表达，包括梭形细胞型和上皮样细胞型。KIT 是 GIST 强有力且通用的免疫组织化学标志物。依据 KIT 标记阳性及其经典的形态学表现可以非常好地将 GIST 与其他间叶源性肿瘤鉴别开来[1,3,11]。GIST 是一种位于胃肠道固有肌层的、较光滑的灰白色肿瘤。它们可位于黏膜下、上皮下或浆膜外。多数的小 GIST 具有假包膜。GIST 很少具有侵袭性，但它们有可能侵袭并转移到邻近组织。在 GIST 中出现囊性变、坏死和出血的概率较大[2,3,12]。

4.临床表现

约 70% 的 GIST 患者会出现临床症状。GIST 患者的临床表现取决于肿瘤的大小、解剖学位置以及生物学行为，最常见的临床表现是胃肠道出血和贫血，其他常见的临床症状包括腹痛、胃肠道梗阻、可触及的肿块、穿孔、疲劳和吞咽困难。经内镜、放射学检查或外科手术偶然发现的 GIST 患者，其概率为 20%~30%（尤其是 2cm 以下的肿瘤）[11,13,14]。

所有的 GIST 均具有一定程度的恶性潜能，但其中 10%~30% 的 GIST 临床表现为恶性。几乎一半的小肠 GIST 表现出恶性行为，并且通常比胃 GIST 更具侵袭性。位于胃底和胃食管交界处的 GIST 的恶性行为比位于胃窦处的 GIST 更多见。尽管如此，根据肿瘤的大小、发生部位和核分裂象的数目，GIST 的临床风险评估仍可以分为极低危险度、低危险度、中等危险度和高危险度。进一步的治疗与随访方案取决于该危险度分层[13,15,16]。

包括胃肠病学、肿瘤学、外科学、放射学、病理学和分子生物学在内的多个学科都对 GIST 及其管理关注密切。消化内镜通常用于 GIST 的评估和诊断[3,17]。

5.诊断

5.1　内镜检查标准

在内镜检查过程中经常偶然发现胃肠道的上皮下病变。Hedenbro 等报道，在诊断性内镜检查中，胃上皮下病变的发生率为 0.36%[18]。在小肠镜和结肠镜检查过程中亦发现了上皮下病变。内镜检查中发现的上皮下病变通常表现为胃肠道中的隆起，表面覆有光滑、完整和正常的黏膜（图 7.1）。上皮下病变的鉴别诊断较多，包括 GIST、类癌、异位胰腺、炎性假瘤、平滑肌瘤、脂肪瘤、平滑肌肉瘤、脂肪肉瘤、血管瘤、神经源性肿瘤、囊肿、假性囊肿、静脉曲张、动脉瘤、息肉、浆膜外肿块和邻近器官的肿瘤等[4,13,19]。然而一些内镜下的病变特征，包括隆起黏膜的位置、硬度、大小、颜色和外观，也都有助于缩小鉴别诊断范围。提示为 GIST 的内镜特征包括椭圆形或光滑的外观、上覆正常黏膜或有溃疡（图 7.2）。这些特征通常不足以明确上皮下病变的组织学类型。因此，为了实现明确的组织学诊断，必须从这些病变中进行组织采样。由于这些肿瘤通常起源于固有肌层，所以一般的内镜活检并不能为 GIST 的诊断提供足够的信息[20]。内镜黏膜活检取样仅在 20%~30% 的 GIST 病例中成功。因此，通常通过更具侵入性的方法获得用于组织学检查的组织，比如可以使用深活检或大块活检的方法来剥离上皮层，以便从深层获得组织[3,21]。在一项使用大块活检法的研究中，GIST 的诊断率为 42%（15/36）[22]。在一项回顾性多中心研究中，成功率的波动很大，这取决于肿瘤所处的层次。对第三层病变采用

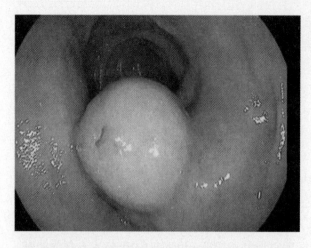

图 7.1　十二指肠 GIST 伴正常黏膜覆盖。

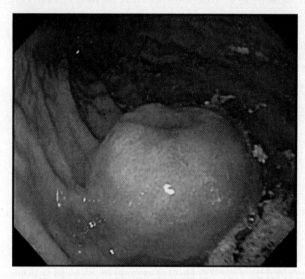

图 7.2　GIST 伴近端胃体覆盖溃疡。

大块活检法的成功率为 65.1%（56/86），但对于第四层病变仅为 40%（10/25）。此外，34.9% 的 GIST 患者在使用大块活检法后出血明显，故需要止血治疗[21,23]。因此，GIST 的明确诊断通常需要超声内镜检查和断层成像方法进一步评估[13]。

5.2　超声内镜检查

标准内镜检查仅显示上皮下病变的大致形态影像，而 EUS 则可以显示整个肿瘤并提供有关肿瘤大小和起源的信息。EUS 已成为评估上皮下病变的重要诊断工具。高频超声成像能够区分壁内肿瘤、壁内血管病变和压迫管壁的壁外肿瘤。EUS 还提供有关肿瘤形状、大小、肿瘤所在层、肿瘤边界、区域淋巴结情况、病变的回声模式和肿瘤局部转移等极具价值的信息。在 EUS 检查中，GIST 通常具有圆形或椭圆形外观，暗色或低回声，但它们相对肌层回声偏高，并且通常出现在第四层（固有肌层）中（图 7.3 和图 7.4）[13,24]。

EUS 已成为继 USG、CT、磁共振（MR）或食管胃十二指肠镜检查发现上皮下病变之后进

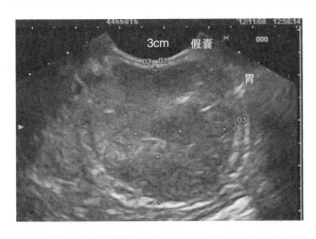

图 7.3　线性 EUS 检查显示胃 GIST 被假囊包围。

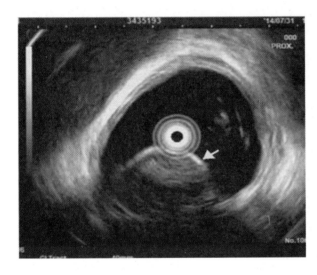

图 7.4　放射状探头 EUS 检查显示小的、均匀的上皮下肿块。

一步评估病灶的首选诊断方法。在一项针对初步诊断为胃肠道黏膜下病变的 150 例患者的前瞻性研究中，EUS 区分壁外病变和黏膜下病变的敏感性和特异性分别为 92% 和 100%[25]。许多研究已经证实 EUS 能够将 GIST 与其他上皮下肿瘤区分开来。Okai 等尝试通过 EUS 成像区分胃的各种间叶源性肿瘤。他们的研究表明，边缘有光环及相对较高的回声支持 GIST 的诊断。但是，在神经鞘瘤患者中也检测到边缘低回声光晕[26]。在一项针对 181 例上消化道黏膜下病变患者的队列研究中，作者报道 EUS 诊断 GIST 的敏感性和特异性分别为 95% 和 72%[27]。Kim 等研究指出，EUS 诊断 GIST 的敏感性和特异性分别为 89.1% 和 85.7%，这主要归功于 EUS 检查的 4 个特征：相对回声、同质性、回声灶和边缘晕[28]。

　　目前，将 EUS 成像用于区分胃肠道黏膜下病变，确实较标准内镜检查更有效。然而，单纯的 EUS 成像不足以较准确地区分胃肠上皮下病变。EUS 检查同时还高度依赖内镜医师的技能和经验，并且在图像判读方面存在差异[13,29]。

5.3　恶性 GIST 的 EUS 成像

大多数 GIST 是良性的，但在约 20% 的胃 GIST 和 40%~50% 的小肠 GIST 中可观察到恶性特征。评估 GIST 的良性和恶性对临床医生来说是一种挑战。EUS 检查可以帮助区分 GIST 的良性和恶性。许多研究尝试确定能够预测 GIST 恶性行为的 EUS 特征[16,28]。据 Pari 等报道，以下 EUS 特征可用于预测 GIST 的恶性行为：肿瘤>5cm、腔外边界不清、局部侵袭性和异质性外观。在这项研究中，所有病变均通过手术完全切除，因此通过术后组织病理学可确诊 GIST[30]。Kim 等还指出，除了肿瘤大小和肿瘤边界的不规则性外，大多数 EUS 的特征对于已确诊的 GIST 的恶性危险度的评估无效。在肿瘤≥35mm 的患者中，EUS 对于 GIST 诊断的敏感性和特异性分别为 92.3% 和 78.8%[28]。法国的一项研究对 56 例手术切除的 GIST 测试了 EUS 检查的恶性标准，结果表明腔外边界不清、囊性成分和淋巴结转移灶的存在可预测恶性行为。这些标准中只要有一个存在，它对恶性诊断的敏感性都可以达到 91%，特异性可达到 88%，恶性行为的阳性预测值为 83%[31]。Okai 等发现肿瘤于胃壁浆膜外生长、囊性变和肿瘤内部出现回声灶等因素与肿瘤的恶性行为无关。然而，在恶性 GIST 中，EUS 经常能发现病变表面呈分叶状[26]。Jeon 等报道，EUS 的某些表现，如肿瘤边界不清、黏膜溃疡形成、非卵圆形外观、肿瘤>3cm 等均与肿瘤恶性风险相关[32]。

总之，目前已经有一些研究基于 EUS 特征区分良性和恶性 GIST。大多数研究均表明，肿瘤边界不清和肿瘤大小与恶性风险相关。因此，这些参数在 EUS 检测时应被视为 GIST 恶性行为的预测因素。EUS 的其他特征包括肿瘤内回声灶、混合回声和囊性成分，但在预测 GIST 恶性行为能力方面，其已被证实不如肿瘤边界不清及肿瘤大小等因素[13]。用于组织评估的 EUS 新技术，包括对比增强 EUS、实时弹性成像和数字图像分析，可能有助于 GIST 的鉴别诊断。一些研究报道了数字图像分析在 EUS 区分良性和恶性上皮下病变中的作用[21,33,34]。

5.4　活检

虽然 EUS 检查可以为 GIST 的恶性行为评估提供相当多的线索，但 EUS 成像功能的准确性并不充分。因此，组织活检样本常用于提高 EUS 诊断的准确性。无论病理诊断如何，对于需要手术的大肿瘤或有症状的肿瘤，术前组织活检不是必需的。对 GIST 进行组织活检的方法包括 EUS-FNA、EUS-FNB、EUS 引导下 Tru-cut 活检、大块活检术、外科手术、ESMR、ESD、经皮穿刺活检术、黏膜切开术和隧道技术。由于有肿瘤破裂和腹膜扩散的风险，所以通常不建议行经皮穿刺活检术的操作[13,21,35,36]。

5.4.1　EUS-FNA

AGA 和 NCCN 指出，EUS 引导下的 GIST 活检是组织采样的首选技术。许多研究表明，EUS 引导下的 GIST 活检是一种有效且安全的方法。然而，这些系列研究通常需要适中的 GIST 样本量[37-40]。据 Akahoshi 等报道，针对来自上皮下低回声肿瘤使用 22G 的 FNA 术，其诊断率为 82%。在他们的研究中未发生明显的并发症[40]。据 Watson 等报道,上消化道黏膜下病变的 EUS-FNA(19G 或 22G 针)术采样率为 80%。他们发现,与食管和十二指肠肿瘤相比,EUS-FNA 对胃肿瘤的诊断率更高。使用 19G 针可获得 79% 的诊断率,使用 22G 针可获得 64% 的诊断率[41]。在一项针对 120 例胃肠道病变患者的研究中,119 例中的 116 例可获得足够的组织学评估样本。在本研究中,使用 19G 针的 EUS-FNA 的诊断率为 93.2%[42]。在 Sekine 等的研究中,这一技术诊断 GIST 的敏感性为 82.5%,在小 GIST(肿瘤<20mm)中的诊断敏感性为 81.3%。他们认为,无论肿块大小,EUS-FNA 都是诊断 GIST 的一种有价值的方式[43]。一些作者尝试用探针进行初步穿刺,但目前尚没有令人信服的数据证明其有效性[44,45]。

尽管从上皮下肿瘤中取得了足够的细胞学样本,但报道中 EUS 的诊断率为 38%~82%[29,41,46]。诊断率的大范围波动可能会引起人们对 EUS-FNA 可靠性的担忧。高达 33.3% 的 FNA 样本可能无法明确诊断和(或)不足以评估病变的恶性行为。然而,对于 GIST 活检,EUS-FNA 的能力优于其他任何一种。总之,EUS-FNA 对 GIST 诊断的效果良好,但还算不上一种出色的技术[13]。

5.4.2　超声内镜引导下针芯活检

EUS-FNA 并不总能提供免疫组织化学和恶性行为评估所需的细胞学样本。已尝试使用 EUS 引导下 Tru-cut 针芯组织活检以改善 EUS-FNA 采集组织样本时的缺陷[29]。EUS 引导的 Tru-cut 针芯活检也许提高了间叶源性肿瘤诊断的准确性,但结果一直存在争议。Fernández-Esparrach 等发现 60% 的患者通过 EUS 引导下 Tru-cut 针芯活检实现了间叶源性肿瘤的组织学诊断[47]。DeWitt 等使用 EUS-FNA 和 EUS 引导下 Tru-cut 针芯活检获取了 38 例胃肠道肿瘤患者的细胞学样本,细胞学诊断率为 76%,并且通过 EUS-FNA 技术在 50% 的病例样本中成功实施了免疫组织化学检查。EUS 引导下 Tru-cut 针芯活检的组织学诊断率为 79%,免疫组织化学已成功应用于 97% 的患者[48]。An 等对 76 例 GIST 患者和 51 例非 GIST 上皮下肿瘤患者进行 Tru-cut 活检(19 号)和 EUS-FNA(22 号)活检,结果显示 Tru-cut 活检的诊断率高于 EUS-FNA 活检(77.8% 对 38.7%)。EUS-FNA 组无诊断价值样本(可疑和不足)的比例(22.6% 和 38.7%)显著高于 Tru-cut 活检组(6.7% 和 15.5%)。对于 GIST 而言,EUS 引导下 Tru-cut 针芯活检的诊断率明显高于 EUS-FNA 活检(90.9% 对 68.8%)[49]。

EUS 引导下 Tru-cut 针芯活检能获取可观的组织学样本,以供组织学诊断和免疫组织化学检查。该技术在食管、直肠和胃中的应用相似。然而,由于超声内镜在不同部位检查时有角度的干扰,从而限制了其应用,故其使用仅限位于胃底、贲门和十二指肠球部的肿瘤。EUS 引导下 Tru-cut 针芯活检术应用于较小的上皮下肿瘤时较困难。此外,据报道它会导致恶性肿瘤细胞播散入血和腹膜种植[13,50,51]。

由于解剖部位的限制、并发症风险和矛盾结果的存在,EUS 引导下 Tru-cut 针芯活检通常仅在 EUS-FNA 无法对肿瘤充分采样时作为保留手段而使用[13]。新的活检针将来可能取代 Tru-cut 针。

6.EUS 的监测

目前尚无大型研究评估 GIST 患者 EUS 监测的安全性。对于 GIST，尚未确定使用 EUS 进行监测的最佳时机。EUS 评估频率应根据患者的临床情况来调整。针对 GIST 的各种指南内容存在细微差异。NCCN 建议应通过腹盆腔增强 CT 和（或）EUS 引导下 FNA 来评估非常小的胃 GIST。若肿瘤没有高危险度的特征（包括不规则边界、囊性成分、溃疡成分、内部回声灶和混合回声），可以考虑每隔 6~12 个月进行一次内镜检查。但是应考虑对具有极高危险度的胃极小 GIST 行完全手术切除[52]。ESMO 和 NCCN 发布了关于 GIST 患者的管理指南，ESMO 指南建议手术切除直径>2cm 的胃 GIST，而 NCCN 建议所有≥2cm 的 GIST 均应行手术切除。然而，对于超声内镜下出现混合性回声、肿瘤边界不清、肿瘤内部出现回声灶及囊性成分等特征的所有 GIST 病例，无论其直径≥3cm，还是<3cm，AGA 均推荐手术切除[13,35,52,53]。

EUS 是鉴别上皮下肿瘤的良好诊断方法，同时它对于选择合适的方法治疗 GIST 也有帮助。EUS 可以明确病变的大小、起源部位和肿瘤的生长模式（腔内生长，还是腔外生长）。上述所有特征在选择内镜切除技术时都有非常重要的作用。当然，在开展内镜切除术之前应有一个经验丰富的团队[13,20]。

（任磊 罗荣奎 译 胡健卫 周平红 校）

参考文献

1. Joensuu H, Hohenberger P, Corless CL. Gastrointestinal stromal tumour. Lancet. 2013;382(9896):973–83.
2. Miettinen M, Lasota J. Histopathology of gastrointestinal stromal tumor. J Surg Oncol. 2011;104:865–73.
3. Miettinen M, Lasota J. Gastrointestinal stromal tumors. Gastroenterol Clin North Am. 2013;42(2):399–415.
4. Poveda A, del Muro XG, López-Guerrero JA, Martínez V, Romero I, Valverde C, Cubedo R, Martín-Broto J. GEIS 2013 guidelines for gastrointestinal sarcomas (GIST). Cancer Chemother Pharmacol. 2014;74(5):883–98.
5. Rubin JL, Sanon M, Taylor DC, Coombs J, Bollu V, Sirulnik L. Epidemiology, survival, and costs of localized gastrointestinal stromal tumors. Int J Gen Med. 2011;4:121–30.
6. Nilsson B, Bümming P, Meis-Kindblom JM, Odén A, Dortok A, Gustavsson B, Sablinska K, Kindblom LG. Gastrointestinal stromal tumors: the incidence, prevalence, clinical course, and prognostication in the preimatinib mesylate era – a population-based study in western Sweden. Cancer. 2005;103(4):821–9.
7. Agaimy A, Wünsch PH. Sporadic Cajal cell hyperplasia is common in resection specimens for distal oesophageal carcinoma. A retrospective review of 77 consecutive surgical resection specimens. Virchows Arch. 2006;448(3):288–94.
8. Hirota S, Isozaki K, Moriyama Y, Hashimoto K, et al. Gain-of-function mutations of c-kit in human gastrointestinal stromal tumors. Science. 1998;279:577–80.
9. Corless CL, Heinrich MC. Molecular pathobiology of gastrointestinal stromal sarcomas. Annu Rev Pathol. 2008;3:557–86.
10. Lasota J, Miettinen M. Clinical significance of oncogenic KIT and PDGFRA mutations in gastrointestinal stromal tumours. Histopathology. 2008;53(3):245–66.
11. Iorio N, Sawaya RA, Friedenberg FK. Review article: the biology, diagnosis and management of gastrointestinal stromal tumours. Aliment Pharmacol Ther. 2014;39(12):1376–86.

12. Chourmouzi D, Sinakos E, Papalavrentios L, Akriviadis E, Drevelegas A. Gastrointestinal stromal tumors: a pictorial review. J Gastrointestin Liver Dis. 2009;18(3):379–83.

13. Sepe PS, Brugge WR. A guide for the diagnosis and management of gastrointestinal stromal cell tumors. Nat Rev Gastroenterol Hepatol. 2009;6(6):363–71.

14. Tryggvason G, Kristmundsson T, Orvar K, Jónasson JG, Magnússon MK, Gíslason HG. Clinical study on gastrointestinal stromal tumors (GIST) in Iceland, 1990–2003. Dig Dis Sci. 2007;52(9):2249–53.

15. Chen TH, Hsu CM, Chu YY, Wu CH, Chen TC, Hsu JT, Yeh TS, Lin CJ, Chiu CT. Association of endoscopic ultrasonographic parameters and gastrointestinal stromal tumors (GISTs): can endoscopic ultrasonography be used to screen gastric GISTs for potential malignancy? Scand J Gastroenterol. 2016;51(3):374–7.

16. Kim MN, Kang SJ, Kim SG, Im JP, Kim JS, Jung HC, Song IS. Prediction of risk of malignancy of gastrointestinal stromal tumors by endoscopic ultrasonography. Gut Liver. 2013;7(6):642–7.

17. Humphris JL, Jones DB. Subepithelial mass lesions in the upper gastrointestinal tract. J Gastroenterol Hepatol. 2008;23(4):556–66.

18. Hedenbro JL, Ekelund M, Wetterberg P. Endoscopic diagnosis of submucosal gastric lesions. The results after routine endoscopy. Surg Endosc. 1991;5(1):20–3.

19. Menon L, Buscaglia JM. Endoscopic approach to subepithelial lesions. Therap Adv Gastroenterol. 2014;7(3):123–30.

20. Schmidt A, Bauder M, Riecken B, Caca K. Endoscopic resection of subepithelial tumors. World J Gastrointest Endosc. 2014;6(12):592–9.

21. Eckardt AJ, Jenssen C. Current endoscopic ultrasound-guided approach to incidental subepithelial lesions: optimal or optional? Ann Gastroenterol. 2015;28(2):160–72.

22. Hunt GC, Smith PP, Faigel DO. Yield of tissue sampling for submucosal lesions evaluated by EUS. Gastrointest Endosc. 2003;57(1):68–72.

23. Buscaglia JM, Nagula S, Jayaraman V, Robbins DH, Vadada D, Gross SA, DiMaio CJ, Pais S, Patel K, Sejpal DV, Kim MK. Diagnostic yield and safety of jumbo biopsy forceps in patients with subepithelial lesions of the upper and lower GI tract. Gastrointest Endosc. 2012;75(6):1147–52.

24. Mullady DK, Tan BR. A multidisciplinary approach to the diagnosis and treatment of gastrointestinal stromal tumor. J Clin Gastroenterol. 2013;47(7):578–85.

25. Rösch T, Kapfer B, Will U, Baronius W, Strobel M, Lorenz R, Ulm K, German EUS Club. Endoscopic ultrasonography. Accuracy of endoscopic ultrasonography in upper gastrointestinal submucosal lesions: a prospective multicenter study. Scand J Gastroenterol. 2002;37(7):856–62.

26. Okai T, Minamoto T, Ohtsubo K, Minato H, Kurumaya H, Oda Y, Mai M, Sawabu N. Endosonographic evaluation of c-kit-positive gastrointestinal stromal tumor. Abdom Imaging. 2003;28(3):301–7.

27. Brand B, Oesterhelweg L, Binmoeller KF, Sriram PV, Bohnacker S, Seewald S, De Weerth A, Soehendra N. Impact of endoscopic ultrasound for evaluation of submucosal lesions in gastrointestinal tract. Dig Liver Dis. 2002;34(4):290–7.

28. Kim GH, Park do Y, Kim S, Kim DH, Kim DH, Choi CW, Heo J, Song GA. Is it possible to differentiate gastric GISTs from gastric leiomyomas by EUS? World J Gastroenterol. 2009;15(27):3376–81.

29. Tae HJ, Lee HL, Lee KN, Jun DW, Lee OY, Han DS, Yoon BC, Choi HS, Hahm JS. Deep biopsy via endoscopic submucosal dissection in upper gastrointestinal subepithelial tumors: a prospective study. Endoscopy. 2014;46(10):845–50.

30. Shah P, Gao F, Edmundowicz SA, Azar RR, Early DS. Predicting malignant potential of gastrointestinal stromal tumors using endoscopic ultrasound. Dig Dis Sci. 2009;54(6):1265–9.

31. Palazzo L, Landi B, Cellier C, Cuillerier E, Roseau G, Barbier JP. Endosonographic features predictive of benign and malignant gastrointestinal stromal cell tumours. Gut. 2000;46(1):88–92.

32. Jeon SW, Park YD, Chung YJ, Cho CM, Tak WY, Kweon YO, Kim SK, Choi YH. Gastrointestinal stromal tumors of the stomach: endosonographic differentiation in relation to histological risk. J Gastroenterol Hepatol. 2007;22(12):2069–75.

33. Nguyen VX, Nguyen CC, Li B, Das A. Digital image analysis is a useful adjunct to endoscopic ultrasonographic diagnosis of subepithelial lesions of the gastrointestinal tract. J Ultrasound Med. 2010;29(9):1345–51.

34. Kim GH, Kim KB, Lee SH, Jeon HK, Park do Y, Jeon TY, Kim DH, Song GA. Digital image analysis of endoscopic ultrasonography is helpful in diagnosing gastric mesenchymal tumors.

BMC Gastroenterol. 2014;14:7.

35. Hwang JH, Rulyak SD, Kimmey MB, American Gastroenterological Association Institute. American Gastroenterological Association Institute technical review on the management of gastric subepithelial masses. Gastroenterology. 2006;130(7):2217–28.

36. Karaca C, Turner BG, Cizginer S, Forcione D, Brugge W. Accuracy of EUS in the evaluation of small gastric subepithelial lesions. Gastrointest Endosc. 2010;71(4):722–7.

37. Ando N, Goto H, Niwa Y, Hirooka Y, Ohmiya N, Nagasaka T, Hayakawa T. The diagnosis of GI stromal tumors with EUS-guided fine needle aspiration with immunohistochemical analysis. Gastrointest Endosc. 2002;55(1):37–43.

38. Vander Noot 3rd MR, Eloubeidi MA, Chen VK, Eltoum I, Jhala D, Jhala N, Syed S, Chhieng DC. Diagnosis of gastrointestinal tract lesions by endoscopic ultrasound-guided fine-needle aspiration biopsy. Cancer. 2004;102(3):157–63.

39. Sepe PS, Moparty B, Pitman MB, Saltzman JR, Brugge WR. EUS-guided FNA for the diagnosis of GI stromal cell tumors: sensitivity and cytologic yield. Gastrointest Endosc. 2009;70(2):254–61.

40. Akahoshi K, Sumida Y, Matsui N, Oya M, Akinaga R, Kubokawa M, Motomura Y, Honda K, Watanabe M, Nagaie T. Preoperative diagnosis of gastrointestinal stromal tumor by endoscopic ultrasound-guided fine needle aspiration. World J Gastroenterol. 2007;13(14):2077–82.

41. Watson RR, Binmoeller KF, Hamerski CM, Shergill AK, Shaw RE, Jaffee IM, Stewart L, Shah JN. Yield and performance characteristics of endoscopic ultrasound-guided fine needle aspiration for diagnosing upper GI tract stromal tumors. Dig Dis Sci. 2011;56(6):1757–62.

42. Larghi A, Verna EC, Ricci R, Seerden TC, Galasso D, Carnuccio A, Uchida N, Rindi G, Costamagna G. EUS-guided fine-needle tissue acquisition by using a 19-gauge needle in a selected patient population: a prospective study. Gastrointest Endosc. 2011;74(3):504–10.

43. Sekine M, Imaoka H, Mizuno N, Hara K, Hijioka S, Niwa Y, Tajika M, Tanaka T, Ishihara M, Ito S, Misawa K, Ito Y, Shimizu Y, Yatabe Y, Ohnishi H, Yamao K. Clinical course of gastrointestinal stromal tumor diagnosed by endoscopic ultrasound-guided fine-needle aspiration. Dig Endosc. 2015;27(1):44–52.

44. Salah W, Faigel DO. When to puncture, when not to puncture: submucosal tumors. Endosc Ultrasound. 2014;3(2):98–108.

45. Wani S, Early D, Kunkel J, Leathersich A, Hovis CE, Hollander TG, Kohlmeier C, Zelenka C, Azar R, Edmundowicz S, Collins B, Liu J, Hall M, Mullady D. Diagnostic yield of malignancy during EUS-guided FNA of solid lesions with and without a stylet: a prospective, single blind, randomized, controlled trial. Gastrointest Endosc. 2012;76(2):328–35.

46. Williams DB, Sahai AV, Aabakken L, Penman ID, van Velse A, Webb J, Wilson M, Hoffman BJ, Hawes RH. Endoscopic ultrasound guided fine needle aspiration biopsy: a large single centre experience. Gut. 1999;44(5):720–6.

47. Fernández-Esparrach G, Sendino O, Solé M, Pellisé M, Colomo L, Pardo A, Martínez-Pallí G, Argüello L, Bordas JM, Llach J, Ginès A. Endoscopic ultrasound-guided fine-needle aspiration and trucut biopsy in the diagnosis of gastric stromal tumors: a randomized crossover study. Endoscopy. 2010;42(4):292–9.

48. DeWitt J, Emerson RE, Sherman S, Al-Haddad M, McHenry L, Cote GA, Leblanc JK. Endoscopic ultrasound-guided Trucut biopsy of gastrointestinal mesenchymal tumor. Surg Endosc. 2011;25(7):2192–202.

49. Na HK, Lee JH, Park YS, Ahn JY, Choi KS, Kim do H, Choi KD, Song HJ, Lee GH, Jung HY, Kim JH. Yields and utility of endoscopic ultrasonography-guided 19-gaugeTrucut biopsy versus 22-gauge fine needle aspiration for diagnosing gastric subepithelial tumors. Clin Endosc. 2015;48(2):152–7.

50. Polkowski M, Gerke W, Jarosz D, Nasierowska-Guttmejer A, Rutkowski P, Nowecki ZI, Ruka W, Regula J, Butruk E. Diagnostic yield and safety of endoscopic ultrasound-guided trucut [corrected] biopsy in patients with gastric submucosal tumors: a prospective study. Endoscopy. 2009;41(4):329–34.

51. Kim MY, Jung HY, Choi KD, Song HJ, Lee JH, Kim do H, Choi KS, Lee GH, Kim JH. Natural history of asymptomatic small gastric subepithelial tumors. J Clin Gastroenterol. 2011;45(4):330–6.

52. Demetri GD, von Mehren M, Antonescu CR, DeMatteo RP, Ganjoo KN, Maki RG, Pisters PW, Raut CP, Riedel RF, Schuetze S, Sundar HM, Trent JC, Wayne JD. NCCN Task Force report: update on the management of patients with gastrointestinal stromal tumors. J Natl Compr Canc Netw. 2010;8 Suppl 2:S1–41; quiz S42-4.

53. ESMO/European Sarcoma Network Working Group. Gastrointestinal stromal tumours: ESMO Clinical Practice Guidelines for diagnosis, treatment and follow-up. Ann Oncol. 2014;25 Suppl 3:iii21–6.

第 8 章
微小 GIST 的内镜下处理

Kavitha M. Nair,Field F. Willingham

1.引言

　　GIST 占胃肠道所有肿瘤的 60%~70%。每年在美国出现 5000~6000 例的 GIST 新发病例,其中约 30%的 GIST 进展为恶性。通过活检或切除术后加用 KIT 蛋白(又名 CD117)的免疫组织化学染色,可以诊断 GIST。如果肿瘤细胞不表达 KIT,那么可以检查它们的 *PDGFRA* 基因,该基因突变占 GIST 病例的 5%~10%[1]。GIST 可在食管胃十二指肠镜(EGD)检查中偶然发现[2]。美国国立卫生研究院(NIH)根据病变大小、核分裂象计数和反应细胞增殖核抗原(PCNA)的指数(<10%对>10%)将 GIST 分为低危险度和高危险度。为了全面评估核分裂象计数,可能需要完整切除整个病灶[3]。一些数据表明亚临床 GIST 的发病率高于以前的预期。对 100 例胃癌患者的标本进行研究,全胃进行病理检测,发现了微小 GIST。100 个病例中发现了 50 个镜下的 GIST,所有这些 GIST 均表达 KIT 和(或)CD34,而结蛋白阴性。大多数微小 GIST(90%)位于胃上部[1,4]。另一项研究发现,对≥50 岁的患者进行尸检,胃微小 GIST 的发生率为 22.5%[5]。一项回顾性研究报道称,在常规内镜检查时,胃的上皮下肿瘤的患病率为 0.36%[6]。鉴于临床报道的 GIST 年发病率较低,故微小 GIST 很少具有显著的临床意义。

　　虽然 GIST 是最常见的肿瘤类型,但上消化道还有其他黏膜下肿瘤(SMT)。EUS 在上消化道黏膜下肿瘤的评估中起关键作用。EUS 具有评估起源和浸润深度以及运用细针穿刺抽吸的能力,常可以确定组织学诊断。基于大块活检的标准内镜技术通常是对表面覆盖的黏膜层进行取样,所以不能很好地对黏膜下肿瘤进行组织学诊断。很少用经皮穿刺活检,因为大多数较小的黏膜下肿瘤不能很好地在断层成像上显现。此外,还存在少量肿瘤扩散或破裂的风险。研究指出,超声内镜下细针穿刺抽吸术(EUS–FNA)的准确性为 80%~85%[7]。EUS 是组织学诊断的首选。此外,内镜和 EUS 观察到肿瘤的某些特征(溃疡形成、肿瘤直径>5cm、腔外生长、局部浸润和异质性)与肿瘤的侵袭性行为有关[2]。

　　微小 GIST 定义为肿瘤最大直径<2cm 的胃肠间质瘤。它们经常在 EGD 中偶然被发现。一些指南建议应手术切除≥2cm 的 GIST,且最近的文献数据支持这一观点[8]。例如,一项针对

1765 例胃微小 GIST(定义为直径<2cm)的大型研究表明,在此大小范围内的肿瘤未发现转移[9]。对偶然发现的直径<2cm 的 GIST 的处理上尚存在争议。一些指南建议,超声内镜下发现的无症状胃微小 GIST(直径<2cm)可通过内镜随访进行保守治疗[10]。相反,有人则推荐内镜下切除,理由是这些微小肿瘤的自然病程尚未明确[11]。

与许多黏膜下肿瘤不同,GIST 常来自固有肌层或内镜下的第 4 层。虽然黏膜肿瘤和其他浅表的肿瘤可以通过内镜切除,因其深层的固有肌层能保持完整。但对位于固有肌层的 GIST 来说,用该方法切除是一个挑战。完整切除固有肌层起源的肿瘤可能会留下很深的肌层缺口[11]。然而,目前尚不清楚这种切除术是否具有临床意义。多项研究均已验证了内镜技术能够切除较小的 GIST[11]。这些技术包括内镜黏膜切除术(EMR)、内镜下圈套结扎术、内镜黏膜下剥离术(ESD)和利用超声电刀的内镜下摘除术[6](图 8.1 和图 8.2)。

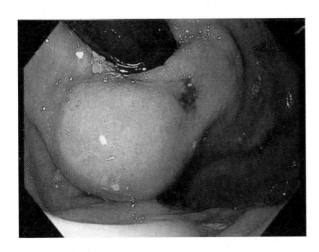

图 8.1　贲门处黏膜下肿块(1.5cm)。

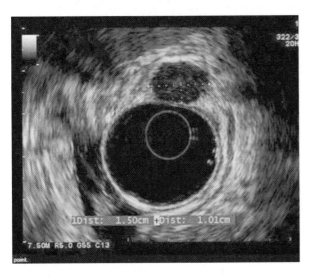

图 8.2　超声图像示黏膜下固有肌层内 1.5cm 低回声肿块。

2.内镜黏膜切除术(EMR)

透明帽辅助内镜黏膜切除术是指在内镜尖端固定一个透明帽,然后将其定位在病灶的正上方,以便在抽吸病灶时让其缩回到帽中,然后使用标准的圈套技术切除被套住的病变[12]。运用 EMR 技术切除这些病变通常是安全的, 但是可能会出现包括出血、穿孔在内的并发症。EMR 更适用起源于固有肌层浅表层的病变。因深肌层不容易被吸入帽中,并且大多数 GIST 均起源于固有肌层,EMR 技术可能无法将病灶完整切除。源自黏膜肌层微小的肿瘤或 GIST 可以通过这种方法切除。

3.内镜下圈套结扎术

另一项病例报道是关于内镜下圈套结扎切除 GIST 效果的研究。在这项研究中,29 例患者通过 EUS 和深部内镜活检诊断为 GIST。使用套扎带有透明帽的标准内镜,将探头放在病变上,进行吸引,并在病变基底部周围套扎弹性圈套器。然后,所有患者按照计划每 2~3 个月接受一次 EUS 检查,以观察套扎圈套器后病变的变化。研究者发现其中 28 例病变完全脱落,平均 4.8 周创口愈合。由于结扎不完全,1 例病例没有脱落,重复该过程后,病变最终完全脱落。研究中有 1 例发生出血,并及时应用金属夹予以干预,没有穿孔发生。术后 4 个月,出现 1 例复发。值得关注的是,鉴于核分裂象计数对于预后的重要性,而该法不能对肿瘤进行病理评估,因此这是此方法的局限所在[13]。

4.内镜下黏膜剥离术(ESD)

一组病例研究评估了 ESD 切除微小 GIST 的效率和安全性。通过 EUS 诊断 GIST,并通过 ESD 切除周围黏膜,然后逐一分离黏膜下组织以暴露 GIST,最后将病变完整切除。在 20 例平均直径为 1.6cm 的 GIST 中,19 例通过 ESD 完全切除,1 例需要额外手术。因 ESD 术后发现有肿瘤残留,故其成功率为 95%。值得注意的是,施行 ESD 的平均时间为 87.5 分钟。3 例出现术中穿孔并发症,但无迟发性出血[14]。研究者还评估了 ESD 在 12 例患者的固有肌层中切除上皮下肿瘤(SET)的效果。超声刀主要用于从固有肌层中切除肿瘤。如果不能通过 ESD 完全切除,则使用抽吸和透明帽辅助黏膜切除术来获得组织学诊断。通过 ESD 一共完全切除了 9 个肿瘤,肿瘤平均直径为 20.7mm。有 8 个病变组织学诊断为 GIST,4 个诊断为平滑肌瘤。上述平均手术时间为 60.9 分钟,未发生穿孔、出血或其他术后并发症[15]。一项针对 15 例患者的病例研究也考查了内镜切除术。该研究提示,此方法在技术上存在困难,可能会导致穿孔和(或)出血。该方法使用超声电刀。其中 4 例患者诊断为 GIST,其余 11 例患者诊断为来自固有肌层的平滑肌瘤。14 例患者手术获得成功,平均手术时间为 35 分钟。有 1 例发生胃体近端前壁穿孔,需通过内镜金属夹进行修补处理[16]。

5.内镜和腹腔镜联合切除术

1999 年报道了利用腹腔镜切除楔形胃来治疗 GIST 的术式[17]。这种类型的切除术面临的主要难点是确定适当的切除线。特别是对于腔内病变来说,腹腔镜下可视化操作也许是不可能实现的。此外,虽然一些胃部病灶非常容易探查到,但对位于诸如胃食管交界处和幽门管等区域的肿瘤来说还是具有挑战性的。例如,术后胃变形是过度切除胃的并发症,对长期生活质量有影响。从这些概念出发,腹腔镜和内镜联合手术(LECS)的概念应运而生[18]。此方法融合了微创腹腔镜和内镜介入技术,这种方法对于前肠肿瘤患者是有益的[19]。内镜和腹腔镜联合局部切除术最初仅在胃后路切除术中进行[20-22]。一项更大规模的研究分析了 52 例位于胃后壁的 GIST,所有患者均接受 LECS 治疗,无手术并发症,中位住院时间为 5 天,术中无肿瘤破裂发生。1 例出现术后吻合口出血。这些研究表明,该联合微创手术方法可在根治的同时满足手术切缘阴性和短时间恢复。

另一项研究回顾了 7 例接受 LECS 切除胃黏膜下肿瘤的患者,目的是研究腹腔镜和内镜联合技术在切除不受肿瘤位置所限的胃黏膜下肿瘤的效果,如位于胃食管交界处或幽门管的肿瘤。内镜下黏膜剥离术用于分离黏膜和黏膜下层,然后通过腹腔镜分离肌层,并通过腹腔摘除肿瘤。使用这种方法可以成功切除所有肿瘤。在这 7 例肿瘤中,2 例肿瘤>5cm,1 例确诊为 GIST。平均手术时间为 169 分钟,失血量可忽略不计,且没有发生术后并发症(表 8.1)。

另一项研究采用联合方法使用腹腔镜辅助技术在管腔内切除前肠肿块。所有病变都认为是可以直接通过手术切除。通过内镜和腹腔镜发现病变后,借助腹腔镜技术在胃壁浆膜面进行辅助,然后在内镜下切除肿块。本研究中共有 7 例患者接受了联合方法,其中 5 例患者成功施行了内镜和腹腔镜联合切除术,有 2 例患者需要改用更大的腹腔镜切除术,但不需要行开放性切除术。平均手术时间为 119 分钟,无并发症[19]。

同批人员还研究了以黏膜下生长为主的 GIST。内生性肿瘤可能难以通过腹腔镜定位,因此通常切除胃壁的大部分以确保完整切除(切缘阴性)。推拉技术的发展使内镜下能够切除位于第 4 层的肿瘤,然后通过腹腔镜切除多余部位,以获得阴性切缘。在一项研究中,两个机构中的 4 例患者接受了推拉式混合手术,在腹腔镜辅助(推动)下进行内镜下肿瘤切除,然后在内镜辅助(拉动)下对基底进行全层腹腔镜切除。虽然单独的内镜切除与深切缘阳性有关,但是推拉式混合技术可进行完全 R0 切除。在这项研究中,使用肿瘤学上合理的微创方法,可以安全有效地管理解剖学上具有挑战性的内生性 GIST[11]。

已报道另一种利用 EGD 和胸腔镜来切除源自胸段食管 GIST 的联合技术。传统的经胸入路手术具有高损伤性,而联合法提供了一种微创替代方法。术者选定了 4 例肿瘤患者,其中 1 例确诊为 GIST。首先确定肿瘤与食管黏膜层之间的切除平面,这需要使用靛蓝胭脂红染色的透明质酸钠溶液来完成,将其注射到黏膜下层。在此之后,使用三孔胸腔镜,以染色的黏膜下层作为参考将肿瘤摘除,从而将食管全层穿孔的风险降到最低。然后缝合肌层并摘除肿瘤。平均手术时间为 137.7 分钟,平均失血量为 21.2mL。未报道围术期并发症。该过程使用 3 个进入

表 8.1 术式概述

作者	病例数	术式	平均手术时间(min)	平均肿块大小(mm)	完全切除率(%)	并发症
Zhou 等[14]	20	内镜下黏膜剥离术(ESD)	87.5	16	95	3例穿孔
Lee 等[15]	12	ESD	60.9	20.7	100	无
Sun 等[13]	29	内镜套扎术	尚未报道	尚未报道，但直径均<12mm	96(28/29)	1例于术后4个月复发；1例病灶未脱落，因为没有完全结扎，1例因病灶过早脱落而出血
Park 等[16]	15	内镜瘤除术	35	20	93(14/15)	1例患者近端胃体的前壁穿孔，需内镜夹治疗
Ding 等[22]	52	复合手术	80	25	100	无
Hiki 等[18]	7	复合手术	169	其中两例直径>5cm	100	无
Willingham 等[11]	7	复合手术	119	35	70(5/7)	无
Willingham 等[19]	4	复合手术	162	33	100	无
Daiko 等[23]	4	复合手术	137.7	51	100	无
Mori 等[24]	6	复合手术	288	41	100	无
Xu 等[25]	15	内镜经黏膜下隧道肿瘤切除术(STER)	78.7	19	100	1例出现气胸和皮下气肿，需放置胸导管；同时伴气腹，需针吸分离
Ye 等[29]	85	STER	57.2	19.2	100	8例出现气胸和皮下气肿，和(或)气腹，GIST并发症的发生率为26.3%
Gong 等[26]	12	STER	48.3	19.5	100(10例整块切除；两例分为两块切除)	两例患者出现气胸和皮下气肿

（待续）

表 8.1（续）

作者	病例数	术式	平均手术时间(min)	平均肿块大小(mm)	完全切除率(%)	并发症
Inoue 等[28]	9	STER	152	18.5	78(7/9)；其余两例肿瘤过大（分别为 60mm 和 75mm）	无
Zhou 等[34]	26	内镜下全层切除术(EFTR)	105	28	100	无
Feng 等[27]	48	EFTR	60	16	100	无
Ye 等[35]	51	EFTR	52	24	98(50/52)	1 例手术失败，转为行腹腔镜治疗

孔，可减轻术后疼痛，加速术后早期恢复[23]。

有报道采用一种混合经自然腔道内镜手术(NOTES)的方法治疗了6例GIST患者。该过程涉及有特殊功能的传统可调节内镜装置和没有特殊功能的传统可调节内镜。该方法很少使用腹腔镜，主要用于观察GIST的内镜切除，并在胃闭合时进行适当观察。在腹腔镜观察下，使用2个经口内镜和1个经鼻内镜去除切除的肿瘤。使用荷包缝合然后在腹腔镜下进行全层缝合来闭合穿孔。所有患者均在10天内出院，无任何并发症。出院时间短于接受腹腔镜手术治疗胃GIST的患者。由于腹腔镜检查期间的充气状态，难以获得内镜切除的良好视野。他们发现阻断气体流向十二指肠后可阻止肠道扩张，从而使腹腔镜检查更加清晰[24]。

6.内镜经黏膜下隧道肿瘤切除术(STER)

黏膜下隧道技术已广泛用于经口内镜下肌切开术(POEM)，以治疗贲门失弛缓症[28]。在POEM中，创建黏膜下隧道以便于环形肌层的分离。同样的方法也可用于进入位于肌层的病变[29]。该技术使得内镜经黏膜下隧道肿瘤切除术(STER)能够用于治疗固有肌层的上消化道SMT[25]。最初在15例患者中报道了这种治疗方法[25]。在STER手术中，通过内镜在距病变近侧约5cm处建立黏膜下隧道，以到达病变部位，然后切除病灶。通过隧道取出病灶，之后关闭黏膜的入口部位[30]。在这15例SMT的报道中，9例位于食管，3例位于胃，3例位于贲门。所有这些肿瘤都来自固有肌层，它们的平均直径为1.9cm。共5个病例确诊为GIST。失血量很少，并发症包括1例需要胸管置入的气胸和皮下气肿，以及需要穿刺排气的气腹。这项研究初步缓解了对黏膜下隧道内出血、血肿形成以及感染风险的担忧。没有迟发性出血或感染并发症出现。与ESD相比，术后胃肠道瘘和继发感染的发生率比较低[25]。

随后进行了一项更大的前瞻性研究，评估了STER治疗源自固有肌层的上消化道较小的SET(直径≤3cm)。在这项研究中，85例患有源自固有肌层的SET患者接受了STER治疗。首先确定并标记肿瘤，在肿瘤上方5cm处的黏膜下层和肌层之间建立隧道，通过隧道切除并取出肿瘤，然后用金属夹夹闭黏膜的入口。在这85个病例中，60例位于食管，16例位于贲门，9例位于胃，其中19例确诊为GIST。共有8例患者出现气胸、皮下气肿和(或)气腹，需保守治疗[29]。

在另一项对12例患者进行的研究中，报道了运用上述方法治疗上消化道黏膜下肿瘤的并发症发生率。2例患者同时出现气胸和皮下气肿，需要保守治疗[26]，总并发症发生率因肿瘤亚型而异(GIST为26.3%，平滑肌瘤为4.6%，钙化性纤维瘤为0)。2项研究均指出了此方法的局限性：由于黏膜下隧道容量所限，只能切除直径≤3.0cm的肿瘤。研究者发现>3cm的肿瘤难以在内镜下切除[29]。

另一项研究关注了这一局限性，评估9例位于食管或贲门直径>2cm的黏膜下肿瘤患者的内镜经黏膜下隧道肿瘤切除术。未设置肿瘤直径上限。与之前的研究一样，黏膜入口在肿瘤近端约5cm处。用电刀切除肿瘤，并通过将肿瘤吸引到帽装置中取出肿瘤。最后，入口用钛夹夹闭。由于肿瘤直径过大(75mm和60mm)，两例患者需要转为手术切除。黏膜下空间狭小，体积大的肿瘤阻碍内镜获取足够的视野。研究者提出将略大的肿瘤大小定义为直径>4cm。在 9 例病例中,1 例经组织学证实为 GIST。没有出现术后血肿、感染或穿孔的并发症[31]。

7.内镜全层切除术(EFTR)

内镜全层切除术(EFTR)的发明是为了从腔内完整切除肿瘤。切除时在各层都不损伤肿瘤,样本可以进行全面的组织学检查,提供与手术标本更相似的组织学诊断。在动物模型中进行可行性和安全性的研究,解决了几个关注的问题。首先,出血并发症,因为在黏膜下层或浆膜面常见大血管。同样,作为手术的一部分,大缺口的形成可能导致胃内空气泄漏到周围腔隙,随后胃塌陷。另外,该过程需要操作者具有丰富的经验,在内镜下进行胃内大的全层缺损的缝合。共对 12 头猪进行了研究,首先通过腹腔镜检查确认了在 4 头猪身上的可行性。这项动物研究证实,从所有猪的胃壁(100%,8/8)采集全层标本,并在切除后用这种方法充分闭合缺损,此方法是可行的(100%,8/8)[32,33]。

在人体中,另一项研究考察了 26 例源自固有肌层的胃黏膜下肿瘤患者,以评估 EFTR 的疗效、安全性和可行性。ESD 术用于切开肿瘤周围组织,用钩刀切开病变周围的浆膜层。手术的所有操作都是在没有腹腔镜辅助的情况下完成的。EFTR 在 26 例患者中均获得成功,平均手术时间为 105 分钟, 平均病变大小为直径 2.8cm。在 26 例中,16 例是经过组织学证实的 GIST。没有出血、腹膜炎或腹腔脓肿等并发症的报道[34]。该研究探讨了潜在的感染性并发症、胃壁切口的闭合以及胃穿孔后视野的局限性。为了避免感染性并发症发生,研究者通过谨慎止血、半卧位的位置、抗生素和质子泵抑制剂的使用、鼻胃减压以及吸出胃中液体和气体的方式来阻止胃液经切口进入腹腔。通过应用吸引、夹闭和缝合来实现胃壁创面的闭合,且在应用金属夹之前通过空气抽吸缩小创面。在右下肋缘处插入 20 号针头以使腹部减压,直至实现胃闭合并停止针头的气体释放 [34]。其他研究人员也成功地在没有腹腔镜辅助的情况下切除 GIST。在这项研究中,回顾性分析了 48 例经 EFTR 治疗的患者。其中 43 例组织学证实为 GIST,平均肿瘤直径为 1.59cm(范围为 0.50cm~4.80cm;标准差为 1.01cm)。没有术后并发症的发生[27]。

在一项更大规模的回顾性研究中,对 51 例由固有肌层引起的 SET 患者进行了 EFTR 评估。患者接受 EFTR,用金属夹闭合,内镜闭合器加固。在这些病例中,30 例经组织学证实为 GIST。报道中有 1 例经 EFTR 治疗失败并随后转为腹腔镜手术,原因是切除期间肿瘤掉落在腹腔内。平均手术时间为 52 分钟,无其他并发症的发生[35]。

8.总结

GIST 是一项独特的挑战,因为它起源于第 4 层,即固有肌层。在内镜能切除许多浅表病变后,该层成为内镜切除术的屏障。对于由该层产生的病变,还需额外考虑切缘阳性可能导致治疗方法的变化,然而,尚不确定 GIST 中镜下阳性切缘的重要性,而且对切缘阳性病例的处理尚未明确。一项研究分析了前后 16 年内 200 例 GIST 患者的预后，统计了患者的特征、肿瘤特点和治疗类型以确定可能预测肿瘤复发和生存的因素。研究人员确定了一个由 80 例患者组成的亚组，这些患者没有转移，并且接受了完整的肿瘤切除。他们发现肿瘤大小是生存率的重要预测指标。然而，切除后的镜下切缘状态并不影响生存。有人提出，对于生存预测而言，镜下切缘状态可能不像肿瘤脱落那样是重要的生存预测因子 [36,37,38]。微创治疗的依据是微小 GIST 的淋巴结转移率和恶性进展率低。

EMR、内镜切除和 ESD 方法可以实现从腔内微创切除微小 GIST；然而，切除深度可能是需要面临的一个问题。诸如 STER 和 EFTR 等更具创伤性的技术旨在提供一种具有 R0 切除术益处的腔内切除方法。然而，人们对肿瘤种植问题表示出关注。这些技术还需要非常先进的内镜技术辅助，在美国等国家尚无用于长期内镜手术的编码模型。联合方法将内镜检查和腹腔镜检查与微创手术相结合，该法拥有更好的视野和更高的完整切除率。然而它需要两个独立的团队，仍然需要腹腔镜手术和住院。考虑到患者的年龄、共存疾病和身体功能状况，须将手术风险和预期术后恢复时间与肿瘤切除的益处进行权衡。在患有多种共存疾病的老年患者中沿着胃大弯切除小肿瘤可能是合理的，但是在年轻患者的胃食管交界处的类似肿瘤可能需要完全不同的方法。多学科团队的合作在权衡每种方法的潜在风险和益处以及制订管理共识计划方面至关重要[1]。最终目标是根据特定患者特定的肿瘤和临床表现提供最佳方案。随着医疗设备的发展进步，患者可能会受益于针对其具体情况的个性化治疗方案。

（任磊 黄雯 译　胡健卫 周平红 校）

参考文献

1. Demetri G, Mehren M, Antonescu C, DeMatteo R, Ganjoo K, Maki R, Pisters P, Raut C, Riedel R, Schuetze S, Sundar H, Trent J, Wayne J. NCCN Task Force report: update on the management of patients with gastrointestinal stromal tumors. J Natl Compr Canc Netw. 2010;8 Suppl 2:S1–44.

2. Shah P, Gao F, Edmundowicz S, Azar R, Early D. Predicting malignant potential of gastrointestinal stromal tumors using endoscopic ultrasound. Dig Dis Sci. 2009;54(6):1265–9.

3. Joensuu H. Risk stratification of patients diagnosed with gastrointestinal stromal tumor. Hum Pathol. 2008;39(10):1411–9.

4. Kawanowa K, Sakuma Y, Sakurai S, Hishima T, Iwasaki Y, Saito K, Hosoya Y, Nakajima T, Funata N. High incidence of microscopic gastrointestinal stromal tumors in the stomach. Hum Pathol. 2006;37(12):1527–35.

5. Agaimy A, et al. Minute gastric sclerosing stromal tumors (GIST tumorlets) are common in adults and frequently show c-KIT mutations. Am J Surg Pathol. 2007;31:113–20.

6. Hedenbro JL, Ekelund M, Wetterberg P. Endoscopic diagnosis of submucosal gastric lesions. The results after routine endoscopy. Surg Endosc. 1991;5:20–3.

7. Rammohan A, Sathyanesan J, Rajendran K, Pitchaimuthu A, Perumal S, Srinivasan UP, Ramasamy R, Palaniappan R, Govindan M. A gist of gastrointestinal stromal tumors: a review. World J Gastrointest Oncol. 2013;5(6):102–12.

8. Miettinen M, Lasota J. Gastrointestinal stromal tumors: pathology and prognosis at different sites. Semin Diagn Pathol. 2006;23(2):70–83.

9. Miettinen M, Sobin LH, Lasota J. Gastrointestinal stromal tumors of the stomach: a clinicopathologic, immunohistochemical, and molecular genetic study of 1765 cases with long-term follow-up. Am J Surg Pathol. 2005;29(1):52–68.

10. American Gastroenterological Association Institute. American Gastroenterological

Association Institute medical position statement on the management of gastric subepithelial masses. Gastroenterology. 2006;130:2215–6.

11. Willingham F, Reynolds P, Lewis M, Ross A, Maithel S, Rocha F. Hybrid push-pull endoscopic and laparoscopic full thickness resection for the minimally invasive management of gastrointestinal stromal tumors (GIST). Gastroenterol Res Pract. 2015;2015:618756.

12. Kantsevoy SV, et al. Endoscopic mucosal resection and endoscopic submucosal dissection. Gastrointest Endosc. 2008;68(1):11–8.

13. Sun S, Ge N, Wang C, Wang M, Lü Q. Endoscopic band ligation of small gastric stromal tumors and follow-up by endoscopic ultrasonography. Surg Endosc. 2007;21:574–8.

14. Zhou P, Yao L, Qin X. Endoscopic submucosal dissection for gastrointestinal stromal tumors: a report of 20 cases. Zhonghua Wei Chang Wai Ke Za Zhi. 2008;11:219–22.

15. Lee IL, et al. Endoscopic submucosal dissection for the treatment of intraluminal gastric subepithelial tumors originating from the muscularis propria layer. Endoscopy. 2006;38:1024–8.

16. Park YS, et al. Endoscopic enucleation of upper-GI submucosal tumors by using an insulated-tip electrosurgical knife. Gastrointest Endosc. 2004;59:409–15.

17. Ohgami M, Otani Y, Kumai K, Kubota T, Kim YI, Kitajima M. Curative laparoscopic surgery for early gastric cancer: five years experience. World J Surg. 1999;23:187–92.

18. Hiki N, Yamamoto Y, Fukunaga T, et al. Laparoscopic and endoscopic cooperative surgery for gastrointestinal stromal tumor dissection. Surg Endosc. 2008;22:1729–35.

19. Willingham F, Garud S, Davis S, Lewis M, Maithel S, Kooby D. Human hybrid endoscopic and laparoscopic management of mass lesions of the foregut (with video). Gastrointest Endosc. 2012;75(4):905–12.

20. Ludwig K, Wilhelm L, Scharlau U, Amtsberg G, Bernhardt J. Laparoscopic-endoscopic rendezvous resection of gastric tumors. Surg Endosc. 2002;16:1561–5.

21. Ridwelski K, Pross M, Schubert S, Wolff S, Gunther T, Kahl S, Lippert H. Combined endoscopic intragastral resection of a posterior stromal gastric tumor using an original technique. Surg Endosc. 2002;16:537.

22. Ding P, Zhao Y. Endo-laparoscopic rendezvous approach for pericardia with gastric posterior wall of gastrointestinal stromal tumor: analysis of 52 consecutive cases. J Cancer Res Ther. 2014;10:259–62.

23. Daiko H, Fujita T, Ohgara T, Yamazaki N, Fujii S, Ohno Y, Yano T. Minimally invasive hybrid surgery combined with endoscopic and thoracoscopic approaches for submucosal tumor originating from thoracic esophagus. World J Surg Oncol. 2015;13:40.

24. Mori H, Kobara H, Kobayashi M, Muramatsu A, Nomura T, Hagiike M, Izuishi K, Suzuki Y, Masaki T. Establishment of pure NOTES procedure using a conventional flexible endoscope: review of six cases of gastric gastrointestinal stromal tumors. Endoscopy. 2011;43(7):631–4.

25. Xu MD, et al. Submucosal tunneling endoscopic resection: a new technique for treating upper GI submucosal tumors originating from the muscularis propria layer (with videos). Gastrointest Endosc. 2012;75:195–9.

26. Gong W, Xiong Y, Zhi F, Liu S, Wang A, Jiang B. Preliminary experience of endoscopic submucosal tunnel dissection for upper gastrointestinal submucosal tumors. Endoscopy. 2012;44(3):231–5.

27. Feng Y, Yu L, Yang S, Li X, Ding J, Chen L, Xu Y, Shi R. Endolumenal endoscopic full-thickness resection of muscularis propria-originating gastric submucosal tumors. J Laparoendosc Adv Surg Tech A. 2014;24:171–6.

28. Inoue H, Kobayashi M. Peroral endoscopic myotomy (POEM) for esophageal achalasia. Endoscopy. 2010;42:265–71.

29. Ye LP, Zhang Y, Mao XL, Zhu LH, Zhou X, Chen JY. Submucosal tunneling endoscopic resection for small upper gastrointestinal sub- epithelial tumors originating from the muscularis propria layer. Surg Endosc. 2014;28(2):524–30.

30. Kobara H, Mori H, Rafiq K, Fujihara S, Nishiyama N, Ayaki M, Yachida T, Matsunaga T, Tani J, Miyoshi H, Yoneyama H, Morishita A, Oryu M, Iwama H, Masaki T. Submucosal tunneling techniques: current perspectives. Clin Exp Gastroenterol. 2014;7:67–74.

31. Inoue H, Ikeda H, Hosoya T, et al. Submucosal endoscopic tumor resection for subepithelial tumors in the esophagus and cardia. Endoscopy. 2012;44(3):225–30.

32. Ikeda K, Mosse A, Park P. Endoscopic full-thickness resection: circumferential cutting method. Gastrointest Endosc. 2006;64:82–9.

33. Kantsevoy S. Endoscopic full-thickness resection: new minimally invasive therapeutic alternative for GI-tract lesions. Gastrointest Endosc. 2006;64(1):90–1.

34. Zhou PH, Yao LQ, Qin XY, Cai MY, Xu MD, Zhong YS, Chen WF, Zhang YQ, Qin WZ, Hu JW, Liu JZ. Endoscopic full-thickness resection without laparoscopic assistance for gastric

submucosal tumors originated from the muscularis propria. Surg Endosc. 2011;25(9):2926–31.

35. Ye L, Yu Z, Mao X, Zhu L, Zhou X. Endoscopic full-thickness resection with defect closure using clips and an endoloop for gastric subepithelial tumors arising from the muscularis propria. Surg Endosc. 2014;28(6):1978–83.

36. DeMatteo RP, Lewis JJ, Leung D, et al. Two hundred gastrointestinal stromal tumors: recurrence patterns and prognostic factors for survival. Ann Surg. 2000;231:51–8.

37. Sepe P, Brugge W. A guide for the diagnosis and management of gastrointestinal stromal cell tumors. Nat Rev Gastroenterol Hepatol. 2009;6:363–71. doi:10.1038/nrgastro.2009.43.

38. Kim H. Endoscopic treatment for gastrointestinal stromal tumor: advantages and hurdles. World J Gastrointest Endosc. 2015;7(3):192–205.

第 **9** 章

GIST 的手术治疗

Jack W. Rostas，Prejesh Philips

1.引言

　　GIST 在理想情况下通常需要完整的(R0)切除术。虽然这一目标与大多数胃肠道恶性肿瘤(如胃、结肠腺癌)相同，但具体手术操作内容不同。GIST 独特的生长特征决定了不同的手术方式。虽然对于 GIST 而言，R0 切除是最理想的，但是镜下切缘阳性时也不要求再次手术[1]。此外，GIST 淋巴结转移罕见，酪氨酸激酶抑制剂疗效显著，且患者可以很好地耐受辅助治疗，故一般在手术切除后不进行常规淋巴结清扫[2]。临床上对于 GIST 处理经验丰富，现已拓展了微创手术，这样切除肿瘤时更具针对性。本章将着重介绍开放性手术方法，并将这些理念应用于原发性 GIST 的手术治疗中。

2.手术管理基础

2.1　一般概念

　　肿瘤位置和生物学行为是选择手术方式的最重要因素。手术的有利位置也恰恰是肿瘤最常见的部位(即胃体，表 9.1)，这种情况下也有较多的治疗选择。对于适合初次切除且并发症发病率低的局限性疾病，应进行手术探查。位于十二指肠、胃食管交界附近或直肠附近的肿瘤，手术方式更加复杂。应尽可能采用保守的、保留器官的方法来处理发生于这些位置的肿瘤。新辅助治疗的门槛不应该定得过高，以利于病灶切除或降低扩大切除术的潜在发病率。新辅助治疗的所有病例都需要经过多学科讨论[2-4]。

　　GIST 的质地往往非常脆，在手术过程中必须非常小心。无论临床情况如何，破裂都会显著增加局部复发风险且降低患者生存率[5-7]。因此，手术切除过程中，必须避免破坏肿瘤假包膜。在试图切除或触碰 GIST 脆弱部位之前，常需要谨慎地将周围结构与肿瘤一同保护起来。一些 GIST 部分区域呈囊性，这在手术中易被牵拉而破裂，这时候术前影像学检查可以提供一些关于肿瘤质地的线索(图 9.1)。

表 9.1　腹部各部位 GIST 的发生率

部位	%
胃	60~70
小肠	25~33
空肠/回肠	27
十二指肠	5
直肠	3~10
大肠	3~5
食管	<1
腹腔内其他部位	8
腹部外	<5

2.2　选择标准

明确切除指征应包括完全切除并能保证切缘阴性的孤立病灶[3]。还有一些常规需要手术干预的症状，如内镜治疗难以治愈的出血、肠穿孔和梗阻，也明确要求手术探查[8]。术前治疗能使解剖学上切除困难、直径>5cm 的局限性病变获益，并且每种临床情况均要单独评估（见下文新辅助治疗相关内容）。

偶发的直径<2cm 无症状微小 GIST 的处理方法仍不明确。这些病变通常在上消化道内镜

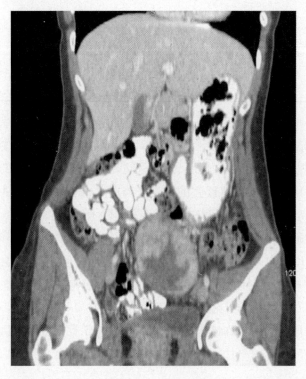

图 9.1　CT 显示胃 GIST 部分呈囊性。

检查中偶然发现。有些病例可通过内镜切除,但该方法需要专业技能。本书的另一章节详细介绍了 GIST 的内镜处理。超声内镜(EUS)是评估病变大小和深度的最佳辅助诊断方法。在 EUS 检查出现如下特征提示肿瘤的高风险:肿瘤内部回声灶、溃疡形成或不规则边缘,需要行手术切除。然而,对于小的、低风险病例,只需每 6~12 个月行内镜随访,对施行手术合并高并发症风险的患者更是如此[3,4]。

2.3　切缘

完整切除是 GIST 首选治疗方法,既可以作为主要治疗方法,也可以在对新辅助治疗产生良好反应后进行。虽然最佳切除范围存在争议,但基本的共识是减少侵略性切除。该方法的应用基于一定的肿瘤生理学条件:无显著壁内浸润或无跳跃性转移区域,并且有数据表明尽量小的切除范围可以使患者获益最大。此外,镜下局灶切缘阳性(局灶性 R1 切除)结果并不影响长期生存[1]。此外,GIST 切除并不要求常规清扫淋巴结,这和大多数软组织肉瘤类似,这类肿瘤很少发生淋巴结转移。只有术前影像学检查或术中探查证实有淋巴结肿大时,才行淋巴结清扫[2]。

2.4　新辅助治疗

如果早期患者手术切除效果明显,最好及时施行手术治疗。然而,对于无法行手术治疗的患者,可选择甲磺酸伊马替尼(Gleevac®,酪氨酸激酶抑制剂)作为一线治疗方案。治疗反应良好可使肿瘤缩小并随后切除。对于那些暂不宜手术(肿瘤较大、解剖位置特殊导致切除困难)但仍可手术切除的患者,使用新辅助伊马替尼治疗的作用尚不清楚。对于伊马替尼的使用,我们最应该关注的是治疗的益处是否超过了其成本和带来的风险。特定的生物学行为对指导用药至关重要,比如 9 号外显子突变的 GIST 似乎需要更高剂量的伊马替尼才能有临床反应[9];缺乏 c-kit 突变的患者对伊马替尼没有明显的反应,也不应考虑对其进行新辅助治疗。表 9.2 列出了术前使用伊马替尼的适应证。虽然对于初次手术后用药并无严格要求,但如果决定进行新辅助治疗,则必须进行活检。新辅助治疗除了能降低术后复发率外,在随后的手术过程中也能降低肿瘤破裂的概率[10,11]。

术前进行靶向治疗时,有两种方法可以确定手术干预的时机。第 1 种方案是在治疗后设定一个固定的时间(基于最初的 RTOG 0132 方案,通常是 8~12 周),之后再进行手术干预[12]。

表 9.2　新辅助(一线)伊马替尼治疗的适应证

疾病分期	预期的治疗目标
局部进展	
无法切除	转化为可切除的
病变广泛	减少切除范围或预期发病率
肿瘤位于解剖学较特殊的器官/位置	微创手术切除

根据早期进行的进展期患者Ⅱ期临床试验,它提供了一个合理的治疗窗[13]。第2种是更为现代的方案,通过对最大治疗反应进行连续影像评估并及时采取干预。针对大多数对伊马替尼有反应的肿瘤,可以在术前治疗获得最大益处时进行手术,但要在耐药克隆形成之前[14]。最佳肿瘤反应的中位时间是28周,稳定期为34周[15]。NCCN建议直至达到反应平台期,这是由连续两次的影像学结果所证实的[3]。我们倾向于在进行新辅助治疗之前获得基线横断面影像(CT或MRI),并在达到平台期之前,进行连续重复成像,在此期间进行手术干预。

早期检查和定期影像随访至关重要,因为疾病进展需要及时重新评估[4]。复查PET虽然精准性高,但在手术干预之前并非总是可用或可行的[3,16]。虽然CT是围术期影像检查的主要方法,但结果解释较为困难。例如,GIST的初始治疗后反应可表现为肿胀,这容易被误解为肿瘤进展。已详述了许多通过影像学来客观地量化肿瘤反应的标准。RECIST标准虽然在许多肿瘤中广泛使用且较准确,但可能会低估GIST治疗反应。Choi标准(CT检查中,肿瘤直径缩小>10%,肿瘤密度减少>15%)可以更可靠地预测治疗反应[17,18]。

新辅助治疗围术期管理在伊马替尼和新的靶向药物之间存在显著差异。伊马替尼可在手术前立即停用,并在口服药物耐受后立即恢复服用。新药物如舒尼替尼和瑞戈非尼的使用应该更加系统和严苛,应在手术前一周停药。这些二、三线药物应根据患者的个体康复情况选择性地恢复应用[3]。

2.5　技术条件

GIST手术方式主要包括内镜手术、开放性手术、腹腔镜手术,辅助腹腔镜和机器人辅助手术以及这些技术的组合。在实现R0切除时,这些技术的应用可根据肿瘤大小、位置和局部浸润程度而变换。由于担心肿瘤累及切缘和肿瘤破裂,传统观点认为腹腔镜手术只适用于易于切除的小肿瘤。这种担忧是必要的,因此应对肿瘤进行高度保护和轻柔处理,每一种微创方法中都应使用标本袋[3]。

目前的研究证据表明,以上手术方式对肿瘤的治疗效果相同,但微创手术可降低预期并发症发病率[7,19-21]。早期的数据提示:短期随访、小型研究以及微创手术对较小且通常更易切除的肿瘤有显著的选择偏倚。辅助腹腔镜手术具有开放式和微创技术的许多优点,并且直到最近NCCN才明确推荐其用于直径>5cm的肿瘤,以确保安全地处理肿瘤[3,22]。机器人辅助手术对于诸如骨盆等困难部位的肿瘤切除尤其有效。微创手术唯一的禁忌证是无法安全地进行无瘤手术。选择手术方法应根据肿瘤特征以及外科医生的习惯和经验水平进行调整。

3.部位与处理方法

3.1　食管

食管GIST非常罕见,由于肿瘤缺乏浆膜的约束,所以处理起来比较棘手。可以预测,与胃部 GIST 相比,食管 GIST 具有较高的风险特征。对于直径<2cm 的微小 GIST 应予以密切随诊。对于有症状的黏膜下肿瘤或直径>2cm 的肿瘤,应进行内镜下活检。因考虑到切除时解剖学上的困难以及食管 GIST 的整体生物学侵袭性较大,当活检证实肿瘤为 GIST 时,术前应使用伊马替尼[22-25]。

切除的目标是实现 R0 切除的同时将复发率降到最低。对于小病灶(2~5cm),建议通过胸腔入路行肿瘤摘除,相对于食管切除术,这种方法可以降低 50% 的复发率[26]。鉴于有限的数据和随访,肿瘤摘除术长期预后尚不清楚,然而,使用这种保留器官的方法可以充分治疗具有低核分裂象的微小 GIST。一般而言,若这些肿瘤具有较高风险,术前伊马替尼的应用指征应放宽。此外,伊马替尼可能有助于缩小大病灶和保留食管,在较大的病灶中,食管切除术对于治愈是必不可少的[23-25,27,28]。对于较大的进展期的病变,应在合适的患者中行食管切除术,此时保留器官在肿瘤学上是不可行的。

3.2　胃

胃是原发性 GIST 最常见部位,其治疗的选择也最多。对于大多数病例,通常可以采取楔形切除来治疗[2]。即使是较大的胃 GIST,通常也仅存在一个细小的蒂与胃相连,因此局部楔形切除足以保证切缘阴性(图 9.2)。很少会采用广泛切除方式(胃次全切除或全胃切除)。与其他部位一样,行胃 GIST 手术时必须非常小心,以避免肿瘤播散和囊肿破裂。较大的胃 GIST 可能累及邻近的器官,如脾脏、结肠系膜或胰腺,但这比较少见。在大多数情况下,仔细解剖将局部结构分开;在致密粘连的情况下,应整块切除邻近器官,以降低切缘阳性或包膜破裂的风险。

一般而言,近端或远端病变,尤其是邻近胃食管交界处的病变,手术切除难度最大(图 9.3)。机器人辅助切除方法可以在狭窄的裂孔中完成。如上所述,伊马替尼术前治疗可以帮助保留器官。累及幽门的肿瘤经常需要行远端胃切除术[22]。

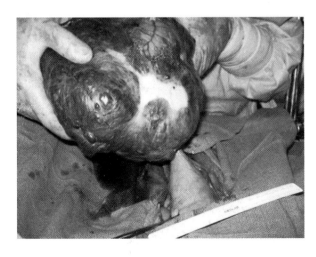

图 9.2　胃狭窄部的巨大胃 GIST。

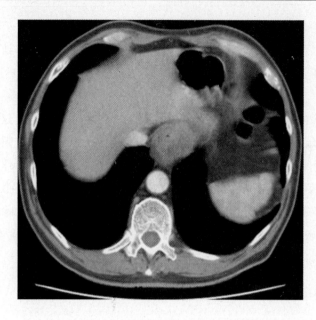

图 9.3　食管远端 GIST。

3.3　十二指肠

十二指肠 GIST 治疗方法因肿瘤具体位置和范围变化而有很大的差异。特别要注意壶腹部附近的肿瘤。在可行的情况下，首选保留器官的节段切除，目的是保持肠道的口径和功能。如前所述，应该放宽用药指征来进行新辅助治疗以促进器官保留。若新辅助治疗难以控制，且节段性切除不可行，可能需要行胰十二指肠切除术[29]。经过适当的尺寸缩小治疗，大多数十二指肠 GIST 可以节段切除。对于位于十二指肠第一段的较大 GIST，通常需要行远端胃切除术[22]。对于位于十二指肠下段（包括壶腹附近）但不与胰腺粘连的肠壁内 GIST，可行部分十二指肠切除术，并用 roux-Y-十二指肠空肠吻合术闭合手术切口。

3.4　空肠和回肠

大小和分级与胃 GIST 相似的小肠 GIST，临床过程比前者更具侵袭性[30,31]。节段性切除是治疗空肠和回肠病变的首选方法，除非邻近器官受累，否则通常不需要进行大范围的整段切除[2]。再者，这些小肠 GIST 通常具有细小的蒂部，所以节段性切除通常足以实现 R0 切除（图9.4）。虽然淋巴结转移罕见，但任何淋巴结肿大的病例都应行肠系膜切除术。若回盲部肿瘤行有限节段性切除难以实现，则应采用右半结肠切除术以切除回盲部附近病变。

3.5　结肠

与小肠病变一样，根治性切除是结肠病变的治疗首选。确保足够的血流量对结肠节段性切除至关重要。与结肠腺癌的治疗不同，GIST 治疗可以保留大血管蒂以促进术后重建。然而，带血管蒂的常规节段性切除可能也是合理的。

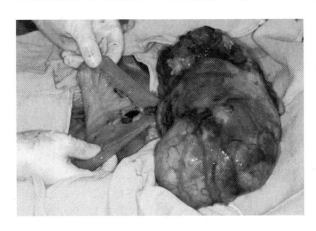

图 9.4　空肠 GIST。注:已结扎的两个供血血管。

3.6　直肠

直肠 GIST 特征较为独特,因为它们往往比常见部位的 GIST 具有更高的风险[31,32]。此外,根据肿瘤大小(低:直径<5cm)和核分裂象(低:<5 个/50HPF),可以将其分类为低风险度或高风险度[30,32]。直肠 GIST 手术干预的关键是括约肌及其功能的保护。与其他邻近关键部位肿瘤一样,新辅助治疗的指征应该放宽。只有在绝对必要的情况下才应进行广泛的多脏器切除[22,32]。

骨盆的骨性区域使切除直肠病变变得复杂。直肠近端病变的治疗是节段性切除,多数远端病变通常需要低位前切除以满足足够的阴性切缘。虽然大多数外科医生能轻松应对这个解剖平面中的直肠肿瘤,但是如果没有淋巴结受累的证据,没必要对直肠系膜进行切除。对于远端病变,适当时首选局部切除,并且可以通过经肛门、经骶或经阴道方法进行。对于广泛的病变,腹-会阴切除术或多脏器切除术可能是局部控制所必需的,不过这仅作为那些不能明确给予靶向治疗的肿瘤的最后治疗手段。

3.7　疾病的复发或转移

与原发疾病一样,症状显著缓解是复发或转移性疾病的手术干预的明确指征。然而,在选择切除这些病变之前,必须考虑多方面因素。在任何其他临床情况下,肿瘤生物学对 GIST 临床过程的影响都不超过对复发或转移性疾病的治疗。对于目前尚未接受治疗的患者,伊马替尼是复发或转移性疾病的一线治疗药物。单纯行手术治疗预后不佳。此外,术前 CT 检查可能低估肿瘤负荷,尤其是腹膜疾病。如果 GIST 是可切除的且复发率很低,手术可以在伊马替尼使用之后进行[33]。

对于肿瘤负荷过高的患者,只有那些病情稳定或对伊马替尼有反应的患者,才能在手术治疗中获益。这可能反映了肿瘤细胞的减少,从而根本上降低了产生治疗耐药性突变的可能性或是仅仅反映了总体上有利的肿瘤生物学结果[33]。对于疾病播散但稳定的患者,在新辅助治疗时应不断改进新的观点。对于合适的患者,可以考虑手术切除可能有耐药性的克隆。任何情况下，进行手术干预的决定都应该在多学科支持下进行[3,4,33]。

二线治疗药物(舒尼替尼和瑞戈非尼)目前可用于伊马替尼治疗后进展的患者。对于二线治疗的患者手术干预结果尚不确定，这与术前反应(与一线治疗相反)、生存率较低和发病率较高的相关性较小。该队列研究中关于病例的选择至关重要[33]。

复发和转移性GIST因部位的不同而显示出独有的特征。2/3的转移性GIST发生肝脏转移，其中超过1/2的患者仅有肝脏转移。肝脏转移通常表现为弥漫性的病灶，常不能手术切除。对于不适合手术的肝脏转移病例，消融术或肝动脉栓塞治疗是一种不错的选择[2,33]。这些技术对于局限但不可切除的复发病例尤其有用，例如经CT显示患有其他显著(但稳定)疾病患者的单个肝脏病变。在有广泛双叶肝脏转移的GIST患者中，以温和放射性粒子形式的动脉内治疗可延迟肿瘤进展。

腹腔播散是疾病进展的另一个最常见的表现，可在20%的患者中发现[34](图9.5)。如前所述，腹腔病灶难以检测，且在CT检查上代表性不足。原发于胃者易在小网膜囊内复发，原发于直肠者易在直肠-膀胱凹或直肠-阴道凹中复发[33]。在R0切除后，真正仅仅在局部复发的病例并不常见。根据现有经验和数据，肿瘤减灭术和腹腔热灌注化疗在GIST腹膜播散病例中的作用有限[35]。GIST的HIPEC应被视为实验性的治疗，并在临床试验或方案的范围内进行。GIST肺转移并不常见，如果可切除，应严格筛选合适的患者，并采用器官保留的方法进行治疗。

4.总结

GIST根治需要保证手术切缘阴性。解剖位置和肿瘤特征不仅决定了新辅助治疗的需求，还决定了手术切除范围、阴性切缘(解剖学约束)和手术方式(开放或微创)。辅助和新辅助治疗的可行性减少了激进手术的需要。虽然手术技术的进步已使得微创手术能够降低切除后并发症发病率，但手术的重点应放在完整切除且无肿瘤播散上，以实现最佳的肿瘤学预后。

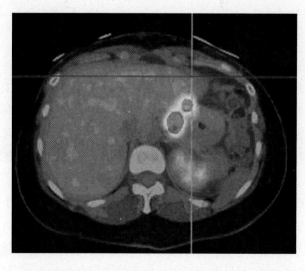

图9.5　PET示小网膜的腹腔转移灶。

（任磊 译　高晓东 沈坤堂 校）

参考文献

1. McCarter MD, Antonescu CR, et al. Microscopically positive margins for primary gastrointestinal stromal tumors: analysis of risk factors and tumor recurrence. J Am Coll Surg. 2012;215(1):53–9.
2. Bamboat ZM, DeMatteo RP. Updates on the management of gastrointestinal stromal tumors (GIST). Surg Oncol Clin N Am. 2012;21(2):301–16.
3. von Mehren M, Randall RL, Benjamin RS, et al. Soft tissue sarcoma version 1.2015 NCCN Clinical Practice Guidelines in Oncology. Web 10.2015.
4. Casali PG, Blay JY, ESMO/CONTICANET/EUROBONET Consensus Panel of Experts. Gastrointestinal stromal tumors: ESMO clinical practice guidelines for diagnosis, treatment, and follow-up. Ann Oncol. 2012;23(7):vii49–57.
5. Joensuu H. Risk stratification of patients diagnosed with gastrointestinal stromal tumor. Hum Pathol. 2008;39:1411–9.
6. Rutkowski P, Bylina E, Wozniak A, et al. Validation of the Joensuu risk criteria for primary resectable gastrointestinal stromal tumor, impact of tumour rupture on outcomes. Eur J Surg Oncol. 2011;37:890–6.
7. Bischof DA, Kim Y, Dodson R, et al. Open versus minimally invasive resection of gastric GIST: a multi-institutional analysis of short- and long-term outcomes. Ann Surg Oncol. 2014;21:2941–8.
8. Rutkowski P, Ruka W. Emergency surgery in the era of molecular treatment of solid tumors. Lancet Oncol. 2009;10:157–63.
9. Debiec-Rychter M, Sciot R, Cesne AL, et al. KIT mutations and dose selection for imatinib in patients with advanced gastrointestinal stromal tumors. Eur J Cancer. 2006;42:1093–103.
10. Rutkowski P, Gronchi A, Hohenberger P, et al. Neoadjuvant imatinib in locally advanced gastrointestinal stromal tumors (GIST): the EORTC STBSG experience. Ann Surg Oncol. 2013;20:2937–43.
11. Koontz MZ, Visser BM, Kunz PL. Neoadjuvant imatinib for borderline resectable GIST. J Natl Compr Canc Netw. 2012;10(12):1477–82.
12. Eisenberg BL, Harris J, Blanke CD, et al. Phase II trial of neoadjuvant/adjuvant imatinib mesylate (IM) for advanced primary and metastatic/recurrent operable gastrointestinal stromal tumor (GIST): early results of RTOG 0132/ACRIN 6665. J Surg Oncol. 2009;99:42–7.
13. Demetri GD, von Mehren M, Blanke CD, et al. Efficacy and safety of imatinib mesylate in advanced gastrointestinal stromal tumors. N Engl J Med. 2002;347:472–80.
14. Wang D, Zhang Q, Blanke CD, et al. Phase II trial of neoadjuvant/adjuvant imatinib mesylate for advanced primary and metastatic/recurrent operable gastrointestinal stromal tumors: long-term follow-up results of radiation therapy oncology group 0132. Ann Surg Oncol. 2012;19:1074–80.
15. Tirumani SH, Shinagare AB, Jagannathan JP, et al. Radiological assessment of earliest, best, and plateau response of gastrointestinal stromal tumors to neoadjuvant imatinib prior to successful surgical resection. Eur J Surg Oncol. 2014;40:420–8.
16. Van den Abbeele AD, Gatsonis C, de Vries DJ, et al. ACRIN 6665/RTOG 0132 phase II trial of neoadjuvant imatinib mesylate for operable malignant gastrointestinal stromal tumor: monitoring with 18F-FDG PET and correlation with genotype and GLUT4 expression. J Nucl Med. 2012;53:567–74.
17. Benjamin RS, Choi H, Macapinlac HA, et al. We should desist using RECIST, at least in GIST. J Clin Oncol. 2007;25:1760–4.
18. Choi H, Charnsangavej C, Faria SC, et al. Correlation of CT and PET in patients with metastatic GIST with imatinib, new CT response criteria. J Clin Oncol. 2007;25:1753–9.
19. Chen QL, Pan Y, Cai JQ, et al. Laparoscopic versus open resection for gastric gastrointestinal stromal tumors: an updated systematic review and meta-analysis. World J Surg Oncol. 2014;12:206.
20. Pucci MJ, Berger AC, Lim PW, et al. Laparoscopic approaches to gastric gastrointestinal stromal tumors: an institutional review of 57 cases. Surg Endosc. 2012;26:3509–14.
21. Karakousis GC, Singer S, Zheng J, et al. Laparoscopic versus open gastric resections for primary gastrointestinal stromal tumors (GISTs): a size-matched comparison. Ann Surg Oncol. 2011;18:1599–605.
22. Demetri GD, von Mehren M, Antonescu CR, et al. NCCN Task Force report: update on the

management of patients with gastrointestinal stromal tumors. J Natl Compr Canc Netw. 2010;8(2):S1–44.

23. Lott S, Schmieder M, Mayer B, et al. Gastrointestinal stromal tumors of the esophagus: evaluation of a pooled case series regarding clinicopathological features and clinical outcome. Am J Cancer Res. 2015;5(1):333–43.

24. Lee HJ, Park SI, Kim DK, et al. Surgical resection of esophageal gastrointestinal stromal tumors. Ann Thorac Surg. 2009;87:1569–72.

25. Blum MG, Bilimoria KY, Wayne JD, et al. Surgical considerations for the management and resection of esophageal gastrointestinal stromal tumors. Ann Thorac Surg. 2007;84:1717–23.

26. Robb WB, Bruyere E, Amielh D, et al. Esophageal gastrointestinal stromal tumor: is tumoral enucleation a viable therapeutic option? Ann Surg. 2015;261:117–24.

27. Jiang P, Jiao Z, Han B, et al. Clinical characteristics and surgical treatment of oesophageal gastrointestinal stromal tumors. Eur J Cardiothorac Surg. 2010;38:223–7.

28. Coccolini F, Catena F, Ansaloni L, et al. Esophagogastric junction gastrointestinal stromal tumor: resection vs enucleation. World J Gastroenterol. 2010;16(35):4374–6.

29. Liang X, Yu H, Zhu LH, et al. Gastrointestinal stromal tumors of the duodenum: surgical management and survival results. World J Gastroenterol. 2013;19(36):6000–10.

30. Miettinen M, Lasota J. Gastrointestinal stromal tumors review on morphology, molecular pathology, prognosis, and differential diagnosis. Arch Pathol Lab Med. 2006;130:1466–78.

31. DeMatteo RP, Gold JS, Saran L, et al. Tumor mitotic rate, size, and location independently predict recurrence after resection of primary gastrointestinal stromal tumor (GIST). Cancer. 2008;112:608–15.

32. Jakob J, Mussi C, Ronellenfitsch U, et al. Gastrointestinal stromal tumor of the rectum: results of surgical and multimodality therapy in the era of imatinib. Ann Surg Oncol. 2013;20:586–92.

33. Bamboat ZM, DeMatteo RP. Metastatecomy for gastrointestinal stromal tumors. J Surg Oncol. 2014;109(1):23–7.

34. DeMatteo RP, Lewis JJ, Leung D, et al. Two hundred gastrointestinal stromal tumors, recurrence patterns and prognostic factors for survival. Ann Surg. 2000;231(1):51–8.

35. Bryan ML, Fitzgerald NC, Levine EA, et al. Cytoreductive surgery with hyperthermic intraperitoneal chemotherapy in sarcomatosis from gastrointestinal stromal tumor. Am Surg. 2014;80(9):890–5.

第 10 章

GIST 的微创治疗

Tiffany C. Cox，Vedra A. Augenstein，Sam Schell，B. Todd Heniford

1.引言

微创手术技术概念的提出和实践始于 1987 年的腹腔镜胆囊切除术的引入。从那时起,腹腔镜技术开始应用于所有外科专业,包括普外科、胸外科、血管外科、妇产科和泌尿外科,从而提高了患者的预后。微创手术自开创以来,由于器械的改进、可视化技术的提升、止血技术的改进、机器人辅助技术的革新、腹腔镜与术中内镜相结合的能力提高,以及这些技术的广泛应用使得最大限度地改善了临床预后。微创手术技术在 GIST 治疗中的应用已得到广泛的研究,普遍认为,与开放性手术切除相比,腹腔镜切除 GIST 的大多数患者住院时间短且能够获得较好的肿瘤相关预后[1-8]。然而,与任何 GIST 手术一样,在进行微创手术切除之前都必须考虑到要遵守肿瘤外科的规范,包括防止肿瘤的破裂以及完整切除[1]。

GIST 是一种虽不十分常见但非常重要的胃肿瘤,占胃肿瘤手术切除的 1%~3%[9]。这类肿瘤具有从良性到侵袭性的不同恶性潜能。事实上,这类肿瘤的转移能力难以预测,因为除了组织学上的核分裂象和手术时的转移之外, 缺乏其他的恶性特征。从认知肿瘤的历程上来看,GIST 被认为是平滑肌细胞起源的,因而曾被贴上平滑肌瘤、平滑肌母细胞瘤和平滑肌肉瘤的标签。然而,近来小肠的间质 Cajal 细胞(一种小肠的起搏细胞)被证明是 GIST 的起源细胞[10]。对其起源的进一步研究表明,*c-kit* 或 *PDGFRA* 基因的功能获得性突变是 GIST 的标志,这有助于进一步描述这类肿瘤的细胞学特征[11]。对于基因突变的认识可以用来预测肿瘤的恶性潜能和帮助选择辅助治疗手法。

GIST 常因其他原因行内镜检查时发现,也可以由于上消化道出血、疼痛和梗阻时发现。手术切除是目前唯一能治愈的方法,因此当遇到这种病变时,手术切除是首选治疗方法。以前,较小的 GIST 可能会进行随访观察,但由于其自然病程的不确定性,因而在只要有可能的情况下都推荐手术切除[9]。起初讨论 GIST 切除术时,传统的开腹手术是唯一的方法。随着腹腔镜手术的出现,病例报道和独立的系列研究开始描述 GIST 微创手术切除的可能性[12-20]。然而,适合微创手术的肿瘤的大小标准一直存在争议。由于证据不足,最初提出仅对直径<2cm 的病变尝试行腹腔镜切除术[21,22]。随后该临界值受到了质疑,许多文章都报道了对直径>2cm 的

GIST 进行微创切除都获得了很好的预后[10,23–25]。2010 发布的 NCCN 指南对于直径≥2cm 的 GIST 推荐都应行手术切除。直径<5cm GIST 可采取腹腔镜楔形切除,对于那些直径>5cm 肿瘤可以使用腹腔镜手术或者腹腔镜辅助手术[26]。目前,尚无严格的大小标准来指导外科医生,而 NCCN 指南将 2cm 作为是否行微创手术切除的临界值有些武断,对于采取微创手术还是开放手术的决定取决于肿瘤大小、核分裂象、外科医生的偏好、腹腔镜手术技巧和信心等因素。同样,2cm 的手术切缘被认为是充分手术切除所必要的,但是最近的研究表明肿瘤的大小决定了患者的生存而非镜下切缘的阴性[17,27,28]。有鉴于此,由于很少有淋巴结转移,故不需要行淋巴结清扫。由于腹腔镜胃手术治疗返流和减重手术技术已成功多年,腹腔镜闭合切割器的易获得性和可靠性,以及通过内镜可迅速到达胃部,GIST 似乎是唯一通过微创手术可治愈的肿瘤。基于短期疗效的改善,在有合适的条件时都推荐行腹腔镜手术,且应该由那些具有高级腹腔镜技术的外科医生来完成。

2.手术技术

2.1 常规腹腔镜技术

手术的方法取决于肿瘤的部位、大小及生长特征。对于腹腔镜手术、腹腔镜内镜(胃内)手术或腹腔镜辅助切除术,患者体位和套管放置通常与大多数前肠手术相似(图 10.1)[10]。先前描述的技术将患者置于仰卧位,双臂外展并固定[10]。使用分离式腿桌或腿蹬,外科医生可以站在患者的腿之间以实现最佳的三角方式摆放套管。视频监视器通常被放置在患者的任一肩膀或者头部的上方,这可以根据外科医生的习惯来定位。第一个的套管通常放置在正中线,大约是脐部和剑突之间距离的 1/3。肝脏牵引器通常是通过右肋下与锁骨中线交界处。外科医生在操作中通过两个套管孔,一个置于上腹部,第二个在左肋下与锁骨中线交界处。另外一个套管放置在左上腹作为辅助操作孔。在置入第一个操作孔后,应进行腹部探查以排除腹膜播散或肝脏转移。如有必要,可以使用术中超声来评估肝脏转移情况,特别是在术前影像学检查中

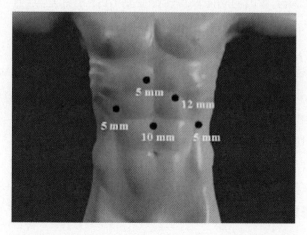

图 10.1 腹腔镜楔形切除的套管放置位置以及患者的体位。

发现可疑病变的情况下,术中软质的内镜检查通过对病灶的近侧及远侧定位有助于确定最佳的切除方法,它可以帮助定位病变是位于近端还是远端,前壁还是后壁,沿着胃大弯还是胃小弯;同时也通过腹腔镜观察病灶。它还可以帮助在手术过程中确定切除的边界。在手术结束时,内镜检查可以用来评估切除后缝合线的完整性。重要的是,在评估肿瘤和手术切除时,外科医生应尽量避免用腹腔镜器械直接处理病灶,以免造成肿瘤破裂。

2.2　腹腔镜内镜手术技术

如前所述,这项技术主要是针对腔内病变的患者[19]。体位类似于腹腔镜检查方法,患者被放置在一个分开双腿的手术台上,手术医生站在两腿之间。腹腔镜手术需要一个助手,外科内镜医生站在手术台的头部,内镜显示器摆放在腹腔镜显示器旁边。根据器械的可获性、患者的体型大小、病变的大小及位置,可使用 2mm 或 5mm 腹腔镜器械进行切除。使用 2mm 器械的优势是,它可以减少关闭胃壁切口所需的套管并能使之美观。

进行初步诊断性腹腔镜检查以排除转移性疾病和意外的透壁性生长的间质肿瘤。一般情况下,通过开放或闭合式方法从脐部或脐上方进入腹膜腔。通过腹腔镜检查来确定病灶在腹腔内的位置,进行诊断性内镜检查使病变可视化并可规划套管放置的位置。这就可使套管穿过腹壁进入胃内时,能够合适地规划套管的三角定位。这可以让外科医生有足够的套管间距,确保从套管到病变之间有足够的距离,同时也要确保套管能够垂直地穿透胃壁而不是切向穿过胃壁或穿过大网膜。具体操作要通过与腹壁的指触诊、腹腔穿刺针及内镜观察相结合,在腹腔镜的观察下进行操作,以减少气腹发生。事实上,穿刺针非常适合模拟套管的位置和方向。在胃镜引导下,腹腔穿刺针可以最大程度的扩张胃并进一步释放气腹以利于套管针置入胃中(图 10.2)。然后,用球囊(5mm 套管针,Entec Corp.,Madison,CT,USA)、闭合切割器(2mm 套管针,Imagyn Surgical,Newport Beach,CA,USA)以确保这些套管的稳定或者简单地将胃缝合到腹壁上。还可以通过添加一个额外的胃内操作孔来完成,然后在添加的胃内操作孔旁使用缝合引导器来引入缝合针(例如,在伸直的 SH 针上放置 2-0 丝线)。如果仅使用内镜观察,则需要摆放两个胃内的套管,若使用腹腔镜观察则需使用 3 个套管针。使用胃内腔镜手术当然更

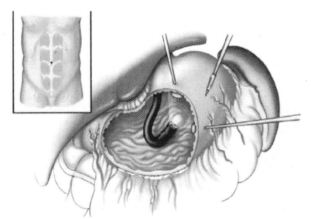

图 10.2　内镜引导下置入套管针[19]。

容易；内镜图像会导致图像反转（图像左边是患者的右边，上面是患者的下面），因此需要由技术熟练的内镜医生操作。

通过内镜硬化针或者经腹穿刺针在黏膜下层与固有肌层之间注射经过稀释肾上腺素溶液（1:100 000），从而将肿块从黏膜下层和固有肌层分离并起到止血作用（图10.3）。在病变基底以外的黏膜周切开，然后用电凝钩进行细致的解剖，以免破坏边界清晰的病变。肿块的抓取可通过抓住被覆的黏膜或内镜下圈套病变。如果需行完整切除并可能导致全层的缺损，这种情况下需要在胃内进行缝合和打结（图10.4）。一旦病变被切除，将肿瘤放入一个袋子（Catch purse，Hakko TradingCo.，Japan）然后通过口腔取出或使用内镜圈套器取出。如使用内镜的外套管，在腹腔镜的观察下，通过胃扩张可以验证胃的充分闭合。胃端套管孔的关闭是在将它们从胃中取出并进入腹膜腔后用同样的套管针完成的（图10.5）。

2.3　针型腹腔镜技术

胃食管交界处间质瘤的手术治疗有可能采用前述的经皮肤、经胃针型腹腔镜切除[16]。使用 Veress 技术将一个 2mm 的针状腹腔镜脐孔插入（Imagyn Medical Technologies，lrvine，CA，

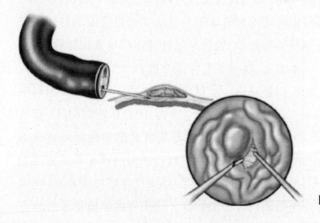

图 10.3　内镜黏膜下注射肾上腺素止血。

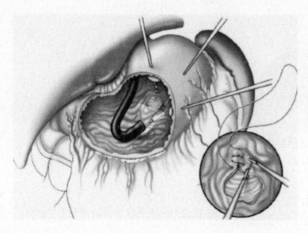

图 10.4　使用内镜通道缝合以及腹腔镜下可视化关闭黏膜壁缺损。

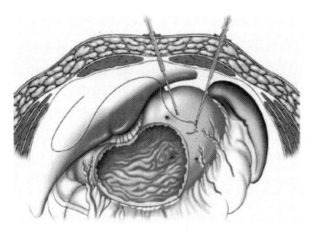

图 10.5　将套管从胃退回腹腔并利用同样的端口关闭胃端口[19]。

USA),气腹充气至 12mmHg。用 2mm 的内镜(Karl Storz,Inc.,Culver City,CA,USA)探查腹部。如有必要,在针型内镜引导下于左锁骨和左腋中线插入另外两个 2mm 的端口。探查之后,一个软镜进入胃内并进行肿瘤定位。视频合成器可以同时提供实时的内镜和针状腹腔镜的视频影像。

内镜使胃膨胀,2mm 的端口在合成图像下穿过胃壁。消除气腹,其余的手术操作在内镜引导下进行。如所述腹腔镜内镜手术方式,用脊柱穿刺针向肿瘤周围黏膜下注射 1:100 000 肾上腺素。用 2mm 的抓钳和电凝钩切开肿瘤周围的黏膜。在肿瘤周围放置一个圈套器,在不直接接触肿瘤的情况下完成收缩,将肿瘤从固有肌层中切除并用内镜下圈套器套取,最后经口腔取出肿瘤。

2.4　手助腹腔镜技术

当需要一个手辅助端口时,也会采用类似的患者体位和套管针放置[10]。该技术选择性用于体积较大肿瘤(如直径>7cm)或手术困难的部位。切口的长度通常为 6~7cm 并放置在中线,必要时可转换为开放式手术。手助腹腔镜式技术对较大的肿瘤的益处是:可以进行轻柔的处理、协助内镜下恰当地放置闭合切割器,并且在困难的手术部位或涉及体积较大肿瘤的情况下进行牵拉以获得最佳视觉效果。

3.基于解剖学部位的内镜技术

3.1　胃前壁肿瘤

如前所述,位于胃前壁的肿块通常可以通过内镜下的胃肠道闭合切割器进行楔形切除[10,16,17]。如果肿瘤是腔外的,其通常在腹腔镜检查时就会发现。腔内的病变通常表现为胃浆膜面的特征性的凹陷或者可通过腹腔镜器械对胃的双手触诊来识别。如前所述,软质内视镜下图像有助于肿瘤定位,并可引导手术切除,以确保足够的切缘,并防止手术涉及胃出口及入口。在确定病变本身后,用超声凝固刀将胃短血管分开。通过在肿块 1cm 范围内用两条相对放置的浆膜肌缝线提升胃壁，以完成非接触式腹腔镜胃楔形切除术，并确保缝合线不会刺入或穿透肿瘤。将缝合升高的同时，将闭合切割器放置在缝线下方，以切除肿瘤和一小部分的正常胃。

另一种技术是用超声凝固剪切除胃肿瘤和正常组织的周围切缘[19]。通过软质内镜向胃内充气可简化该项技术，并在内镜和腹腔镜同时观察肿瘤情况下来确定胃被打开的部位。通常情况下，胃的切口会从病变部位周围 2cm 处切开，以确保肿瘤不会被撕裂。与使用内镜的 GIA 吻合器的技术相比，该技术可以更精确地切除肿瘤周边的正常组织。胃切开术可以通过腹腔内腹腔镜缝合来关闭，也可通过沿胃切开术切口的边缘放置 2~4 个全层牵引缝合线然后使用内镜线性吻合器重新关闭胃手术切口。

3.2　胃后壁的病变

后壁病变通常通过小网膜囊处理[10,16,17]。显露胃后壁通过分离胃结肠网膜和胃短血管，这使得胃大弯被抬高并向头侧翻转。可以用处理前壁病变类似的方法切除病变[19]。另一种处理胃后壁肿瘤的方法是定位肿瘤后，在病变部位前壁行胃切开术。如前所述，胃切开术的位置是由胃镜和腹腔镜的视频提示决定的，同时用腹腔镜的方法来触诊胃壁。通过胃前路造口术，与肿瘤相邻的正常胃组织是用腹腔镜抓钳进行胃壁触诊，或可与前述处理胃前壁肿瘤相似，在肿瘤的两侧放置牵引缝合线。通过胃切开术将肿瘤和边界周围正常胃提起，并用内镜线性吻合器切除。镜下检查闭合切割器有无出血并将出血点进行缝合。用 GIA 吻合器或缝合线关闭胃前壁切开处。

但是，对于胃食管交界处的胃后壁腔内病变并不适合上述治疗方式，可用经皮肤腹腔镜胃内切除术方式处理。如本章前面所述，腹腔镜胃内或"腔内"手术，包括将球囊或带有蘑菇头的腹腔镜套管(2~10mm)经皮置入胃内(胃由软质内镜充气)，类似于经皮内镜置胃造口管的置入[29]。幽门可能被一个气球状的鼻胃管堵塞，但很少需要。成角度的腹腔镜，通过经皮胃套管放置成角镜以使手术视野有更好的观察，但软质内镜可以与两个操作套管联合使用。将稀释的肾上腺素溶液(1:100 000)注射在肿瘤周围，可以使黏膜肿胀，帮助分离肿瘤周围黏膜的下层，并减少出血。在需要的时候用电烙钩从黏膜下-肌肉连接处摘除病变。黏膜缺损是可以开放愈合的，也可以用腹腔镜下胃内缝合来闭合。将肿瘤放置在取出袋中，并经口取出。

3.3　大弯和小弯侧病变

简单的楔形切除术和内镜直线吻合器是处理大弯和小弯附近病变的首选方法[10,16,17]。对于所有位于大弯侧的病变需要分离大网膜；同样，对于小弯侧的肿瘤，也需要分离小网膜/肝胃韧带。超声刀或血管闭合器可以使胃大弯侧的胃的小血管止血，位于小弯侧的胃左动脉和冠状静脉的分支亦可如此。在腹腔镜手术中适当的调整位置，如翻转胃，使间质瘤朝向前以利切除。使用内镜线性缝合器切除肿瘤，然后通过扩大的 12mm 的套管孔用袋取出。

3.4　胃食管交界处肿瘤

在胃食管(GE)交界处附近的肿块可以像幽门附近的肿瘤一样进行处理。如果可能的话，我们的目标仍然是保证食管括约肌功能的同时达到足够的手术切缘。如前所述，对于距胃食管交界处超过 2~3cm 的病变是根据其位置来实施手术，如前壁、后壁、大弯侧或者小弯侧。切除胃食管交界处肿瘤比较困难。如果是黏膜或黏膜下的病变，摘除术是一种可行的选择，是我们在多种情况下有效使用的方法。超声内镜对肿瘤浸润深度的评估，对于确定这些肿块的切除策略是非常宝贵的。胃食管交界处的后壁病变以这种方式更容易处理，因为从腹壁向下延伸的器械角度自然指向后壁的胃食管交界处。

在这项技术中，通常不会切断胃底和贲门周围的血管，但如果需要的话，也可以切断。如果需要翻动胃大弯的上部，左侧的助手会通过左侧端口腹腔镜肠钳轻轻地将胃脾脏韧带拉向侧腹壁。手术医生使用上腹中线位置的操作孔，将胃中部和下部翻转，利用右中肋下操作孔使用超声电凝剪来凝固和切断胃短血管。前壁胃切开方向可以是垂直的，也可以是水平的，但是要记住，胃造口闭合不能压迫胃上部。在黏膜下层、瘤周注射稀释的肾上腺素溶液后，用电凝钩摘除。在圈套器移除病变后，通常会关闭胃食管交界处的黏膜，但有时，我们会开放让其自行愈合。

腹腔镜或微型腹腔镜胃内切除术是适合胃食管交界处小间质瘤切除的新技术[18]，本章对此也进行了一些描述。虽然微型腹腔镜或腹腔镜胃内切除术几乎总是使用软质内镜作为"摄像头"和气腹机，但该技术与腔内相似。我们仍使用 7 英寸(约为 17.78cm)的 22 号脊髓针穿过一个 2mm 的操作孔，或者通过注射针进入内镜在局部注射稀释的肾上腺素。用电切钩来摘除胃食管交界处肿瘤，并通过软质内镜经口取出肿瘤。

如果胃间质瘤位于贲门或胃食管交界处，可能不适合楔形切除术。可以进行食管切除术，尽管行腹腔镜手术技术要求很高。简而言之，在胃短血管和胃小弯附着的分离下，近端食管在纵隔腔中的游离很有必要，利用胸膜和食管之间可视的平面将钝性分离与电刀外科解剖相结合技术进行仔细分离。一旦完成，就可以使用内镜线性吻合器将远端食管与邻近的胃肠间质瘤切除。胃的周围血管利用 Ligasure 或其他血管闭合器械进行离断。用 GIA 吻合器将十二指肠与幽门的远端离断。为了重建，需采用 Roux-en-Y 食管空肠吻合术。手术的体位是通过将患者从 Trendelenberg 体位转换出来，并将其保持在一个更中性的方向上。十二指肠被向上翻动，在结肠上方抓住结肠网膜被并向上提起，以暴露横结肠系膜的整个下表面，并识别屈氏韧带。我们测量了距离屈氏韧带远端 30~45cm 空肠，并将这一部分空肠向上翻动至食管远端。如果小肠容易到达远端食管，则选择结肠前吻合途径。为了能够在结肠前固定空肠祥，我们可以在头尾向使用超声刀将网膜自正中线一分为二。否则，只能在屈氏韧带的上外侧的横结肠系膜的血管区域开一个小窗。空肠祥可以很轻松地以胃后或结肠后的方式通过横结肠系膜。吻合方式采用顺行吻合。然后，我们用 25mm EEA 吻合器完成食管空肠吻合术，将钉砧固定在 16F 的胃管并送入远端食管，管路初始通道是通过在远端食管做肠切开并将其拖出，并在腹部的套管孔引出。扩大现有的 trocar 孔，以使 EEA 吻合器通过腹壁，进一步通过空肠系膜游离缘切开部位逆行到达 Roux 袢。吻合器和砧座固定、拧紧并激发后，肠管被切开的 Roux袢，可以用缝线或内镜线性吻合器缝合。这种吻合技术也可以单独使用腹腔镜线性吻合器将Roux 肠袢与食管后部吻合。同样，常规的肠切口用缝合线或内镜线性缝合器闭合。肠系膜缺损用 2–0 缝线缝合。

3.5　远端胃/幽门肿瘤

如前所述，幽门前区的小肿瘤可以通过内镜线性吻合器楔形切除[17]。接近幽门但不真正累及幽门部位的肿瘤，采用的方法是在不阻塞幽门的情况下可获得阴性边缘。通常可以在不损害幽门的情况下切除距幽门 1.5~2cm 处、其浸润深度仅限于黏膜或黏膜下层的后部病变。我们发现 EUS 能够证实肿瘤浸润深度，对我们规划幽门肿块的切除方式非常重要。我们常用的方法是水平的前胃切除术，这可以用超声刀有效地进行。胃切开术的位置可以在内镜的帮助下再次定位，但胃切开距离幽门不应超过 3~4cm。然后在肿瘤的近端和远端 1cm 之内放置牵引缝合线并将其通过前胃切开术将其拉出到腹腔。然后用电灼钩摘除肿块，或者用内镜线性吻合器将其抬高并摘除。摘除部位用手术缝线连续缝合。如果要摘除肿瘤，我们通常要像腔内技术所描述的那样在肿瘤周围注射肾上腺素溶液（1:100 000）。水平、远端、前胃切开术通常是垂直闭合的，以免影响远端胃的管腔直径。2~4 条全层牵引缝线用于拉近胃壁，厚组织（4.8mm）GIA 吻合器钉仓用于关闭胃。胃镜在胃切除术中通常退回近端胃，用于向胃内吹气，以便评估切除部位和胃造口闭合部位是否出血、检查远端胃的通畅性、以及评估胃造口关闭的完整性。

由于楔形切除极有可能导致远端胃狭窄，出现医源性胃出口梗阻[30,31]，因此靠近幽门区大的或全层肿瘤或引起胃出口梗阻的肿瘤通常需要更标准的切除术（胃窦切除术和胃空肠吻合术）。利用内镜线性吻合器完成近端和远侧切除。在做吻合时，屈氏韧带位于空肠远端 30~40cm。在横结肠系膜开窗完成结肠后吻合术。在胃的后部和空肠的对肠系膜上缘进行肠切开，并通过内镜线性吻合器的多次激发来完成最后的吻合。吻合术的闭合可采用内镜吻合器或腹腔镜腔内缝合，这取决于肠切开的大小以及外科医生的偏好。

3.6　十二指肠肿瘤

如前所述[32]的这种切除方法使用开放式 Hasson 技术于脐下位置建立类似的腹部通路。腹部注入 CO_2 至 15mmHg，并放置两个 5mm 的端口，分别位于右上象限和腹直肌鞘左外侧，另一个 12mm 的端口以三角形方式位于右旁正中位置。肝脏向头侧和侧方牵拉，以便观察十二指肠的第一部分和第二部分。

软质内镜通过口咽进入胃并进入幽门，在适当位置观察十二指肠肿块。内镜透视联合十二指肠壁注射亚甲蓝有助于腹腔镜定位这种不可触及的病变。电切术用于在染料染色部位的十二指肠切开术。通过十二指肠切开，用类似前述的肿瘤周围缝合抬高的方式将肿瘤自腔内位置拖出,使用 Endo-GIA 吻合器(USSC,Norwalk,Connecticut)在其基底部进行切除。接着将肿块放入取物袋中,并通过 12mm 套管针取出。在肿瘤切除后,使用 3-0 丝线间断缝合关闭十二指肠。随后将内镜穿过十二指肠切开闭合处,通过在闭合处向腔内吹气和腹部内覆盖冲洗检查有无气泡以显示潜在瘘口位置。网膜作为最后的支撑,置于缝合线上。

4.术后护理及随访

术后可使用鼻胃管,并在手术中确认放在合适的位置。在术后第 1 天早晨,患者选择性地使用口服胃肠造影剂。饮食的进程根据的患者耐受程度决定,患者应在恢复正常饮食后出院回家。关于门诊随访,除了术后约 10 天和 30 天进行常规随访外,还包括前 3 年的每 3~4 个月进行 1 次体格检查,接着连续两年每 6 个月进行 1 次,以后每年 1 次。对于 3cm 或更大或具有更高核分裂象的病灶,应在 6 个月、1 年,然后每年连续 5 年进行胸片、腹部 CT 和血清化学检查。上消化道内镜检查在术后 6 个月及 1 年进行,随后每年监测至少持续两年。如果在任何检查中发现异常,则进行 PET 扫描、MR 成像和胸部 CT 扫描。对所有患者均应采用多学科方法进行评估,以便考虑是否适合参加临床试验或采用辅助治疗[10]。

5.预后

5.1　腹腔镜

自首次采用腹腔镜技术切除 GIST 以来,大量的数据表明在适当选择的患者中,腹腔镜手术与开放性手术相比有更好的短期结果以及相似的长期预后, 因此腹腔镜手术切除 GIST 已经越来越普遍。Matthews 等报道,腹腔镜手术有较短的住院时间(3.8 天对 6.2 天,P<0.05),并且开放性手术和腔镜手术两者具有相似的长期预后[16]这一结果也被大量后续研究证实[5,8,33-36],有报告称腹腔镜手术具备肠道功能恢复时间更快[33,34]、更早的恢复饮食[33,34]、预估的失血量更低[5,33,35]以及较低总体病死率[5,34,36]。虽然开腹手术与腹腔镜手术在肿瘤大小相当时,显示出腹腔镜手术对患者更有利[35],但缺乏前瞻性随机研究比较腹腔镜手术和开腹手术的结果,因此需要更有力的证据支持腹腔镜技术优于开放性切除术。

5.2　腹腔镜内镜手术

1998 年,有医生采用腹腔镜内镜技术行胃间质瘤腔内切除术,取得了良好的初始效果,患者在术后随访 9 个月无临床症状[18]。Walsh 等进行了一项后续研究,报道了从 13 例患者中切除了 14 个胃间质瘤,平均住院时间 3.8 天,平均随访 16.2 个月,均无复发[19]。除了此系列研究外,只有一个较小样本的系列病例报告了利用腹腔镜技术切除位于十二指肠[37]、贲门[38]或胃部的 GIST 的可行性[39,40]。

5.3   内镜下全层切除

内镜全层切除术主要考虑的是全层黏膜损伤导致穿孔，因此内镜切除一般局限于黏膜和黏膜下层。最近，与浆膜密切相关或达到固有肌层的黏膜下肿瘤已采用内镜全层切除术（EFR）切除。在一项对 26 例 SMT 患者的研究中，其中 16 例为间质瘤，平均随访 8 个月无短期并发症，无复发[41]。对 32 例接受 EFR 手术的患者和 30 例接受腹腔镜手术治疗的患者进行比较，两组具有相似的手术时间、并发症发生率且两组均无复发，显示出 EFR 在治疗起源于固有肌层的间质瘤有潜在的作用[42]，并且也证实了 EFR 在治疗非腔内型间质瘤的可行性[43]。

5.4   机器人辅助切除

尽管缺乏高水平的证据，但已经尝试使用机器人辅助切除 GIST 病变[44-46]。在一项含有 5 例患者的研究中，已证实成功切除了远端胃窦（n=3）和贲门/胃食管交界处（n=2）的肿瘤，其中一例中转为开放性手术，其术后无病生存时间为 18 个月[44]。即便对于直径>3cm 的肿瘤，GIST 病灶也能成功切除，术后 1 年无疾病复发[45]。机器人辅助切除 GIST 的初步报告很有前途，但是目前仅有个案和病例系列报告；因此，需要更多的研究来了解其效果和长期预后。

6.总结

在选择性患者中，GIST 微创手术与开放性手术相比，具有更好的短期疗效，长期疗效与开放治疗相当。正确的手术选择取决于肿瘤位置、大小以及外科医生最擅长的技术。GIST 切除正逐渐转向腹腔镜和腹腔镜技术内镜技术，目前的文献也支持微创手术治疗的可行性并证明其有较好的预后。

（袁伟 译　刘文帅 陆维祺 校）

参考文献

1. Nishimura J, Nakajima K, Omori T, Takahashi T, Nishitani A, Ito T, Nishida T. Surgical strat-egy for gastric gastrointestinal stromal tumors: laparoscopic vs. open resection. Surg Endosc. 2007;21(6):875–8. doi:10.1007/s00464-006-9065-z.
2. Pelletier JS, Gill RS, Gazala S, Karmali S. A systematic review and meta-analysis of open vs. Laparoscopic resection of gastric gastrointestinal stromal tumors. J Clin Med Res. 2015;7(5):289–96. doi:10.14740/jocmr1547w.
3. Liao CH, Yeh CN, Wang SY, Fu CY, Tsai CY, Liu YY, Cheng CT, Yeh TS. Surgical option for intestinal gastrointestinal stromal tumors--perioperative and oncological outcomes of laparo-scopic surgery. Anticancer Res. 2015;35(2):1033–40.
4. Chen QL, Pan Y, Cai JQ, Wu D, Chen K, Mou YP. Laparoscopic versus open resection for gastric gastrointestinal stromal tumors: an updated systematic review and meta-analysis. World J Surg Oncol. 2014;12:206. doi:10.1186/1477-7819-12-206.
5. Bischof DA, Kim Y, Dodson R, Carolina Jimenez M, Behman R, Cocieru A, Blazer 3rd DG, Fisher SB, Squires 3rd MH, Kooby DA, Maithel SK, Groeschl RT, Clark Gamblin T, Bauer TW, Karanicolas PJ, Law C, Quereshy FA, Pawlik TM. Open versus minimally invasive resec-

tion of gastric GIST: a multi-institutional analysis of short- and long-term outcomes. Ann Surg Oncol. 2014;21(9):2941–8. doi:10.1245/s10434-014-3733-3.

6. Fisher SB, Kim SC, Kooby DA, Cardona K, Russell MC, Delman KA, Staley 3rd CA, Maithel SK. Gastrointestinal stromal tumors: a single institution experience of 176 surgical patients. Am Surg. 2013;79(7):657–65.

7. Tabrizian P, Nguyen SQ, Divino CM. Laparoscopic management and longterm outcomes of gastrointestinal stromal tumors. J Am Coll Surg. 2009;208(1):80–6. doi:10.1016/j.jamcollsurg.2008.08.028.

8. Melstrom LG, Phillips JD, Bentrem DJ, Wayne JD. Laparoscopic versus open resection of gastric gastrointestinal stromal tumors. Am J Clin Oncol. 2012;35(5):451–4. doi:10.1097/COC.0b013e31821954a7.

9. Walsh RM, Heniford BT. Laparoendoscopic treatment of gastric stromal tumors. Semin Laparosc Surg. 2001;8(3):189–94.

10. Novitsky YW, Kercher KW, Sing RF, Heniford BT. Long-term outcomes of laparoscopic resection of gastric gastrointestinal stromal tumors. Ann Surg. 2006;243(6):738–45. doi:10.1097/01.sla.0000219739.11758.27; discussion 745–37.

11. Kim HH. Endoscopic treatment for gastrointestinal stromal tumor: advantages and hurdles. World J Gastroint Endoscopy. 2015;7(3):192–205. doi:10.4253/wjge.v7.i3.192.

12. Cheng HL, Lee WJ, Lai IR, Yuan RH, Yu SC. Laparoscopic wedge resection of benign gastric tumor. Hepatogastroenterology. 1999;46(27):2100–4.

13. Kimata M, Kubota T, Otani Y, Ohgami M, Ishikawa Y, Yokoyama T, Issiki S, Abe S, Egawa T, Tokuyama J, Wada N, Kumai K, Kitajima M, Mukai M. Gastrointestinal stromal tumors treated by laparoscopic surgery: report of three cases. Surg Today. 2000;30(2):177–80.

14. Matsui H, Uyama I, Fujita J, Komori Y, Sugioka A, Hasumi A. Gastrointestinal stromal tumor of the stomach successfully treated by laparoscopic proximal gastrectomy with jejunal interposition. Surg Laparosc Endosc Percutan Tech. 2000;10(4):239–42.

15. Tagaya N, Mikami H, Kogure H, Kubota K, Hosoya Y, Nagai H. Laparoscopic intragastric stapled resection of gastric submucosal tumors located near the esophagogastric junction. Surg Endosc. 2002;16(1):177–9. doi:10.1007/s004640080158.

16. Matthews BD, Walsh RM, Kercher KW, Sing RF, Pratt BL, Answini GA, Heniford BT. Laparoscopic vs open resection of gastric stromal tumors. Surg Endosc. 2002;16(5):803–7. doi:10.1007/s00464-001-8319-z.

17. Matthews BD, Joels CS, Kercher KW, Heniford BT. Gastrointestinal stromal tumors of the stomach. Minerva Chir. 2004;59(3):219–31.

18. Heniford BT, Arca MJ, Walsh RM. The mini-laparoscopic intragastric resection of a gastroesophageal stromal tumor: a novel approach. Surg Laparosc Endosc Percutan Tech. 2000;10(2):82–5.

19. Walsh RM, Ponsky J, Brody F, Matthews BD, Heniford BT. Combined endoscopic/laparoscopic intragastric resection of gastric stromal tumors. J Gastroint Surg Off J Soc Surg Alimentary Tract. 2003;7(3):386–92.

20. Nguyen NT, Jim J, Nguyen A, Lee J, Chang K. Laparoscopic resection of gastric stromal tumor: a tailored approach. Am Surg. 2003;69(11):946–50.

21. Heinrich MC, Corless CL. Gastric GI stromal tumors (GISTs): the role of surgery in the era of targeted therapy. J Surg Oncol. 2005;90(3):195–207. doi:10.1002/jso.20230; discussion 207.

22. Demetri GD, Benjamin R, Blanke CD, Choi H, Corless C, DeMatteo RP, Eisenberg BL, Fletcher CD, Maki RG, Rubin BP, Van den Abbeele AD, von Mehren M, Force NGT. NCCN Task Force report: optimal management of patients with gastrointestinal stromal tumor (GIST)–expansion and update of NCCN clinical practice guidelines. J Natl Compr Cancer Network JNCCN. 2004;2 Suppl 1:S1–26; quiz 27–30.

23. De Vogelaere K, Van Loo I, Peters O, Hoorens A, Haentjens P, Delvaux G. Laparoscopic resection of gastric gastrointestinal stromal tumors (GIST) is safe and effective, irrespective of tumor size. Surg Endosc. 2012;26(8):2339–45. doi:10.1007/s00464-012-2186-7.

24. Mochizuki Y, Kodera Y, Fujiwara M, Ito S, Yamamura Y, Sawaki A, Yamao K, Kato T. Laparoscopic wedge resection for gastrointestinal stromal tumors of the stomach: initial experience. Surg Today. 2006;36(4):341–7. doi:10.1007/s00595-005-3164-7.

25. Nakamori M, Iwahashi M, Nakamura M, Tabuse K, Mori K, Taniguchi K, Aoki Y, Yamaue H. Laparoscopic resection for gastrointestinal stromal tumors of the stomach. Am J Surg. 2008;196(3):425–9. doi:10.1016/j.amjsurg.2007.10.012.

26. Demetri GD, von Mehren M, Antonescu CR, DeMatteo RP, Ganjoo KN, Maki RG, Pisters PW, Raut CP, Riedel RF, Schuetze S, Sundar HM, Trent JC, Wayne JD. NCCN Task Force

report: update on the management of patients with gastrointestinal stromal tumors. J Natl Compr Cancer Network JNCCN. 2010;8 Suppl 2:S1–41; quiz S42–44.

27. Appleman HD, Helwig EB. Gastric epithelioid leiomyoma and leiomyosarcoma (leiomyoblastoma). Cancer. 1976;38(2):708–28.

28. DeMatteo RP, Lewis JJ, Leung D, Mudan SS, Woodruff JM, Brennan MF. Two hundred gastrointestinal stromal tumors: recurrence patterns and prognostic factors for survival. Ann Surg. 2000;231(1):51–8.

29. Ohashi S. Laparoscopic intraluminal (intragastric) surgery for early gastric cancer. A new concept in laparoscopic surgery. Surg Endosc. 1995;9(2):169–71.

30. Cuschieri A. Laparoscopic gastric resection. Surg Clin North Am. 2000;80(4):1269–84. viii.

31. Goh PM, Alponat A, Mak K, Kum CK. Early international results of laparoscopic gastrectomies. Surg Endosc. 1997;11(6):650–2.

32. Gersin KS, Heniford BT, Baradi H, Ponsky JL. Laparoendoscopic excision of a duodenal mass. Endoscopy. 1999;31(5):398–400. doi:10.1055/s-1999-25.

33. Zheng L, Ding W, Zhou D, Lu L, Yao L. Laparoscopic versus open resection for gastric gastrointestinal stromal tumors: a meta-analysis. Am Surg. 2014;80(1):48–56.

34. Koh YX, Chok AY, Zheng HL, Tan CS, Chow PK, Wong WK, Goh BK. A systematic review and meta-analysis comparing laparoscopic versus open gastric resections for gastrointestinal stromal tumors of the stomach. Ann Surg Oncol. 2013;20(11):3549–60. doi:10.1245/s10434-013-3051-1.

35. Karakousis GC, Singer S, Zheng J, Gonen M, Coit D, DeMatteo RP, Strong VE. Laparoscopic versus open gastric resections for primary gastrointestinal stromal tumors (GISTs): a size-matched comparison. Ann Surg Oncol. 2011;18(6):1599–605. doi:10.1245/s10434-010-1517-y.

36. Schwameis K, Fochtmann A, Schwameis M, Asari R, Schur S, Kostler W, Birner P, Ba-Ssalamah A, Zacherl J, Wrba F, Brodowicz T, Schoppmann SF. Surgical treatment of GIST–an institutional experience of a high-volume center. Int J Surg (London, England). 2013;11(9):801–6. doi:10.1016/j.ijsu.2013.08.016.

37. Kato M, Nakajima K, Nishida T, Yamasaki M, Nishida T, Tsutsui S, Ogiyama H, Yamamoto S, Yamada T, Mori M, Doki Y, Hayashi N. Local resection by combined laparoendoscopic surgery for duodenal gastrointestinal stromal tumor. Diagn Therap Endosc. 2011;2011:645609. doi:10.1155/2011/645609.

38. Singaporewalla RM, Baladas GH, Lee TD. Laparoendoscopic removal of a benign gastric stromal tumor at the cardia. JSLS J Soc Laparoendosc Surg Soc Laparoendosc Surg. 2006;10(1):117–21.

39. Hirano Y, Watanabe T, Uchida T, Yoshida S, Kato H, Hosokawa O. Laparoendoscopic single site partial resection of the stomach for gastrointestinal stromal tumor. Surg Laparosc Endosc Percutan Tech. 2010;20(4):262–4. doi:10.1097/SLE.0b013e3181e36a5b.

40. Henckens T, Van de Putte D, Van Renterghem K, Ceelen W, Pattyn P, Van Nieuwenhove Y. Laparoendoscopic single-site gastrectomy for a gastric GIST using double-bended instruments. J Laparoendosc Adv Surg Tech A. 2010;20(5):469–71. doi:10.1089/lap.2009.0391.

41. Zhou PH, Yao LQ, Qin XY, Cai MY, Xu MD, Zhong YS, Chen WF, Zhang YQ, Qin WZ, Hu JW, Liu JZ. Endoscopic full-thickness resection without laparoscopic assistance for gastric submucosal tumors originated from the muscularis propria. Surg Endosc. 2011;25(9):2926–31. doi:10.1007/s00464-011-1644-y.

42. Huang LY, Cui J, Wu CR, Zhang B, Jiang LX, Xian XS, Lin SJ, Xu N, Cao XL, Wang ZH. Endoscopic full-thickness resection and laparoscopic surgery for treatment of gastric stromal tumors. World J Gastroenterol WJG. 2014;20(25):8253–9. doi:10.3748/wjg.v20.i25.8253.

43. Wang L, Ren W, Fan CQ, Li YH, Zhang X, Yu J, Zhao GC, Zhao XY. Full-thickness endoscopic resection of nonintracavitary gastric stromal tumors: a novel approach. Surg Endosc. 2011;25(2):641–7. doi:10.1007/s00464-010-1189-5.

44. Buchs NC, Bucher P, Pugin F, Hagen ME, Morel P. Robot-assisted oncologic resection for large gastric gastrointestinal stromal tumor: a preliminary case series. J Laparoendosc Adv Surg Tech A. 2010;20(5):411–5. doi:10.1089/lap.2009.0385.

45. Moriyama H, Ishikawa N, Kawaguchi M, Hirose K, Watanabe G. Robot-assisted laparoscopic resection for gastric gastrointestinal stromal tumor. Surg Laparosc Endosc Percutan Tech. 2012;22(3):e155–6. doi:10.1097/SLE.0b013e3182491ff6.

46. Ortiz-Oshiro E, Exposito PB, Sierra JM, Gonzalez JD, Barbosa DS, Fernandez-Represa JA. Laparoscopic and robotic distal gastrectomy for gastrointestinal stromal tumour: case report. Int J Med Robot Computer Aassist Surg MRCAS. 2012;8(4):491–5. doi:10.1002/rcs.1456.

第 **11** 章

局限性 GIST 的新辅助治疗和手术治疗

W. W. Tseng, S. Chopra, E. Jung, B. L. Eisenberg

1.引言

局限性 GIST 的标准治疗是达到组织学切缘阴性的外科手术切除[1]。事实上,与无法切除的患者相比,完整切除者的生存率可以提高 3 倍。一般来说,在初次就诊时,大多数患者(70%~80%)的肿瘤可以直接手术切除,但仍有相当一部分患者属于局部晚期、临界可切除或不可切除状态,此时手术经常会导致术后多种并发症的发生。

GIST 的特征是表达 KIT 蛋白,KIT 是一种由 *c-kit* 原癌基因编码的跨膜酪氨酸激酶蛋白受体,可以通过免疫组化染色 CD117 来识别。

GIST 患者 *KIT* 基因突变率约为 75%,这些突变导致酪氨酸激酶持续激活。2/3 的 GIST 患者发生 11 号外显子突变,而大约 10% 的 GIST 突变位于编码细胞外结构域的 9 号外显子。其他已知突变类型(17 号、13 号外显子突变和 *PDGFRA* 基因突变),将会在其他部分详细讨论。

口服 KIT 抑制剂伊马替尼对于大多数 GIST 患者具有显著的疗效。GIST 典型的治疗后组织学反应表现为显著的细胞密度降低和间质改变,包括间质胶原化及黏液变性。与此相类似,反映在断层成像中常常表现为可测量的肿瘤体积缩小。事实上,在 Demetri 等关于伊马替尼治疗 GIST 患者里程碑式的研究中,超过 50% 的患者出现显著的肿瘤缩小(即临床获益)[2]。伊马替尼缩小肿瘤的能力,即使只是部分缩小,对于局部晚期的患者来说也是非常有益的。

本章将对先使用伊马替尼进行术前或新辅助治疗, 再行手术切除的相关研究进行讨论。此治疗方式适用于局部晚期的胃 GIST(最常见部位,占 60%~70%),也适用于来源于食管、十二指肠和直肠的 GIST(各占约 5%),要切除这些部位的肿瘤,可能会造成极大的创伤和较多的并发症。正如我们所强调的,有充分的证据证明可以将伊马替尼用于局部晚期 GIST 的新辅助治疗,但需要用大规模的前瞻性多中心研究来证实其真正的疗效。此外,这种治疗方法引起的一些问题,值得进一步研究。

2.新辅助治疗的获益

　　新辅助治疗在治疗包括 GIST 在内的实体肿瘤中具有很多优势。如前所述，对实体肿瘤进行术前治疗可以缩小肿瘤从而实现完整切除，也可以减少由于肿瘤富血供和易碎的原因而造成的术中破裂出血和医源性播散。理论上说，新辅助治疗也可以用来预先消灭潜在的局部或远处的微小转移病灶。使用伊马替尼进行系统性的新辅助治疗还提供了一个独特的机会，用来评估在体肿瘤对药物的敏感性，有助于指导未来的治疗决策（例如，出现复发）。

3.GIST 中伊马替尼新辅助治疗的回顾性数据

　　首批报道术前使用伊马替尼治疗的回顾性研究中样本量都比较小，患者类型包括原发局部晚期、多灶性、复发转移的 GIST。Andtbacka 等报道 46 例接受了 400mg/d 伊马替尼治疗后行手术切除的患者资料。在这组患者中，仅 11 例是原发性 GIST 患者。伊马替尼中位治疗时间为 11.9 个月，8 例患者（73%）至少显示肿瘤部分缓解，包括 1 例患者出现完全缓解。所有患者均接受手术切除，术后中位随访时间 19.5 个月，所有患者均存活。Raut 和 Mearadji 等学者也回顾了他们在伊马替尼新辅助治疗方面的结果。但这些研究中，原发局限性肿瘤患者的实际人数较少[4,5]。

　　Fiore 等对 15 例接受伊马替尼新辅助治疗的 GIST 患者研究后发现[6]，经过中位时间 9 个月的治疗后，所有患者均有一定程度的肿瘤缩小，其中 1 例完全缓解，11 例部分缓解（依据RECIST 标准，客观缓解率 12/15=80%）。此外，依据横断面影像评估肿瘤的坏死和密度的变化（Choi 标准[7]），所有患者均出现形态学的反应。依据报道中的讲述，所有患者均有好转，包括 4例最初认为有高度破裂出血风险的患者并没有发生出血事件，作者提示这可能是伊马替尼新辅助治疗的结果。

　　更多的回顾性研究证实了伊马替尼新辅助治疗在 GIST 患者治疗中的疗效。Tielen 等学者报道了迄今为止所知最大的一项研究。该研究纳入来自荷兰四个中心的 57 例无转移的局部晚期 GIST 患者。术前接受伊马替尼治疗的中位时间为 8 个月。在新辅助治疗后，肿瘤平均大小从 12.2cm 缩小到 6.2cm。84% 的患者实现了完全切除，其中许多患者最初被认为是无法切除的。有趣的是，仍有 14 例患者需要多脏器联合手术以实现完整切除。作者在讨论中指出他们的研究"并未证明能降低切除率"。

4.GIST 伊马替尼新辅助治疗前瞻性研究数据

　　McAuliffe 等学者报道了一项 19 例 GIST 患者的小型单中心（MD 安德森癌症中心）Ⅱ 期临床研究，其目的是评估其安全性以及病理和影像学反应[9]。在新辅助治疗组，患者仅在术前第 7、5、3 天接受 3 次伊马替尼治疗（600mg/d）。作者发现在这组患者中，外科手术的并发症发生率与历史对照组没有差异。根据组织学检查中肿瘤细胞凋亡的程度以及 CT 和 PET 中肿瘤缩小/代谢的改变,患者的缓解率分别是 69% 和 71%。这些反应在术前第 1 周就可出现。

RTOG 0132/ACRIN 6665 研究是迄今为止规模最大的有关 GIST 伊马替尼新辅助治疗的多中心 II 期研究。在 2002—2006 年进行的这项研究中,患者接受伊马替尼新辅助治疗(600mg/d)8~12 周。治疗后,疾病进展患者退出治疗组,那些疾病稳定或者好转的患者(如部分缓解)进行手术。手术后患者继续接受伊马替尼(400mg/d)治疗两年。最终这 63 例患者进入治疗组,其中一组由 30 例原发局部晚期的 GIST 患者组成。这些患者的入组标准是肿瘤≥5cm,实际上,肿瘤平均直径为 9cm。有趣的是,与回顾性研究相比,在 8~12 周治疗后严格按照 RECIST 标准评估,客观缓解率只有 7%(全部为部分缓解)(图 11.1 和图 11.2)。77% 的患者完整手术切除。在 Eisenberg 等人最初的报道中,两年无进展生存率(PFS)为 83%,两年总生存率(OS)为 93%[10]。最近,Wang 等报道了这项研究的长期随访结果,中位随访时间 5.1 年[11],

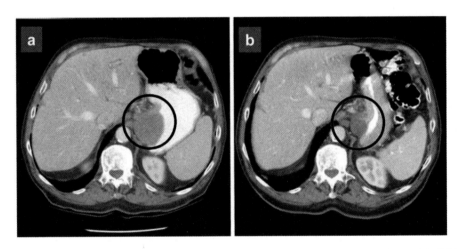

图 11.1　胃食管交界处 GIST(红色圈)在新辅助伊马替尼治疗 3 月前后的 CT 图像,显示部分缓解。

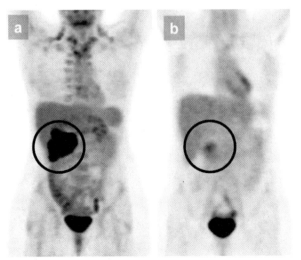

图 11.2　十二指肠 GIST(红色圈)在伊马替尼新辅助治疗 1 个月前后的 PET 图像,显示肿瘤体积减小和代谢降低。

5年PFS为57%,5年OS为77%。值得关注的是,更新的数据表明,只有术后辅助治疗2年后停药的患者中,才会出现较多的疾病进展情况。

目前,一项多中心前瞻性的Ⅱ期临床研究,即CST1571-BDE43或者APOLLON研究正在进行中。在该研究中,患者接受伊马替尼(400mg/d)治疗6个月,与RTOG研究类似,这些患者在达到疾病稳定或进一步好转的状态下进行外科手术。与RTOG研究不同的是,术后辅助伊马替尼治疗并不是这项研究的一部分。APOLLON研究的最终结果尚未正式报道。

根据我们所知,到目前为止,全球尚未启动或计划启动GIST伊马替尼新辅助治疗的Ⅲ期临床研究。但值得注意的是,Blesius等学者对局部晚期、非复发转移且接受伊马替尼治疗的患者进行了回顾性的亚组分析,作为大型前瞻性Ⅲ期临床试验BFR14研究（在治疗1年后,伊马替尼中断与继续）的一部分[12]。在25例患者中（总例数为434例）,其中15例(60%)在中位治疗时间7.3个月后对伊马替尼有部分缓解;但只有9例患者(36%)在伊马替尼治疗后接受了手术治疗。正如预期的那样,行手术治疗的患者PFS和OS较好;而那些未行手术治疗的局限性GIST患者的生存率与那些转移性GIST患者相似。

5.特殊解剖部位：食管、十二指肠和直肠

在之前讨论过的研究中,至少有50%的患者是胃源性GIST。在较罕见的部位,例如食管、十二指肠和直肠,由于解剖学的限制使完全手术切除变得更具挑战性,手术易造成术中破裂出血和医源性播散,同时损害重要脏器功能。食管GIST患者,通常需要行食管部分切除术,它需要进腹、进胸,甚至在某些情况下需经颈部手术。十二指肠GIST,根据肿瘤的位置和侵袭程度,可能需要行胰十二指肠切除术(Whipple手术)。直肠GIST,可能需要行腹会阴联合切除术,手术需切除肛门括约肌,并行永久性结肠造口。在这些特殊的解剖部位,伊马替尼新辅助治疗是一种很有吸引力的治疗策略,可以在完整切除肿瘤的情况下同时保护脏器功能(例如,直肠保肛手术)。

伊马替尼新辅助治疗用于食管GIST患者的病例已有报道[13-15]。在大多数的研究中,根据作者的临床判断,患者仍然需要行食管部分切除术。然而,在这些研究中,新辅助治疗的优势似乎在于将不可切除的转变为可切除的,并防止因肿瘤过大而造成的术中肿瘤破裂。

Marano等学者近期回顾了十二指肠GIST的文献资料[16]。与胃肠道其他部位(包括胃部)的GIST相比,十二指肠GIST患者的整体预后似乎更好。作者指出,尽管所在的位置特殊,十二指肠GIST肿瘤通常会压迫但并不侵入周围组织。肿瘤倾向于外生性生长。为了支持这一结论,Colombo等分析了来自多个研究机构的十二指肠GIST患者数据,发现手术切除的方式(保守的十二指肠局部切除术与Whipple手术)对临床预后没有影响。在该研究中,11例患者接受了伊马替尼新辅助治疗(400mg/d),中位用药时间8个月。与其他回顾性数据类似,其中9例患者(80%)为客观缓解。在11例患者中有6例(55%)避免了行胰十二指肠切除术。

对于直肠GIST,一些病例报道和小样本量病例研究表明,新辅助治疗GIST确实可以缩小肿瘤,使直肠保肛手术成为可能。Jakob等报道了39例直肠GIST患者,其中16例接受了

新辅助伊马替尼治疗[18]。作者发现,与没有接受新辅助治疗的患者相比,接受新辅助治疗的患者手术的完整切除率更高。Tielen 等也在 12 例接受新辅助治疗的直肠 GIST 患者中有类似的发现,尽管有 5 例患者仍然需要行腹会阴联合切除术,2 例患者需要行后入路肿瘤切除术(一种范围更大的手术)。

6.共识指南

根据前面所讨论的部分数据结果,各类共识和指南均确认了伊马替尼新辅助治疗在局部晚期 GIST 治疗中的潜在价值。欧洲医学肿瘤协会(2010 年)建议,如果可以"减少多脏器联合切除手术和降低术中肿瘤出血/破裂风险",推荐进行术前伊马替尼治疗。国家综合癌症网络(NCCN,软组织肉瘤临床实践指南,2015 年第 1 版)推荐可切除但有巨大手术风险的患者使用伊马替尼新辅助治疗,包括因局部晚期可能需行多脏器联合切除术或腹会阴联合切除术的患者。值得关注的是,指南还建议,如果这些患者发生疾病进展,在可能的情况下仍应考虑挽救性手术。

7.耐药风险和伊马替尼治疗的其他组织学改变

值得注意的是,肿瘤对伊马替尼的治疗很少表现为完全缓解。通过横断面影像,伊马替尼很少导致肿瘤完全退缩而找不到可测量的病灶。同样的,在显微镜下,伊马替尼很少会导致肿瘤完全坏死而找不到可见的肿瘤细胞。事实上,即使是在同一个肿瘤内的不同部位,肿瘤的组织学反应也经常是多变的,肿瘤细胞数量减少为 10%~90% 不等[20,21]。

长期的伊马替尼治疗后,任何残留可见的肿瘤细胞的存在,都意味着有出现肿瘤细胞耐药克隆的风险。Haller 等学者的病案报道中强调了这一点[22]。该 GIST 患者最初肿瘤不可切除,接受 10 个月伊马替尼治疗(400mg/d),在肿瘤出现治疗反应后进行手术切除。对切除肿瘤标本进行详细的组织学检查,发现了多个残留的肿瘤微小病灶,每个病灶直径均<0.3cm。令人惊讶的是,通过分析发现,对比伊马替尼治疗前活检组织中的 KIT 突变状态,切除的肿瘤标本中发现了新的点突变。

Bednarski 等学者最近在一项研究中发现长期伊马替尼新辅助治疗具有潜在不利影响[23]。该研究回顾了 41 例原发局部晚期 GIST 患者的治疗情况,这些患者术前接受了伊马替尼治疗,中位治疗时间为 315 天(10.5 个月)。在这组患者中,新辅助治疗时间>365 天(12 个月)与术后复发风险升高有关。

有趣的是,经伊马替尼治疗的 GIST 组织也可以表现出多种组织学变化。虽然 GIST 细胞的形态通常是梭形,但治疗后的肿瘤可能会发展成单纯的上皮样形态,甚至是管状乳头状的生长方式。治疗后,CD117 的表达也可能降低甚至消失,Mearadji 等发现这种特征与疾病复发有关。这些 CD117 表达阴性的 GIST 包括高级别或间变性肉瘤,在伊马替尼治疗前和治疗后的肿瘤组织中均可观察到[25]。在极少数情况下,伊马替尼治疗也可能导致肿瘤内出现其他组织学谱系，包括横纹肌分化、软骨化生和骨化生[26,27]。在伊马替尼治疗后的 GIST 中，化生的临床意义目前尚不清楚。

8.总结和未来展望

完整的外科手术切除是原发局限性 GIST 患者的治疗目标。对于局部晚期、可切除或不可切除的 GIST 患者，伊马替尼可诱导肿瘤缩小，或许能为其完全切除提供新的机会。一些回顾性研究证明，伊马替尼新辅助治疗客观缓解率很高（70%~80%），这些患者可以完成手术切除，在很多情况下，可以减少毁损性手术的实施并保留重要的脏器功能（例如，直肠 GIST）。诸如 RTOG 0132/ACRIN 6665 这样的前瞻性研究也支持伊马替尼新辅助治疗的临床应用，虽然这些证据的级别并不是很高。CST1571-BDE43 或 APOLLON 试验的结果有望为进一步评估伊马替尼新辅助治疗的疗效提供更多的数据。

关于原发局部晚期 GIST 患者使用伊马替尼新辅助治疗目前仍存在若干问题。第一，应该谨慎地选择合适的患者。这一选择应取决于肿瘤基因类型，包括突变状态。KIT 9 号外显子突变的 GIST 对较高剂量的伊马替尼（800mg）更敏感；PDGFRA 基因 18 号外显子 D842V 突变的 GIST 可能对伊马替尼原发耐药[28]。第二，另一个关键问题是伊马替尼治疗的持续时间。能否抓住最大的肿瘤反应期与疾病进展或发生继发性耐药之间的机会窗。Gold 和 DeMatteo 等建议在治疗后 6 个月内手术，并基于 Bednarski 等学者的研究，建议治疗时间不应超过 12 个月。笔者主张，所有患者停止新辅助治疗的决定应遵循个体化原则，并经多学科讨论（如放射科医生、肿瘤内科专家、肿瘤外科专家）决定。第三，缺乏适当的能够反映肿瘤反应情况的生物标志物。Goh 和 Van den Abbeele 等学者通过 PET 检查，用 FDG 的摄取量来衡量肿瘤的代谢反应，但研究结果有些矛盾[32,33]。我们期望其他能反映疗效的生物标志物，包括组织学，甚至是分子标志物（例如，GLUT4）的出现[33]。第四，应该在新辅助治疗中探索其他靶向药物（如舒尼替尼、瑞戈非尼）的作用，特别是对那些存在伊马替尼耐药的 GIST 患者。同时我们也支持在新辅助治疗中进行联合治疗或探索新兴治疗方法（如免疫疗法）。

总之，对于原发局部晚期 GIST 患者，伊马替尼新辅助治疗是一种非常有前途的治疗方法，可以使不可切除状态转变为可完全切除，或避免行毁损性手术使重要器官功能得以保留。关于这一治疗方法涉及的一些重要问题仍需要进一步的研究加以解决。

（袁伟 译　方勇 沈坤堂 周宇红 校）

参考文献

1. Eisenberg BL, Trent JC. Adjuvant and neoadjuvant imatinib therapy: current role in the management of gastrointestinal stromal tumors. Int J Cancer. 2011;129:2533–42.
2. Demetri GD, von Mehren M, Blanke CD, et al. Efficacy and safety of imatinib mesylate in advanced gastrointestinal stromal tumors. N Engl J Med. 2002;347:472–80.
3. Andtbacka RH, Ng CS, Scaife CL, et al. Surgical resection of gastrointestinal stromal tumors

after treatment with imatinib. Ann Surg Oncol. 2007;14:14–24.

4. Raut CP, Posner M, Desai J, et al. Surgical management of advanced gastrointestinal stromal tumors after treatment with targeted systemic therapy using kinase inhibitors. J Clin Oncol. 2006;24:2325–31.

5. Mearadji A, den Bakker MA, van Geel AN, et al. Decrease of CD117 expression as possible prognostic marker for recurrence in the resected specimen after imatinib treatment in patients with initially unresectable gastrointestinal stromal tumors: a clinicopathological analysis. Anticancer Drugs. 2008;19:607–12.

6. Fiore M, Palassini E, Fumagalli E, et al. Preoperative imatinib mesylate for unresectable or locally advanced primary gastrointestinal stromal tumors (GIST). Eur J Surg Oncol. 2009;35:739–45.

7. Choi H, Charnsangavej C, Faria SC, et al. Correlation of computed tomography and positron emission tomography in patients with metastatic gastrointestinal stromal tumor treated at a single institution with imatinib mesylate: proposal of new computed tomography response criteria. J Clin Oncol. 2007;25:1753–9.

8. Tielen R, Verhoef C, van Coevorden F, et al. Surgical treatment of locally advanced, non-metastatic, gastrointestinal stromal tumours after treatment with imatinib. Eur J Surg Oncol. 2013;39:150–5.

9. McAuliffe JC, Hunt KK, Lazar AJ, et al. A randomized, phase II study of preoperative plus postoperative imatinib in GIST: evidence of rapid radiographic response and temporal induction of tumor cell apoptosis. Ann Surg Oncol. 2009;16:910–9.

10. Eisenberg BL, Harris J, Blanke CD, et al. Phase II trial of neoadjuvant/adjuvant imatinib mesylate (IM) for advanced primary and metastatic/recurrent operable gastrointestinal stromal tumor (GIST): early results of RTOG 0132/ACRIN 6665. J Surg Oncol. 2009;99:42–7.

11. Wang D, Zhang Q, Blanke CD, et al. Phase II trial of neoadjuvant/adjuvant imatinib mesylate for advanced primary and metastatic/recurrent operable gastrointestinal stromal tumors: long-term follow-up results of Radiation Therapy Oncology Group 0132. Ann Surg Oncol. 2012;19:1074–80.

12. Blesius A, Cassier PA, Bertucci F, et al. Neoadjuvant imatinib in patients with locally advanced non metastatic GIST in the prospective BFR14 trial. BMC Cancer. 2011;11:72.

13. Neofytou K, Costa Neves M, Giakoustidis A, et al. Effective downsizing of a large oesophageal gastrointestinal stromal tumour with neoadjuvant imatinib enabling an uncomplicated and without tumour rupture laparoscopic-assisted Ivor-Lewis oesophagectomy. Case Rep Oncol Med. 2015;2015:165736.

14. Yanagawa S, Tanabe K, Suzuki T, et al. A large esophageal gastrointestinal stromal tumor that was successfully resected after neoadjuvant imatinib treatment: case report. World J Surg Oncol. 2014;12:47.

15. Staiger WI, Ronellenfitsch U, Kaehler G, et al. The Merendino procedure following preoperative imatinib mesylate for locally advanced gastrointestinal stromal tumor of the esophagogastric junction. World J Surg Oncol. 2008;6:37.

16. Marano L, Boccardi V, Marrelli D, Roviello F. Duodenal gastrointestinal stromal tumor: from clinicopathological features to surgical outcomes. Eur J Surg Oncol. 2015;41:814–22.

17. Colombo C, Ronellenfitsch U, Yuxin Z, et al. Clinical, pathological and surgical characteristics of duodenal gastrointestinal stromal tumor and their influence on survival: a multi-center study. Ann Surg Oncol. 2012;19:3361–7.

18. Jakob J, Mussi C, Ronellenfitsch U, et al. Gastrointestinal stromal tumor of the rectum: results of surgical and multimodality therapy in the era of imatinib. Ann Surg Oncol. 2013;20:586–92.

19. Casali PG, Blay JY. Experts ECECPo: Gastrointestinal stromal tumours: ESMO Clinical Practice Guidelines for diagnosis, treatment and follow-up. Ann Oncol. 2010;21 Suppl 5:v98–102.

20. Loughrey MB, Mitchell C, Mann GB, et al. Gastrointestinal stromal tumour treated with neo-adjuvant imatinib. J Clin Pathol. 2005;58:779–81.

21. Agaram NP, Besmer P, Wong GC, et al. Pathologic and molecular heterogeneity in imatinib-stable or imatinib-responsive gastrointestinal stromal tumors. Clin Cancer Res. 2007;13:170–81.

22. Haller F, Detken S, Schulten HJ, et al. Surgical management after neoadjuvant imatinib therapy in gastrointestinal stromal tumours (GISTs) with respect to imatinib resistance caused by secondary KIT mutations. Ann Surg Oncol. 2007;14:526–32.

23. Bednarski BK, Araujo DM, Yi M, et al. Analysis of prognostic factors impacting oncologic outcomes after neoadjuvant tyrosine kinase inhibitor therapy for gastrointestinal stromal

tumors. Ann Surg Oncol. 2014;21:2499–505.

24. Pauwels P, Debiec-Rychter M, Stul M, et al. Changing phenotype of gastrointestinal stromal tumours under imatinib mesylate treatment: a potential diagnostic pitfall. Histopathology. 2005;47:41–7.

25. Antonescu CR, Romeo S, Zhang L, et al. Dedifferentiation in gastrointestinal stromal tumor to an anaplastic KIT-negative phenotype: a diagnostic pitfall: morphologic and molecular characterization of 8 cases occurring either de novo or after imatinib therapy. Am J Surg Pathol. 2013;37:385–92.

26. Liegl B, Hornick JL, Antonescu CR, et al. Rhabdomyosarcomatous differentiation in gastrointestinal stromal tumors after tyrosine kinase inhibitor therapy: a novel form of tumor progression. Am J Surg Pathol. 2009;33:218–26.

27. Corless CL. Gastrointestinal stromal tumors: what do we know now? Mod Pathol. 2014;27 Suppl 1:S1–16.

28. Gastrointestinal Stromal Tumor Meta-Analysis Group (MetaGIST). (MetaGIST) GSTM-AG: Comparison of two doses of imatinib for the treatment of unresectable or metastatic gastrointestinal stromal tumors: a meta-analysis of 1,640 patients. J Clin Oncol. 2010;28:1247–53.

29. Corless CL, Schroeder A, Griffith D, et al. PDGFRA mutations in gastrointestinal stromal tumors: frequency, spectrum and in vitro sensitivity to imatinib. J Clin Oncol. 2005;23:5357–64.

30. Weisberg E, Wright RD, Jiang J, et al. Effects of PKC412, nilotinib, and imatinib against GIST-associated PDGFRA mutants with differential imatinib sensitivity. Gastroenterology. 2006;131:1734–42.

31. Gold JS, Dematteo RP. Neoadjuvant therapy for gastrointestinal stromal tumor (GIST): racing against resistance. Ann Surg Oncol. 2007;14:1247–8.

32. Goh BK, Chow PK, Chuah KL, et al. Pathologic, radiologic and PET scan response of gastrointestinal stromal tumors after neoadjuvant treatment with imatinib mesylate. Eur J Surg Oncol. 2006;32:961–3.

33. Van den Abbeele AD, Gatsonis C, de Vries DJ, et al. ACRIN 6665/RTOG 0132 phase II trial of neoadjuvant imatinib mesylate for operable malignant gastrointestinal stromal tumor: monitoring with 18F-FDG PET and correlation with genotype and GLUT4 expression. J Nucl Med. 2012;53:567–74.

第 **2** 部分

进展性疾病

第12章
进展性 GIST 的预后因素

Christian F. Meyer

1.临床病理预后因素

在利用 CD117 和 CD34 免疫组化检查来确诊 GIST 之前[1],许多外科学综述分析了胃肠道肉瘤的预后因素,包括平滑肌肉瘤的长期回顾性研究[9-12]。2000 年,一项关于 GIST 的回顾性研究,分析了单中心 200 例患者队列[8]。该队列包含了原发性、复发性和转移性 GIST。其中47%的患者出现了转移,转移性 GIST 患者的 OS 为 19 个月。在这 200 例患者中,有 114 例接受了手术,其中包括 28 例转移性患者。多因素分析显示肿瘤不良预后因素为:男性、肿瘤大小(>5cm)和不完全切除或不可切除。尽管该研究并未区分队列中的预后因素,但它确立了转移性 GIST 中位 OS 基线。

随后进行针对晚期和转移性 GIST 临床试验, 进一步完善了对预后因素的基线分析。B2222 试验是一项针对晚期 GIST 的 Ⅱ 期临床试验, 患者接受 400mg/d 或 600mg/d 伊马替尼治疗,80%的患者取得临床获益(完全缓解、部分缓解及疾病稳定),中位随访时间为 24 周[13]。鉴于初始治疗反应显著,进行了为期 4 年的扩展研究和分析[7]。最初 147 例患者中,56 例进行了扩展分析,其中 46 例患者服用了 5 年伊马替尼,并且 41 例患者在接受数据分析时仍在服药。随着随访时间延长,临床获益率为 83.7%。多因素分析显示:男性、低蛋白血症(<3g/dL)和中性粒细胞绝对计数(ANC)>4.5×10^9/L 的患者预后较差。

两项有关转移性 GIST 的大型 Ⅲ 期临床试验及其随后的 meta 分析也支持并充实了实验结果[6,14,15]。S0033 试验招募了 746 例接受伊马替尼治疗的患者,剂量为 400mg,每日 1 次或每日 2 次。多因素分析显示,具有统计学意义的预后不良因素包括:高龄、较低的 ECOG 评分状态[2,3]、男性、较高的 ANC 和低白蛋白(<3.5g/dL)[15]。

转移性 GIST 早期临床试验发现,一小部分患者对伊马替尼原发耐药,其定义为在初始治疗的前 3 个月内发生的耐药[13,16]。由欧洲癌症研究和治疗组织、意大利肉瘤组和澳大利亚胃肠道试验组(EORTC-ISG-AGITG)62005 开展的 Ⅲ 期试验,确定了这些原发耐药组和晚期耐药组的预后因素。多因素分析显示,在 116 例伊马替尼原发耐药的 GIST 中,肺转移(而非肝脏转移)、低血红蛋白水平(<7mmol/L)和高粒细胞计数预示着不良预后;而 818 例晚期耐药患者

中，较高的基线粒细胞计数（>5.1×10^9/L）、肿瘤较大（直径>12cm）、400mg伊马替尼剂量和非胃原发性GIST[17]，均与不良预后相关。meta-GIST分析结合了这两项Ⅲ期临床试验，确定了OS的7个不良预后因素：低蛋白血症、男性、肿瘤较大、高ANC、高龄、既往化疗和ECOG评分状态差[14]。最近对EORTC-ISG-AGITG 62005的一项研究分析了有KIT和PDGFRA基因分型数据的患者，将其3年OS做成了列线图[18]。确定了该组群中OS的5个预测因子：原发肿瘤每50个高倍视野（HPF）核分裂象计数、血红蛋白浓度、伊马替尼治疗开始时的ANC，最大转移灶的直径和肿瘤基因型。该列线图经国际6大GIST转诊中心的大型数据验证（源于236例患者），有助于我们确定高、中、低复发风险群体。

2.治疗相关预后因素

2.1　酪氨酸激酶抑制剂

2.1.1　伊马替尼剂量

虽然从未在随机试验中与传统化疗进行正式比较，但伊马替尼的使用明显改善了GIST患者的中位OS。既往传统治疗方案疗效不佳，一项多药治疗方案的中位OS为16.7个月[5]。在EORTC-ISG-ATIGT 6 2005研究中，对使用两种伊马替尼剂量治疗与使用阿霉素治疗的GIST患者的EORTC数据库做比较，结果显示：使用阿霉素的患者中位OS约为10个月，而使用两种不同剂量伊马替尼的患者均未达到中位OS，但均已超过30个月[6]。

伊马替尼剂量的选择可影响GIST患者的PFS，但不影响OS。最初的伊马替尼Ⅰ期研究确立了平均耐受剂量（MTD），400mg，每日2次（BID），82%的患者获得了临床受益[16,19]。早期临床试验确立了伊马替尼的剂量范围，从每日400mg或600mg到400mg，每日2次[13,19]。B2222试验指出，每日给药400mg和600mg之间OS无差异，中位OS均为57个月[7]。由此进一步产生了两个独立的Ⅲ期临床试验，比较400mg每日1次与400mg每日2次[15,17]，以及对这两个试验进行预期的meta分析，即meta-GIST[14]。S0033试验发现400mg每日1次和每日2次的OS无差异，中位生存期分别为55和51个月。EORTC-ISG-ASG 62005研究测试了上述两种剂量下PFS的差异，并初步发现在小肠GIST患者中，高剂量组对PFS有获益，其耐药发生更晚，治疗效果更好。然而，中位随访40个月后的进一步分析显示PFS和OS无差异。meta-GIST分析也证实，高剂量（800mg）和标准剂量（400mg）组之间OS无差异。

转移性GIST在治疗约20个月时产生伊马替尼耐药。提出了关于"中断治疗策略以延长GIST晚期患者治疗有效期和减少耐药性"的想法。法国肉瘤组在多中心BRF14试验中检验了这一假设，该试验在伊马替尼治疗1年、3年或5年后中断了一部分患者的用药。58例患者1年后被随机到持续治疗组（n=26）和中断治疗组（n=32），在中断治疗组的32例患者中有26例疾病进展[20]。在3年的研究队列中，中断治疗组的2年PFS为16%；在5年的研究队列中，随访1年后11例患者中的5例发生疾病进展[21,22]。对1年和3年研究队列的分析表明，重新恢复伊马替尼治疗仍能产生肿瘤控制作用,持续治疗组和中断治疗组产生继发耐药的平均时间相似,OS 无差异[20,21]。针对中断治疗后肿瘤进展(PD)并重新恢复治疗的 71 例患者的长期随访已开展。再次服用伊马替尼使停药间隔较长以及完全缓解(CR)的患者能获得更佳的 PFS。然而,这种探索性分析无法确定对 OS 的影响[23]。鉴于伊马替尼治疗中断的患者 PFS 较差,因此伊马替尼治疗稳定的转移性患者不建议停药。

2.1.2　伊马替尼谷水平(C_{min})

伊马替尼具有优异的口服生物利用度,半衰期为 20 小时,400mg 剂量可达到理想的药物动力学效应[24,25]。然而,如上文 EORTC-ISG-ASG 62005 对转移性 GIST 患者的研究所示,伊马替尼的剂量虽然不影响 OS,但仍影响 PFS。此外,不同患者之间血浆伊马替尼水平差异很大[26],而血浆水平的变化可影响疗效。对 38 例 GIST 患者进行的观察性研究,结果显示,伊马替尼游离药物浓度(AUC_u)显著预测了疗效,比值(OR)为(2.6±1.1)[27]。对来自 B2222 研究的 73 例转移性患者进行伊马替尼的药代动力学分析,在第 29 天评估其伊马替尼 C_{min} 水平。通过测量肿瘤退缩和 TTP,伊马替尼浓度低于 1100ng/mL 的患者的临床获益降低,尽管该结果未达到统计学意义[28]。将 C_{min} 水平分按四分位数(Q)进行分析,C_{min} 水平最低的患者(Q1)TTP 为 11.3 个月,而 Q2~Q3 为 30.6 个月,Q4 为 33.1 个月。治疗有效者的 C_{min} 水平为 1446ng/mL,而治疗无效者的 C_{min} 水平较低,为 1155ng/mL。为了在临床中前瞻性地应用 C_{min} 水平,一项观察性研究评估了 96 名接受过晚期 GIST 治疗的患者。无论肿瘤来源于胃还是小肠,C_{min} 水平为 760ng/mL 预测 PFS 具有统计学差异[29]。伊马替尼谷水平仍然是一个活跃的研究领域,在临床实践中的作用尚无明确的定论。

2.1.3　舒尼替尼

对于伊马替尼治疗失败的转移性 GIST, 舒尼替尼和瑞戈非尼可分别作为二线和三线治疗药物[30,31]。在舒尼替尼的关键性Ⅲ期 GIST 临床试验中,患者按 2:1 比例随机分配至舒尼替尼治疗组或安慰剂组,舒尼替尼剂量为 50mg,服用 4 周停 2 周。舒尼替尼组的肿瘤 TTP 为 27 周,安慰剂为 6 周。鉴于实验的交叉设计,使用常规统计方法进行最终分析,结果显示,治疗组和安慰剂组的 OS 没有差异。然而,探索性统计分析估算舒尼替尼的 OS 是安慰剂组的 2 倍,分别为 73 周和 39 周。多因素分析将肿瘤大小作为该组患者的预后因素[32]。一项针对 1124 例患者的国际疗效试验对舒尼替尼进行进一步分析显示了类似的 OS 时间,支持了该总体生存结果[33]。

2.1.4　瑞戈非尼、尼洛替尼和索拉非尼

许多其他口服酪氨酸激酶抑制剂已应用于 GIST 患者,但尚未成为影响预后的因素。瑞戈非尼最近获批成为三线药物,其使 PFS 获益但不能改善 OS,需要进一步的长期随访以确定是否有 OS 获益[30]。三线药物尼洛替尼在意向性人群中未显示出显著的生存优势,但随后亚组分析显示,对仅接受过两种酪氨酸激酶抑制剂治疗后的人群 OS 获益[34]。鉴于前述的早期潜在

益处，在 ENESTg1 试验中，尼洛替尼也作为一线药物与伊马替尼比较。由于无法达到伊马替尼的疗效，该试验因为无效而提前终止[35]。索拉非尼作为二线和三线药物在早期临床试验中进行研究，结果发现大多数患者病情稳定，PFS 为 5 个月[36]。随后在 124 例患者组成的更大社区队列中研究了其有效性。在这种三线或四线治疗方案中，有索拉非尼的治疗时间 6.4 个月[37]。有趣的是，对三线治疗的 223 例 GIST 患者进行的回顾性分析，结果显示 PFS 为 3.6 个月，OS 为 9.2 个月。在该分析中与不良 OS 相关的因素是体力评分≥ECOG 2 和白蛋白水平<35g/L。尽管这些患者处于晚期，但与最佳支持治疗相比，进一步使用其他酪氨酸激酶抑制剂治疗可以显著改善 OS[38]。

2.2　循环因子

2.2.1　KIT/VEGF

伊马替尼靶点针对 KIT 和血小板衍生生长因子受体(PDGFR)，而舒尼替尼靶点针对多种受体，包括：KIT、fms 样酪氨酸激酶-3 受体(FLT-3)、RET、PDGFR 和 3 种血管内皮生长因子受体(VEGFR)亚型。两种疗法均已经评估了耐药机制以及反映疗效的分子标志物。可溶性 KIT(sKIT)及其配体干细胞因子(SCF)存在于正常血清中。sKIT 由细胞外膜的蛋白水解切割产生，可以结合循环的 SCF，因此可能调节其信号传导[39,40]。临床前数据支持舒尼替尼抑制多种人类和异种移植肿瘤模型的作用[41]。进一步研究显示其能抑制血管生成，促进肺癌和多形性胶质母细胞瘤小鼠异种移植肿瘤模型中细胞凋亡，以及减少肺癌异种移植模型中的转移。对血管生成作用的分析揭示了其抑制新生血管的形成，而并非直接抑制已有肿瘤脉管系统[42,43]。由于舒尼替尼靶向针对血管生成通路，因此在临床试验中已经研究了各种 VEGF 蛋白和 VEGFR 蛋白，作为许多不同癌症中的潜在生物标志物。在肾细胞癌、肝细胞癌和乳腺癌中，VEGF 水平趋于增加，而可溶性 VEGFR-2(sVEGFR-2)、可溶性 VEGFR-3(sVEGFR-3)和可溶性 KIT(sKIT)水平降低[44-46]。

由于 *c-kit* 在大多数 GIST 发病机制中发挥关键作用，并且 GIST 具有血管增生的特征，因此 GIST 的研究评估了转移性患者中这些标志物的作用。B2222 伊马替尼试验在 147 例入组患者中测量了 66 例患者 VEGF、sKIT 和 SCF 水平。尽管观察到 SCF，VEGF 水平的增加及 SCF 和 sKIT 比率的增加，但在伊马替尼治疗有效者和无效者之间没有发现与预后相关的信息。伊马替尼治疗的成功阻碍了这一分析，因为用于分析的血清中仅有 9 例治疗无效者[47]。

随后在三项舒尼替尼的试验中分析发现，在舒尼替尼的Ⅰ/Ⅱ期研究中，sKIT 增加与治疗无效相关，而 sKIT 减少与治疗有效相关[48,49]。开放性连续每日给药(CDD)舒尼替尼试验也证实了这一点，其中 sKIT 水平降低和 OS 之间的统计学相关性增加[50]。Ⅲ期舒尼替尼试验在 6 周的治疗周期中，前 4 周以 50mg/d 的剂量持续用药，在前两个周期中 sKIT 水平降低，这是预测进展时间的重要指标[51]。然而，在该试验的最终分析中，sKIT 水平与 OS 无关。仅在 sVEGFR-2 基线值和 sVEGFR-2 的第 1 周期(第 14 天与基线值的比率)中发现该相关性。

2.2.2　循环肿瘤细胞

血浆循环 DNA

在过去的 20 年中，通过血液和血浆分析直接检测实体瘤的新成果使临床试验获得极大发展，特别是在监测循环肿瘤细胞(CTC)和循环肿瘤 DNA(ctDNA)方面。在多种肿瘤中，检测这些生物标志物的研究方兴未艾，因为它们可能早期发现术后残余病灶，早期识别耐药性，早于影像学检查可识别新辅助治疗或辅助治疗的有效性[52-55]。ctDNA 检测在血液系统恶性肿瘤中表现出诊断和治疗价值，包括急性早幼粒细胞白血病(APL)、急性淋巴细胞白血病(ALL)和慢性髓细胞性白血病(CML)[56-58]。实际上，检测 ALL 中的微小残留病(MRD)和 CML 中的早期分子反应(EMR)可作为患者生存预后的有力标志物[59-61]。

鉴于已知的突变、有效的靶向治疗和转移性患者的耐药性，GIST 是进行该分析的理想候选者。然而，目前分析还处于发展的早期阶段。Maier 等在一项Ⅲb 期非干预试验中，前瞻性分析了 38 例患者 291 个血浆样本的 ctDNA[62]。对原发性肿瘤样本进行测序以鉴定候选突变，然后通过等位基因特异性连接聚合酶链式反应(L-PCR)在血浆样本中检测这些突变。18 例患者处于疾病进展期，20 例患者为术后完全缓解状态。18 例进展期患者中的 9 例，以及 17 例术后高复发风险患者中的 6 例，ctDNA 具有与原发肿瘤相同的基因突变。此外，那些处于进展期的患者 ctDNA 呈野生型 DNA 的比例较高。最后，他们在治疗失败的患者中检测到 ctDNA 增加，术后 CR 患者在影像学复发前检测到 ctDNA 增加，而一些对伊马替尼或舒尼替尼治疗有效的患者中，ctDNA 降低。

在Ⅲ期 GRID 中，通过 BEA Ming 技术在 163 个基线样本中分析 ctDNA，检测到约 60% 样本有突变[63]。重要的是，ctDNA 分析检测到 47% 的样本中有继发激酶突变，而肿瘤样本中为 12%。在安慰剂组中，具有二次突变的群体 PFS 比没有突变的更短。该研究显示了 ctDNA 样品采集相对于重复肿瘤活检更具可行性和实用性，以此作为捕获 GIST 耐药性发展的一种手段。

这种方法已在其他研究中重复使用。两个小的系列研究分别研究了 3 例和 4 例 GIST 患者，评估在伊马替尼和舒尼替尼治疗下原发和耐药患者的 ctDNA[64,65]。他们确定了 ctDNA 中有的原发突变和继发突变。对 TKI 难治性 GIST 的Ⅱ期多韦替尼研究中采集的样品进行血清生物标志物分析，在 30 例患者中检测到 5 例原发性 *KIT* 突变和 11 例继发性 *KIT* 突变。患者血清无继发突变与更好的中位 OS 显著相关(P=0.02)，为 9.8 个月[66,67]。一项类似的研究评估了普纳替尼在 TKI 耐药性 GIST 中的作用，发现 23 例患者中 15 例有 ctDNA 且 ctDNA 降低与影像学疗效之间存在关联[68]。

2.3　分子预后因素

2.3.1　基因突变频谱

KIT 和 PDGFRA 是跨膜受体酪氨酸激酶信号分子，其在大多数 GIST 的发病机制中起主要作用。*KIT* 和 *PDGFRA* 分别通过与其配体 SCF 和 PDGF 结合引起的受体同源二聚化进行调控[69,70]。*KIT* 和 *PDGFRA* 的功能获得突变，驱动着 GIST 的发生，并且是相互排斥的[2,3,71,72]。突变发生在受体的不连续区域，均导致受体自身磷酸化及配体非依赖性信号传导。*KIT* 突变最常发生在 9 号外显子细胞外结构域和 11 号外显子近膜(JM)结构域，在 13 和 17 号外显子激酶结构域的突变频率较低。相反，*PDGFRA* 突变很少发生在近膜结构域(12 号外显子)及第一个酪氨酸激酶结构域(14 号外显子)，最常发生在第二个激酶结构域的激活环(18 号外显子)[2,71,73]。

在一些研究中，上述各种 *KIT* 和 *PDGFRA* 突变也与形态学和解剖位置相关。*KIT* 11 号外显子突变和 *PDGFRA* 18 号外显子突变在胃 GIST 中发生频率最高，而 *KIT* 9 号外显子、17 号外显子和 13 号外显子突变更常见于小肠 GIST。11 号外显子突变的 GIST 肿瘤细胞倾向于梭形细胞型，而 9 号外显子突变则为上皮样细胞型[70,71,74-76]。特定 GIST 突变频谱非常多样。11 号外显子突变倾向于聚集在 JM 区域的 5' 末端，包括密码子 550~561 之间的缺失、错义突变、点突变和内部串联重复(ITD)[77-80]。不太常见的是，以 ITD 为代表 3 个主要的 JM 突变[81]。缺失突变相比于错义突变，预示有更差的预后[82]。第 9 号外显子突变包括 ITD 和错义突变，并且在早期研究中显示与不良预后相关[2,75,83]，而 13 号和 17 号外显子为点突变[2,80]，是最常见的伊马替尼耐药机制[84]。*PDGFRA* 具有类似的突变类型。18 号外显子激酶结构域和 12 号外显子 JM 结构域包含错义突变和缺失突变，而 14 号外显子激酶结构域为错义突变[71-73,85,86]。18 号外显子突变涉及 841~848 的密码子，其中 D842V 突变占很高的比例[71,85]。

在治疗中进一步分析 GIST 突变异质性以及特定突变和疗效之间的相关性。在上述 B2222 研究中，*c-kit* 和 *PDGFRA* 突变均与临床预后相关。11 号外显子突变的患者(n=85)对伊马替尼的部分缓解率为 83.5%，而 9 号外显子、*PDGFRA* 或无突变的患者(n=44)部分缓解率为 48%。在 29 个月随访的多变量模型中，这表现出更长的 OS。虽然从预后上看，9 号外显子突变的患者比 11 号外显子突变的患者差，但与具有 *PDGFRA* 或无突变的 GIST 患者相比，其 OS 得以改善。此外，在体外模型中 *PDGFRA* D842V 突变对伊马替尼无反应[73]。对随后 63 个月的随访分析表明，11 外显子突变状态与 OS 相关[7]。

这些突变数据在 3 个Ⅲ期分析中得到证实。首先，S0033 研究证实，与 9 号外显子或野生型 GIST 基因型相比，11 号外显子突变患者对伊马替尼的反应更好、TTP 更长、OS 也更好。增加伊马替尼剂量可改善 9 号外显子突变患者的反应，但与 OS 无关[87]。其次，EORTC-ISG-AGITG 试验显示，与 11 号外显子突变相比，*KIT* 9 号外显子突变是最差的预后因素，使 PFS 和 OS 均降低。较高剂量的伊马替尼可改善 9 号外显子突变患者的 PFS[88]。最后，在对前两项Ⅲ期研究的 meta-GIST 分析中，11 号外显子突变患者的 OS 优于 9 号外显子、野生型或其他突变的患者。此外，对高剂量伊马替尼组患者的分析显示，9 号外显子突变患者的 PFS 较好，尽管这并未转化为更好的 OS[14]。因此，在伊马替尼治疗的背景下，11 号外显子突变预示更好的预后。

在Ⅰ/Ⅱ期研究中考虑基因型对舒尼替尼的影响，也揭示对特定突变基因型的亚群有改善的效应。58%的原发性 9 号外显子突变的患者具有临床获益,而原发性 11 号外显子突变患者中的临床获益率 34%。这在二线治疗中转化为 PFS 和 OS 的改善。此外,当根据伊马替尼治疗的患者中继发耐药基因型来分析舒尼替尼疗效时, 与激酶活化环中的那些继发突变相比, 与 ATP 结合域相对应的 *KIT* 13 号或 14 号外显子的继发突变能显著延长 PFS 和 OS。与伊马替尼治疗相似,*PDGFRA* 18 号外显子 D842V 突变对舒尼替尼治疗耐药[89]。

3.总结

自从伊马替尼用于首例转移性 GIST 患者治疗以来,许多研究进展延长了转移性患者的生命[4]。我们对分子基础的研究产生了多种可选的治疗方案。通过对 GIST 肿瘤生物学的认识,从而发起了对许多生物标志物的研究,这些生物标志物可能最终取代组织活检,并作为预测和评估预后的手段。ctDNA 分析的出现已经有很大希望作为监测耐药性的方法,并最终可能影响治疗决策。对 GIST 的研究已成为癌症生物学中新技术应用的一种途径。

（袁伟 译　徐晨 侯英勇 周宇红 校）

参考文献

1. Fletcher CD, Berman JJ, Corless C, Gorstein F, Lasota J, Longley BJ, et al. Diagnosis of gastrointestinal stromal tumors: a consensus approach. Hum Pathol. 2002;33(5):459–65.
2. Rubin BP, Singer S, Tsao C, Duensing A, Lux ML, Ruiz R, et al. KIT activation is a ubiquitous feature of gastrointestinal stromal tumors. Cancer Res. 2001;61(22):8118–21.
3. Hirota S. Gain-of-function mutations of c-kit in human gastrointestinal stromal tumors. Science. 1998;279(5350):577–80.
4. Joensuu H, Roberts PJ, Sarlomo-Rikala M, Andersson LC, Tervahartiala P, Tuveson D, et al. Effect of the tyrosine kinase inhibitor STI571 in a patient with a metastatic gastrointestinal stromal tumor. N Engl J Med. 2001;344(14):1052–6.
5. Edmonson JH, Marks RS, Buckner JC, Mahoney MR. Contrast of response to dacarbazine, mitomycin, doxorubicin, and cisplatin (DMAP) plus GM-CSF between patients with advanced malignant gastrointestinal stromal tumors and patients with other advanced leiomyosarcomas. Cancer Invest. 2002;20(5–6):605–12.
6. Verweij J, Casali PG, Zalcberg J, LeCesne A, Reichardt P, Blay J-Y, et al. Progression-free survival in gastrointestinal stromal tumours with high-dose imatinib: randomised trial. The Lancet. 2004;364(9440):1127–34.
7. Blanke CD, Demetri GD, von Mehren M, Heinrich MC, Eisenberg B, Fletcher JA, et al. Long-term results from a randomized phase II trial of standard- versus higher-dose imatinib mesylate for patients with unresectable or metastatic gastrointestinal stromal tumors expressing KIT. J Clin Oncol. 2008;26(4):620–5.
8. DeMatteo RP, Lewis JJ, Leung D, Mudan SS, Woodruff JM, Brennan MF. Two hundred gastrointestinal stromal tumors: recurrence patterns and prognostic factors for survival. Ann Surg. 2000;231(1):51–8.
9. Ng EH, Pollock RE, Romsdahl MM. Prognostic implications of patterns of failure for gastrointestinal leiomyosarcomas. Cancer. 1992;69(6):1334–41.
10. McGrath PC, Neifeld JP, Lawrence Jr W, Kay S, Horsley 3rd JS, Parker GA. Gastrointestinal sarcomas. Analysis of prognostic factors. Ann Surg. 1987;206(6):706–10.
11. Conlon KC, Casper ES, Brennan MF. Primary gastrointestinal sarcomas: analysis of prognostic variables. Ann Surg Oncol. 1995;2(1):26–31.
12. Evans HL. Smooth muscle tumors of the gastrointestinal tract. A study of 56 cases followed for a minimum of 10 years. Cancer. 1985;56(9):2242–50.

13. Demetri GD, von Mehren M, Blanke CD, Van den Abbeele AD, Eisenberg B, Roberts PJ, et al. Efficacy and safety of imatinib mesylate in advanced gastrointestinal stromal tumors. N Engl J Med. 2002;347(7):472–80.

14. Gastrointestinal Stromal Tumor Meta-Analysis G. Comparison of two doses of imatinib for the treatment of unresectable or metastatic gastrointestinal stromal tumors: a meta-analysis of 1,640 patients. J Clin Oncol. 2010;28(7):1247–53.

15. Blanke CD, Rankin C, Demetri GD, Ryan CW, von Mehren M, Benjamin RS, et al. Phase III randomized, intergroup trial assessing imatinib mesylate at two dose levels in patients with unresectable or metastatic gastrointestinal stromal tumors expressing the kit receptor tyrosine kinase: S0033. J Clin Oncol. 2008;26(4):626–32.

16. van Oosterom AT, Judson IR, Verweij J, Stroobants S, Dumez H, di Donato di Paola E, et al. Update of phase I study of imatinib (STI571) in advanced soft tissue sarcomas and gastrointestinal stromal tumors: a report of the EORTC Soft Tissue and Bone Sarcoma Group. Eur J Cancer. 2002;38 Suppl 5:S83–7.

17. Van Glabbeke M, Verweij J, Casali PG, Le Cesne A, Hohenberger P, Ray-Coquard I, et al. Initial and late resistance to imatinib in advanced gastrointestinal stromal tumors are predicted by different prognostic factors: a European Organisation for Research and Treatment of Cancer-Italian Sarcoma Group-Australasian Gastrointestinal Trials Group study. J Clin Oncol. 2005;23(24):5795–804.

18. Lee CK, Goldstein D, Gibbs E, Joensuu H, Zalcberg J, Verweij J, et al. Development and validation of prognostic nomograms for metastatic gastrointestinal stromal tumour treated with imatinib. Eur J Cancer. 2015;51(7):852–60.

19. van Oosterom AT, Judson I, Verweij J, Stroobants S, di Paola ED, Dimitrijevic S, et al. Safety and efficacy of imatinib (STI571) in metastatic gastrointestinal stromal tumours: a phase I study. The Lancet. 2001;358(9291):1421–3.

20. Blay JY, Le Cesne A, Ray-Coquard I, Bui B, Duffaud F, Delbaldo C, et al. Prospective multicentric randomized phase III study of imatinib in patients with advanced gastrointestinal stromal tumors comparing interruption versus continuation of treatment beyond 1 year: the French Sarcoma Group. J Clin Oncol. 2007;25(9):1107–13.

21. Le Cesne A, Ray-Coquard I, Bui BN, Adenis A, Rios M, Bertucci F, et al. Discontinuation of imatinib in patients with advanced gastrointestinal stromal tumours after 3 years of treatment: an open-label multicentre randomised phase 3 trial. Lancet Oncol. 2010;11(10):942–9.

22. Ray-Coquard IL, Bui BN, Adenis A, et al. Risk of relapse with imatinib (IM) discontinuation at 5 years in advanced GIST patients: results of the prospective BRF14 randomised phase III study comparing interruption versus continuation of IM at 5 years of treatment: a French Sarcoma Group Study. J Clin Oncol. 2010;28(15s).

23. Patrikidou A, Chabaud S, Ray-Coquard I, Bui BN, Adenis A, Rios M, et al. Influence of imatinib interruption and rechallenge on the residual disease in patients with advanced GIST: results of the BFR14 prospective French Sarcoma Group randomised, phase III trial. Ann Oncol. 2013;24(4):1087–93.

24. Peng B, Lloyd P, Schran H. Clinical pharmacokinetics of imatinib. Clin Pharmacokinet. 2005;44(9):879–94.

25. Peng B, Hayes M, Resta D, Racine-Poon A, Druker BJ, Talpaz M, et al. Pharmacokinetics and pharmacodynamics of imatinib in a phase I trial with chronic myeloid leukemia patients. J Clin Oncol. 2004;22(5):935–42.

26. von Mehren M, Widmer N. Correlations between imatinib pharmacokinetics, pharmacodynamics, adherence, and clinical response in advanced metastatic gastrointestinal stromal tumor (GIST): an emerging role for drug blood level testing? Cancer Treat Rev. 2011;37(4):291–9.

27. Widmer N, Decosterd LA, Leyvraz S, Duchosal MA, Rosselet A, Debiec-Rychter M, et al. Relationship of imatinib-free plasma levels and target genotype with efficacy and tolerability. Br J Cancer. 2008;98(10):1633–40.

28. Demetri GD, Wang Y, Wehrle E, Racine A, Nikolova Z, Blanke CD, et al. Imatinib plasma levels are correlated with clinical benefit in patients with unresectable/metastatic gastrointestinal stromal tumors. J Clin Oncol. 2009;27(19):3141–7.

29. Bouchet S, Poulette S, Titier K, Moore N, Lassalle R, Abouelfath A, et al. Relationship between imatinib trough concentration and outcomes in the treatment of advanced gastrointestinal stromal tumours in a real-life setting. Eur J Cancer. 2016;57:31–8.

30. Demetri GD, Reichardt P, Kang YK, Blay JY, Rutkowski P, Gelderblom H, et al. Efficacy and safety of regorafenib for advanced gastrointestinal stromal tumours after failure of imatinib and sunitinib (GRID): an international, multicentre, randomised, placebo-controlled, phase 3 trial. Lancet. 2013;381(9863):295–302.

31. Demetri GD, van Oosterom AT, Garrett CR, Blackstein ME, Shah MH, Verweij J, et al. Efficacy and safety of sunitinib in patients with advanced gastrointestinal stromal tumour after failure of imatinib: a randomised controlled trial. The Lancet. 2006;368(9544):1329–38.

32. Demetri GD, Garrett CR, Schoffski P, Shah MH, Verweij J, Leyvraz S, et al. Complete longitudinal analyses of the randomized, placebo-controlled, phase III trial of sunitinib in patients with gastrointestinal stromal tumor following imatinib failure. Clin Cancer Res. 2012;18(11):3170–9.

33. Reichardt P, Kang YK, Rutkowski P, Schuette J, Rosen LS, Seddon B, et al. Clinical outcomes of patients with advanced gastrointestinal stromal tumors: safety and efficacy in a worldwide treatment-use trial of sunitinib. Cancer. 2015;121(9):1405–13.

34. Reichardt P, Blay JY, Gelderblom H, Schlemmer M, Demetri GD, Bui-Nguyen B, et al. Phase III study of nilotinib versus best supportive care with or without a TKI in patients with gastrointestinal stromal tumors resistant to or intolerant of imatinib and sunitinib. Ann Oncol. 2012;23(7):1680–7.

35. Blay JY, Shen L, Kang YK, Rutkowski P, Qin S, Nosov D, et al. Nilotinib versus imatinib as first-line therapy for patients with unresectable or metastatic gastrointestinal stromal tumours (ENESTg1): a randomised phase 3 trial. Lancet Oncol. 2015;16(5):550–60.

36. Wiebe L, Kasza KE, Maki RG, et al. Activity of sorafenib (SOR) in patients (pts) with imatinib (IM) and sunitinib (SU)-resistant (RES) gastrointestinal stromal tumors (GIST): a phase II trial of the University of Chicago Phase II Consortium. JCO (meeting abstract). 2008;26(10502).

37. Montemurro M, Gelderblom H, Bitz U, Schutte J, Blay JY, Joensuu H, et al. Sorafenib as third- or fourth-line treatment of advanced gastrointestinal stromal tumour and pretreatment including both imatinib and sunitinib, and nilotinib: a retrospective analysis. Eur J Cancer. 2013;49(5):1027–31.

38. Italiano A, Cioffi A, Coco P, Maki RG, Schoffski P, Rutkowski P, et al. Patterns of care, prognosis, and survival in patients with metastatic gastrointestinal stromal tumors (GIST) refractory to first-line imatinib and second-line sunitinib. Ann Surg Oncol. 2012;19(5):1551–9.

39. Broudy VC. Stem cell factor and hematopoiesis. Blood. 1997;90(4):1345–64.

40. Dahlen DD, Lin NL, Liu YC, Broudy VC. Soluble Kit receptor blocks stem cell factor bioactivity in vitro. Leuk Res. 2001;25(5):413–21.

41. Mendel DB, Laird AD, Xin X, Louie SG, Christensen JG, Li G, et al. In vivo antitumor activity of SU11248, a novel tyrosine kinase inhibitor targeting vascular endothelial growth factor and platelet-derived growth factor receptors: determination of a pharmacokinetic/pharmacodynamic relationship. Clin Cancer Res. 2003;9(1):327–37.

42. Osusky KL, Hallahan DE, Fu A, Ye F, Shyr Y, Geng L. The receptor tyrosine kinase inhibitor SU11248 impedes endothelial cell migration, tubule formation, and blood vessel formation in vivo, but has little effect on existing tumor vessels. Angiogenesis. 2004;7(3):225–33.

43. Schueneman AJ, Himmelfarb E, Geng L, Tan J, Donnelly E, Mendel D, et al. SU11248 maintenance therapy prevents tumor regrowth after fractionated irradiation of murine tumor models. Cancer Res. 2003;63(14):4009–16.

44. Deprimo SE, Bello CL, Smeraglia J, Baum CM, Spinella D, Rini BI, et al. Circulating protein biomarkers of pharmacodynamic activity of sunitinib in patients with metastatic renal cell carcinoma: modulation of VEGF and VEGF-related proteins. J Transl Med. 2007;5:32.

45. Burstein HJ, Elias AD, Rugo HS, Cobleigh MA, Wolff AC, Eisenberg PD, et al. Phase II study of sunitinib malate, an oral multitargeted tyrosine kinase inhibitor, in patients with metastatic breast cancer previously treated with an anthracycline and a taxane. J Clin Oncol. 2008;26(11):1810–6.

46. Harmon CS, DePrimo SE, Raymond E, Cheng AL, Boucher E, Douillard JY, et al. Mechanism-related circulating proteins as biomarkers for clinical outcome in patients with unresectable hepatocellular carcinoma receiving sunitinib. J Transl Med. 2011;9:120.

47. Bono P, Krause A, von Mehren M, Heinrich MC, Blanke CD, Dimitrijevic S, et al. Serum KIT and KIT ligand levels in patients with gastrointestinal stromal tumors treated with imatinib. Blood. 2004;103(8):2929–35.

48. Maki RG, Fletcher JA, Heinrich MC, Morgan JA, George S, Desai J, Scheu K, Fletcher CDM, Baum C, Demetri GD. Results from a continuation trial of SU11248 in patients (pts) with imatinib (IM)-resistant gastrointestinal stromal tumor (GIST). JCO. 2005;23(16S (supplement)):9011.

49. DePrimo SE, Wong LM, Nicholas SL, et al, editor. Decreases in circulating levels of soluble KIT in patients with imatinib-resistant gastrointestinal stromal tumor (GIST) receiving the novel kinase inhibitor SU11248: correlative analysis of blood and plasma biomarkers. Proc Am Assoc Cancer. 2003;2003.

50. George S, Blay JY, Casali PG, Le Cesne A, Stephenson P, Deprimo SE, et al. Clinical evaluation of continuous daily dosing of sunitinib malate in patients with advanced gastrointestinal stromal tumour after imatinib failure. Eur J Cancer. 2009;45(11):1959–68.

51. Deprimo SE, Huang X, Blackstein ME, Garrett CR, Harmon CS, Schoffski P, et al. Circulating levels of soluble KIT serve as a biomarker for clinical outcome in gastrointestinal stromal tumor patients receiving sunitinib following imatinib failure. Clin Cancer Res. 2009;15(18):5869–77.

52. Diehl F, Schmidt K, Choti MA, Romans K, Goodman S, Li M, et al. Circulating mutant DNA to assess tumor dynamics. Nat Med. 2008;14(9):985–90.

53. Leary RJ, Kinde I, Diehl F, Schmidt K, Clouser C, Duncan C, et al. Development of personalized tumor biomarkers using massively parallel sequencing. Sci Transl Med. 2010;2(20):20ra14.

54. Goebel G, Zitt M, Zitt M, Muller HM. Circulating nucleic acids in plasma or serum (CNAPS) as prognostic and predictive markers in patients with solid neoplasias. Dis Markers. 2005;21(3):105–20.

55. Diaz Jr LA, Bardelli A. Liquid biopsies: genotyping circulating tumor DNA. J Clin Oncol. 2014;32(6):579–86.

56. Grimwade D, Jovanovic JV, Hills RK, Nugent EA, Patel Y, Flora R, et al. Prospective minimal residual disease monitoring to predict relapse of acute promyelocytic leukemia and to direct pre-emptive arsenic trioxide therapy. J Clin Oncol. 2009;27(22):3650–8.

57. Cazzaniga G, Biondi A. Molecular monitoring of childhood acute lymphoblastic leukemia using antigen receptor gene rearrangements and quantitative polymerase chain reaction technology. Haematologica. 2005;90(3):382–90.

58. Akard LP, Cortes JE, Albitar M, Goldberg SL, Warsi G, Wetzler M, et al. Correlations between cytogenetic and molecular monitoring among patients with newly diagnosed chronic myeloid leukemja in chronic phase: post hoc analyses of the Rationale and Insight for Gleevec High-Dose Therapy study. Arch Pathol Lab Med. 2014;138(9):1186–92.

59. Cave H, van der Werff ten Bosch J, Suciu S, Guidal C, Waterkeyn C, Otten J, et al. Clinical significance of minimal residual disease in childhood acute lymphoblastic leukemia. European Organization for Research and Treatment of Cancer--Childhood Leukemia Cooperative Group. N Engl J Med. 1998;339(9):591–8.

60. van Dongen JJ, Seriu T, Panzer-Grumayer ER, Biondi A, Pongers-Willemse MJ, Corral L, et al. Prognostic value of minimal residual disease in acute lymphoblastic leukaemia in childhood. Lancet. 1998;352(9142):1731–8.

61. Hughes TP, Saglio G, Kantarjian HM, Guilhot F, Niederwieser D, Rosti G, et al. Early molecular response predicts outcomes in patients with chronic myeloid leukemia in chronic phase treated with frontline nilotinib or imatinib. Blood. 2014;123(9):1353–60.

62. Maier J, Lange T, Kerle I, Specht K, Bruegel M, Wickenhauser C, et al. Detection of mutant free circulating tumor DNA in the plasma of patients with gastrointestinal stromal tumor harboring activating mutations of CKIT or PDGFRA. Clin Cancer Res. 2013;19(17):4854–67.

63. George D. Demetri MJ, Peter Reichardt, Yoon-Koo Kang, Jean-Yves Blay, Piotr Rutkowski, Hans Gelderblom, Peter Hohenberger, Michael Gordon Leahy, Margaret von Mehren, Heikki Joensuu, Giuseppe Badalamenti, Martin E. Blackstein, Axel Le Cesne, Patrick Schoffski, Robert G. Maki, Jian-Ming Xu, Toshirou Nishida, Iris Kuss, Paolo Giovanni Casali. Mutational analysis of plasma DNA from patients (pts) in the phase III GRID study of regorafenib (REG) versus placebo (PL) in tyrosine kinase inhibitor (TKI)-refractory GIST: correlating genotype with clinical outcomes. J Clin Oncol. 2013;31:Abstract 10503.

64. Kang G, Bae BN, Sohn BS, Pyo JS, Kang GH, Kim KM. Detection of KIT and PDGFRA mutations in the plasma of patients with gastrointestinal stromal tumor. Target Oncol. 2015;10(4):597–601.

65. Wada N, Kurokawa Y, Takahashi T, Hamakawa T, Hirota S, Naka T, et al. Detecting secondary C-KIT mutations in the peripheral blood of patients with imatinib-resistant gastrointestinal stromal tumor. Oncology. 2016;90(2):112–7.

66. Changhoon Yoo M-HR, Baek-Yeol Ryoo, Sook Ryun Park, Shinkyo Yoon, Young-Soon Na, Yoon-Koo Kang. Analysis of serum protein biomarkers and circulating tumor (ct) DNA for activity of dovitinib in patients (pts) with tyrosine kinase inhibitor (TKI)-refractory gastrointestinal stromal tumors (GIST). J Clin Oncol. 2014;32(5s):Abstract 10550.

67. Yoo C, Ryu MH, Na YS, Ryoo BY, Park SR, Kang YK. Analysis of serum protein biomarkers, circulating tumor DNA, and dovitinib activity in patients with tyrosine kinase inhibitor-refractory gastrointestinal stromal tumors. Ann Oncol. 2014;25(11):2272–7.

68. Michael C. Heinrich, Graeme Hodgson J, Margaret von Mehren, George D. Demetri, Jonathan A. Fletcher, Jichao G Sun, Justin R Pritchard, Sen Zhang, Victor M. Rivera, Suzanne George.

Detection of KIT mutants in circulating tumor DNA (ctDNA) and their association with pona-tinib anti-tumor activity in patients (pts) with advanced gastrointestinal stromal tumors (GIST). J Clin Oncol. 2015;33:abstract 10517.

69. Heinrich MC, Rubin BP, Longley BJ, Fletcher JA. Biology and genetic aspects of gastrointestinal stromal tumors: KIT activation and cytogenetic alterations. Hum Pathol. 2002;33(5):484–95.

70. Corless CL, Fletcher JA, Heinrich MC. Biology of gastrointestinal stromal tumors. J Clin Oncol. 2004;22(18):3813–25.

71. Corless CL, Schroeder A, Griffith D, Town A, McGreevey L, Harrell P, et al. PDGFRA mutations in gastrointestinal stromal tumors: frequency, spectrum and in vitro sensitivity to imatinib. J Clin Oncol. 2005;23(23):5357–64.

72. Heinrich MC, Corless CL, Duensing A, McGreevey L, Chen CJ, Joseph N, et al. PDGFRA activating mutations in gastrointestinal stromal tumors. Science. 2003;299(5607):708–10.

73. Heinrich MC, Corless CL, Demetri GD, Blanke CD, von Mehren M, Joensuu H, et al. Kinase mutations and imatinib response in patients with metastatic gastrointestinal stromal tumor. J Clin Oncol. 2003;21(23):4342–9.

74. Lasota J, Corless CL, Heinrich MC, Debiec-Rychter M, Sciot R, Wardelmann E, et al. Clinicopathologic profile of gastrointestinal stromal tumors (GISTs) with primary KIT exon 13 or exon 17 mutations: a multicenter study on 54 cases. Mod Pathol. 2008; 21(4):476–84.

75. Lasota J, Wozniak A, Sarlomo Rikala M, Rys J, Kordek R, Nassar A, et al. Mutations in exons 9 and 13 of KIT gene are rare events in gastrointestinal stromal tumors. A study of 200 cases. Am J Pathol. 2000;157(4):1091–5.

76. Antonescu CR, Sommer G, Sarran L, Tschernyavsky SJ, Riedel E, Woodruff JM, et al. Association of KIT exon 9 mutations with nongastric primary site and aggressive behavior: KIT mutation analysis and clinical correlates of 120 gastrointestinal stromal tumors. Clin Cancer Res. 2003;9(9):3329–37.

77. Miettinen M, Majidi M, Lasota J. Pathology and diagnostic criteria of gastrointestinal stromal tumors (GISTs): a review. Eur J Cancer. 2002;38 Suppl 5:S39–51.

78. Miettinen M, Furlong M, Sarlomo-Rikala M, Burke A, Sobin LH, Lasota J. Gastrointestinal stromal tumors, intramural leiomyomas, and leiomyosarcomas in the rectum and anus: a clinicopathologic, immunohistochemical, and molecular genetic study of 144 cases. Am J Surg Pathol. 2001;25(9):1121–33.

79. Taniguchi M, Nishida T, Hirota S, Isozaki K, Ito T, Nomura T, et al. Effect of c-kit mutation on prognosis of gastrointestinal stromal tumors. Cancer Res. 1999;59(17):4297–300.

80. Wardelmann E, Neidt I, Bierhoff E, Speidel N, Manegold C, Fischer HP, et al. c-kit mutations in gastrointestinal stromal tumors occur preferentially in the spindle rather than in the epithelioid cell variant. Mod Pathol. 2002;15(2):125–36.

81. Lasota J, Dansonka-Mieszkowska A, Stachura T, Schneider-Stock R, Kallajoki M, Steigen SE, et al. Gastrointestinal stromal tumors with internal tandem duplications in 3′ end of KIT juxtamembrane domain occur predominantly in stomach and generally seem to have a favorable course. Mod Pathol. 2003;16(12):1257–64.

82. Singer S, Rubin BP, Lux ML, Chen CJ, Demetri GD, Fletcher CD, et al. Prognostic value of KIT mutation type, mitotic activity, and histologic subtype in gastrointestinal stromal tumors. J Clin Oncol. 2002;20(18):3898–905.

83. Sakurai S, Oguni S, Hironaka M, Fukayama M, Morinaga S, Saito K. Mutations in c-kit gene exons 9 and 13 in gastrointestinal stromal tumors among Japanese. Jpn J Cancer Res. 2001;92(5):494–8.

84. Heinrich MC, Corless CL, Blanke CD, Demetri GD, Joensuu H, Roberts PJ, et al. Molecular correlates of imatinib resistance in gastrointestinal stromal tumors. J Clin Oncol. 2006;24(29):4764–74.

85. Lasota J, Dansonka-Mieszkowska A, Sobin LH, Miettinen M. A great majority of GISTs with PDGFRA mutations represent gastric tumors of low or no malignant potential. Lab Invest. 2004;84(7):874–83.

86. Medeiros F, Corless CL, Duensing A, Hornick JL, Oliveira AM, Heinrich MC, et al. KIT-negative gastrointestinal stromal tumors: proof of concept and therapeutic implications. Am J Surg Pathol. 2004;28(7):889–94.

87. Heinrich MC, Owzar K, Corless CL, Hollis D, Borden EC, Fletcher CD, et al. Correlation of kinase genotype and clinical outcome in the North American Intergroup Phase III Trial of imatinib mesylate for treatment of advanced gastrointestinal stromal tumor: CALGB 150105 Study by Cancer and Leukemia Group B and Southwest Oncology Group. J Clin Oncol.

2008;26(33):5360–7.

88. Debiec-Rychter M, Sciot R, Le Cesne A, Schlemmer M, Hohenberger P, van Oosterom AT, et al. KIT mutations and dose selection for imatinib in patients with advanced gastrointestinal stromal tumours. Eur J Cancer. 2006;42(8):1093–103.

89. Heinrich MC, Maki RG, Corless CL, Antonescu CR, Harlow A, Griffith D, et al. Primary and secondary kinase genotypes correlate with the biological and clinical activity of sunitinib in imatinib-resistant gastrointestinal stromal tumor. J Clin Oncol. 2008;26(33):5352–9.

第 13 章

GIST 的分子特征和靶向治疗进展

Gabriel Tinoco，Guozhi Hu，Ana Paz-Mejía，Jonathan Trent

1.引言

GIST 是最常见的胃肠道间叶源性肿瘤，但占比不足全部胃肠道恶性肿瘤的 1%[1]。GIST 被认为起源于 Cajal 间质细胞(ICC)或其祖细胞[2]。这些肿瘤的特征是表达 CD117(KIT)[3]和(或)DOG-1[4]。在美国，每年诊断出 3300~6000 例 GIST 新病例。年发病率因国家而异，从美国的 6.8/100 万人到中国香港的 19.6/100 万人不等[5]。然而，真正的发病率尚不清楚，部分原因是一些机构缺乏对 *KIT* 和 *PDGFRA* 突变的标准化分析，以及实际中的很多微小 GIST 未被登记在案[6-8]。

高发年龄为 50~60 岁，很少发生于 20 岁之前。据报道，男性占比略高(男性占 53.5%，女性占 46.5%)。约 60% 的 GIST 发生于胃，25% 为小肠，10% 为大肠、直肠、阑尾和食管，很少发生于肠外的地方，如胆囊、网膜和肠系膜[10]。其中一部分 GIST 不会引起症状，且是偶然发现的。通常情况下无特异性症状，除非发生溃疡、出血或肿块大到足以产生疼痛或梗阻。

根据肿瘤的大小、核分裂象数和是否存在转移(淋巴结或其他部位)进行分级。<5cm 的肿瘤，核分裂象<5 个/50HPF，复发风险较低。>10cm 的肿瘤，核分裂象>5 个/50HPF 或肿瘤破裂的患者，肿块完全切除后仍有很高的复发风险[10]。胃 GIST 的预后好于胃外 GIST。GIST 常见的转移部位包括肝脏和网膜，较少发生肺、局部淋巴结和骨转移[13]。

几种情况下 GIST 的发病率增加:Carney-Stratakis 综合征(家族性副神经节瘤和 GIST)和 Carney 三联症(肺软骨瘤、GIST 和副神经节瘤)，它们与非散发性 GIST 相关。这些患者通常比散发性 GIST 患者年轻。神经纤维瘤病 1 型(NF1)的患者 GIST 的发病风险增加。NF 相关的 GIST 通常为小肠 GIST，经常表现为低核分裂活性，缺乏 *KIT* 和 *PDGFRA* 突变[16,17]。

如果肿瘤在技术上是可切除的，并且并发症的风险是可接受的，手术仍然是无远处转移的原发性 GIST 主要治疗方法[18]。目前，NCCN 指南建议手术切除后的风险分层应基于肿瘤的核分裂象、大小和位置。由 Gold 及其同事开发的列线图模型能准确地预测手术后的无复发生存时间(RFS)，可能对患者诊疗方案的制订、临床研究结果的解释以及对辅助治疗的选择均有帮助[19]。

甲磺酸伊马替尼(Gleevec,Novartis,Basel,Switzerland)对 GIST 的治疗方式起到了革命性的作用。研究表明,甲环酸伊马替尼是 GIST 主要的治疗药物,辅助治疗、新辅助治疗和姑息治疗均有研究证实其疗效[18]。

2.组织病理学

Sarlomo-Rikali 及其同事发现,几乎所有的 GIST 表达 CD117[3]。GIST 中 CD117 的阳性率近 95%。其他重要的免疫组织化学标记包括 CD34(70%)、α-SMA(35%)、S-100(10%),很少表达结蛋白(5%)[20]。DOG-1(在 GIST-1 细胞系上被发现)已经被证明在 GIST 中高表达[21],并具有非常高的敏感性和特异性[4]。最近的一项研究表明,DOG-1 在 GIST 中免疫染色阳性率为 96.3%。所有行 CD117 和 DOG-1 染色的病例中,98.4%的病例至少对一种抗体呈阳性反应,这表明 CD117 和 DOG-1 的免疫组化的组合足以证实组织学诊断[22]。此外,DOG-1 在 36% KIT 阴性的 GIST 肿瘤病例中表达,有助于正确识别缺乏 KIT 基因突变的罕见 GIST 亚群[4]。

3.病理生理学和分子标记

KIT 酪氨酸激酶受体,当被它的天然配体 SCF 激活时,触发多个信号转导分子,包括细胞增殖、分化、成熟、生存、趋化性和黏附性。这些不同过程的传递是通过 KIT 酪氨酸激酶的二聚化介导的。KIT 受体的二聚化导致磷酸化并激活若干转导途径,包括磷酸肌酸 3' 激酶(PI3K)、JAK-STAT、Ras-ERK 和磷脂酶 C 途径[23]。

95%的 GIST 中检测到了 KIT 的基因突变[24]。KIT 基因组的特定外显子的突变导致了这种酪氨酸激酶受体功能的获得。在没有 SCF 协同刺激或通过二聚化的情况下,KIT 仍处于活化状态,这一过程最终导致了肿瘤的发生。大多数突变发生在 11 号外显子编码的近膜区域(71%)或 9 号外显子编码的细胞外区域(14%),而较少发生在 13 号(4%)或 17 号(4%)外显子编码酪氨酸激酶域。

其他突变主要影响到 PDGFRA,占 GIST 的 5%~8%。少数的 GIST 是 c-KIT 阴性和 PDGFRA 阴性[24]。这些所谓的"野生型"GIST 在儿童中最为常见(大约 90%的儿童 GIST 病例)[26]。约 13%的"野生型"GIST 中可见 BRAF V600E 突变[27,28],由此,就有了应用达拉菲尼(新一代 BRAF 抑制剂)治疗 GIST 的 II 期临床试验[29]。也有报道称,在 KIT 或 PDGFRA 激活突变的原始细胞株中,存在 KRAS(5%)或 BRAF(大约 2%)基因激活突变[30]。

4.酪氨酸激酶抑制剂治疗

酪氨酸激酶抑制剂(TKI)是 GIST 患者的主要治疗药物。在 2000 年之前(发现 TKI 之前),局限性 GIST 患者唯一可用的治疗方法是手术切除。不幸的是,即使在手术切缘阴性时,>3cm 的病变复发率较高[31]。常规的全身化疗的总体缓解率非常低(0~5%),中位生存期<2 年[32-34]。

此外,GIST 大多对放疗耐受,使放疗无效[35]。正是由于缺乏有效的治疗方案,研究人员才开始寻求替代治疗策略。KIT 过度表达引发了学者对进展期 GIST 采用 TKI 疗法的探索热情。

甲磺酸伊马替尼(Glaevec)是 20 世纪 90 年代开发的有口服生物利用率的 2-苯基嘧啶衍生物,用于治疗 CML。伊马替尼占据了 ABL 激酶域的 ATP 结合域,抑制了致癌信号。ABL 与Ⅲ型受体酪氨酸激酶家族(包括 KIT)有很大程度的同源性[5]。2000 年 3 月,伊马替尼首次用于晚期 GIST 患者的治疗,患者在几周内就达到了疾病控制[36]。这些惊人的效果导致了一系列临床试验的开展,以探究证实伊马替尼对晚期 GIST 患者的作用。

4.1　新辅助 TKI 治疗

在某些情况下,肿瘤的缩小可能有助于原发 GIST 患者手术切除。例如,位于直肠下段大的 GIST 可能需要进行括约肌切除手术(例如,腹会阴联合切除);但是,如果肿瘤缩小并从括约肌中分离出来,可以行保留括约肌的局部切除术。因此,新辅助伊马替尼治疗可能具有以下优势:肿瘤对伊马替尼治疗的敏感性提供有价值的证据;可能使肿瘤缩小,降低手术难度(或有利于肿瘤的完整切除);也可以将最初不可切除的 GIST 的转化为可手术切除。另一方面,新辅助伊马替尼治疗的不足可能是,无法使用任何风险评估模型对复发风险进行精确评估,因为目前的预后系统尚未涉及新辅助治疗。

迄今为止最大规模的针对伊马替尼新辅助治疗的回顾性研究,评估了 126 名最初因无法切除的 GIST 而接受了新辅助伊马替尼治疗的患者;17 例患者随后进行了手术切除。这些患者接受伊马替尼治疗的平均时间为 10 个月。影像学评估的整体缓解率为 76%(1 例 CR,12例 PR)。在手术切除时,发现两例患者无肉眼可见的肿瘤[37]。在另一项研究中,新辅助伊马替尼治疗改善了局部晚期或不可切除的原发 GIST 患者的肿瘤可切除性,并降低手术并发症发生率。肿瘤体积中位缩小约 34%,3 年 PFS 的比例约为 77%[38]。目前,NCCN 指南建议,在个体化的基础上术前使用伊马替尼,可通过减少肿瘤的大小改善外科并发症发生率[18]。

4.2　辅助 TKI 治疗

尽管原发性肿瘤手术可以成功切除,但 GIST 复发的风险很高。由于最初伊马替尼治疗转移性 GIST 获得成功,因此有多项临床试验在研究肿瘤完整切除后,伊马替尼辅助治疗对原发性 GIST 患者的疗效。

ACOSOG Z-9001 是一项组间随机、双盲、安慰剂对照试验,比较了 713 例患者使用伊马替尼(400mg/d,服用 1 年)对比安慰剂的疗效。研究结果表明,伊马替尼治疗组的 RFS 为 98%(95% CI:96~100),而安慰剂组为 83%[危险比 HR:0.35(0.22~0.53),95% CI:78~88,$P<0.0001$],但没有揭示 OS 的获益[39]。有趣的是,伊马替尼治疗停止后,无病生存曲线的斜坡变成水平。这表明伊马替尼可能会对影像学阴性的卫星病灶产生"生长抑制"。各组间的 OS相似,很可能是因为这项研究是交叉设计的,该研究允许分配到安慰剂组的患者在肿瘤复发后接受伊马替尼治疗。然而,该试验明确的证实,疾病的复发风险与 TKI 治疗直接相关,并提

示治疗的持续时间可能起到重要作用。

相应地,SSG ⅩⅤⅢ/AIO 研究是一项开放性Ⅲ期随机临床试验,比较了伊马替尼(400mg/d) 1 年和 3 年辅助治疗的效果。招募了 400 例 KIT 阳性的高危患者。结果表明,辅助伊马替尼治疗 3 年比仅接受 1 年治疗的患者改善了 RFS (危险比 HR:0.46,95%CI:0.32~0.65, P=0.001,5 年期 RFS 分别为 65.6%和 47.9%)[40]。此外,伊马替尼治疗 3 年的 OS 较好(HR:0.45, 95%CI:0.22~0.89,P=0.02,5 年 OS:92.0%对 81.7%)[40]。基于这些发现,目前在美国,建议复发风险较高的患者持续 3 年辅助治疗[18]。

目前,还有一些正在进行的临床研究,旨在阐明伊马替尼辅助治疗 GIST 的作用和用药时间。EORTC 62024 是一个开放性Ⅲ期随机对照研究,旨在观察中/高复发风险的患者中辅助 2 年甲磺酸伊马替尼(400mg/d)对比完全切除的局限性 GIST 术后患者的预后和 OS[41]。第一次中期分析结果在 2013 年的 ASCO 年会上报告。伊马替尼治疗组的 5 年的无疾病生存率(IFS) 为 87%,而对照组为 84%(危险比 HR:0.80,95%CI:0.51~1.26);3 年的 RFS 是 84%,而对照组 66%;5 年总生存率是 100%对 99%[42]。PERSIST 5 研究是一个非随机化的多中心Ⅱ期临床试验,对手术切除后有显著复发风险的患者进行 5 年的伊马替尼辅助治疗[43]。

4.3 辅助/新辅助联合 TKI 治疗

RTOG S0132/ACRIN(美国放射影像网络学院)6665 试验,纳入了原发的局部晚期 GIST 患者(≥5cm,A 组)或转移/复发的可切除 GIST(≥2cm,B 组),均接受伊马替尼新辅助治疗 (600mg/d)约 2 个月,术后维持伊马替尼治疗 2 年[44]。其中,30 例为局部晚期,22 例为局部复发或转移性患者。在原发局部晚期组中,7%(2 例患者)术前伊马替尼治疗有缓解,但 83%的患者疾病稳定(25 例)。在复发或转移性 GIST 患者中,分别有 4.5%和 91%的患者出现部分缓解和疾病稳定。最近一次的中位随访时间为 5.1 年,结果表明在 A 组中 5 年 PFS 为 57%,而 B 组为 30%;A 组 OS 为 77%,而 B 组为 68%。B 组中位无疾病进展时间(TTP)时间为 4.4 年,并没有达到 A 组的水平[45]。长期随访分析表明,在手术后维持伊马替尼治疗 2 年后中断治疗,很大一部分患者出现了疾病进展。出于这个原因,他们认为在中、高危风险患者中,应该给予更长的治疗时间[45]。这些结果为支持延长治疗时间提供了进一步的证据。类似地,法国肉瘤小组进行的 BFR14Ⅲ期临床试验,探讨了晚期 GIST 患者接受 400mg/d 伊马替尼治疗 1、3 和 5 年后中断治疗的效果。对局部晚期 GIST 患者亚组进行分析,其中 60%的患者部分缓解,36%的患者在接受中位治疗 7.3 个月后接受手术切除。中位随访时间 53.5 个月,与未接受手术切除的患者相比,接受手术切除的患者 PFS 和 OS 均显著提高(PFS:未达中位值对 23.6 个月,P= 0.0318;OS:未达中位值对 42.2 个月,P=0.0217)。在接受伊马替尼治疗后手术切除的患者组中,3 年 PFS 和 OS 的分别为 67%和 89%[46]。这些数据明确表明,伊马替尼辅助治疗可以提高具有高复发风险患者的 PFS 和 OS。

4.4　晚期和转移性 GIST 的 TKI 治疗

甲磺酸伊马替尼是晚期/转移性 GIST 患者的主要治疗药物[18]。伊马替尼的标准剂量是在 Van Oosterom 和其同事完成的 EORTC I 期试验中确定的[47]。采用剂量递增的研究设计发现 400mg/d 的剂量临床获益最大，副反应主要有水肿、恶心、腹泻、不适和疲劳，若出现其他罕见的副作用，如骨髓抑制、出血和转氨酶升高，则需要中断或停止治疗[47]。有一些 II 期和 III 期临床试验对转移性 GIST 伊马替尼治疗的疗效进行了评估。这些研究发现，伊马替尼治疗的缓解率为 48%~71%，疾病稳定率为 70%~85%。PFS 为 20~24 个月[13,48-50]。B2222 试验报告称，9 年的 OS 率为 35%，38% 的患者出现完全缓解或部分缓解，这些数据表明对伊马替尼治疗有反应的患者可获得持久性的生存获益。

两项大型国际研究对转移性 GIST 患者随机分配标准剂量或高剂量的伊马替尼治疗（分别为 400mg/d 和 800mg/d）[13,48]。EORTC 62005 报道结果表明，中位随访 760 天，每日服用 400mg 剂量的患者中，有 56% 的患者疾病进展，而在每日剂量为 800mg 的患者中，这一比例为 50%[13]。并且，正如预期，低剂量组的副作用更少。北美肉瘤协作组的 S0033 是一项针对不可切除或转移性的患者进行的开放性 III 期临床研究。患者随机分配，每天接受伊马替尼 400mg（标准剂量）或者每天两次 400mg（高剂量）。在 4.5 年的平均随访中，两种给药方案的中位 PFS 值几乎相同，同样，平均 OS 也基本相同。有趣的是，在使用标准剂量伊马替尼的患者发生进展后，33% 的患者接受了高剂量伊马替尼治疗，并获得了客观缓解或疾病稳定[48]。根据这些数据我们可以假设，某些 GIST 患者需要更高剂量才能达到治疗获益。

关于伊马替尼给药剂量的一个重要概念是，不同 KIT 基因突变的 GIST 需要不同的治疗剂量。EORTC 发起了一个 III 期临床研究，研究中患者被随机分配至每天服用 400mg 或 800mg 的伊马替尼。与 KIT 11 号外显子突变相比，KIT 9 号外显子突变的存在使疾病进展的相对风险增加了 171%，死亡的相对风险增加了 190%[52]。值得注意的是，9 号外显子突变的患者在更高的剂量方案中预后更好[52]。结果表明，不同的肿瘤基因型对伊马替尼的治疗反应不同，这一点具有重要的预后意义。令人惊讶的是，没有检测到 KIT 或 PDGFRA 突变的患者进展的相对风险也增加了 108%，相对死亡风险增加了 76%[52]。一般情况下，患者的伊马替尼起始剂量 400mg/d，在短时间内剂量逐渐增加到 800mg/d，与起始剂量为 800mg/d 相比，剂量递增的给药方案可降低一些副作用。

与 CALGB 150105 试验同期进行的激酶基因型与临床结局的相关性研究显示，与每日 400mg 剂量相比，每日 800mg 伊马替尼治疗的 KIT 外显子 9 突变患者有更好的缓解率（67% 对 17%）[53]。尽管如此，对于 9 号外显子突变、11 号外显子突变或"野生型"GIST 的患者，其生存结果不受伊马替尼剂量的影响。此外，CD117 阴性患者与 CD117 阳性患者相比，肿瘤进展的时间相似，但 CD117 阴性患者 OS 更低。这些结果表明 CD117 阴性的患者也可能从伊马替尼治疗中获益[53]。胃肠间质瘤 meta 分析小组（meta-GIST）对 1640 名晚期 GIST 患者接受不同剂量伊马替尼（400mg，每天 1 次对 400mg，每天 2 次）治疗的数据进行了分析。具有野生型、

KIT 9 号外显子突变和其他突变的患者与 *KIT* 11 号外显子突变的患者相比，PFS 和 OS 均比 *KIT* 11 号外显子突变患者低[54]。除了适当的剂量外，中断治疗似乎也会影响预后。持续服用伊马替尼的患者似乎有更持久的反应，而治疗中断的患者病情加速恶化[55]。对肿瘤发生进展的患者，恢复伊马替尼治疗可以使大多数患者的肿瘤得到控制。在一项研究中，近 50%最初取得反应的患者，伊马替尼停药后疾病进展，对这些患者恢复治疗仍有反应[56]。因此，伊马替尼治疗中断导致大多数晚期 GIST 患者的病情迅速发展，除非有显著的毒性，否则不建议停药。

4.5　伊马替尼耐药 GIST

对某些患者来说，在治疗过程中会对伊马替尼产生耐药性。相关学者已经提出了几种耐药性机制，包括伊马替尼血浆浓度不足、特定类型的突变(*BRAF* 突变、*PDGFRA* D842V 突变、NF-1、SDH 复合物缺失突变)、继发性突变的积累、*KIT* 基因扩增或野生型等位基因的丧失。有些患者会发展出具有耐药性的克隆灶，而其他肿瘤结节仍然敏感。在实践中，伊马替尼耐药被分为原发性耐药和继发性耐药。

原发性耐药(PR)被定义为在伊马替尼治疗 6 个月内发生疾病进展。10%~14%的患者具有 PR[24,57]。现在，众所周知，PR 是由肿瘤生物学和基因型驱动的[25,52,53]。特别值得注意的是，在 *PDGRFA* D842V 突变中，会出现强烈的伊马替尼耐药[25,58,59]。*NF-1*、*SDH*、*RAS* 和 *BRAF* 突变也预示着伊马替尼耐药[24]。对于有这些突变的患者，需采用不同的治疗策略，而使用 BRAF、MEK 和 VEGFR 抑制剂是合理的选择。

继发性耐药(SR)被定义为伊马替尼治疗超过 6 个月，产生的耐药性。这种耐药性是由于继发性突变而产生的，这种突变往往在治疗的前 2 年发生[13,60]。大多数导致 SR 的突变都会影响 *KIT* 和*PDGFRA*[61-64]。在未经伊马替尼治疗患者中，大多数突变发生在近膜结构域(11 号外显子)或细胞外域(9 号外显子)中。在继发性耐药的患者中，突变主要位于细胞内激酶域的两个结构域。一个在 ATP 结合域(13 和 14 号外显子)，直接干扰药物的结合；第二个在激活通路中(17 和 18 号外显子)，在这个过程中，突变可以稳定 KIT 的活化构象并阻碍药物的相互作用[24]。

有研究报道，在不同病变内以及在同一肿瘤内都可能存在耐药性的异质性[63-66]。Liegl 等从伊马替尼或舒尼替尼治疗后进展的 14 例手术切除患者中，获得了 53 个转移灶，并研究了其 *KIT* 和 *PDGFRA* 突变情况。14 例患者中有 11 例发现原发性 *KIT* 基因突变(79%)，这 11 例患者中，9 例(83%)具有继发性耐药 *KIT* 突变，其中 6 例(67%)在不同的转移灶中有 2~5 种继发性突变，3 例(34%)在同一转移灶中出现 2 种继发性 *KIT* 基因突变。FISH 分析显示在 10 例无继发性 *KIT* 突变的转移灶中，有 2 例出现 *KIT* 基因扩增。因此，该研究证明，在临床进展的 GIST 患者中，耐药性突变和基因扩增在不同的病灶内和病灶间具有异质性[65]。目前正在研究伊马替尼耐药 GIST 细胞的其他存活机制，例如 PI3k/AKT 途径激活和 AXL 或 IGF1R 过度表达，然而人们对获得性基因突变的发生机制知之甚少。

4.6　转移性 GIST 伊马替尼耐药的 TKI 治疗

一旦使用标准剂量的伊马替尼治疗出现疾病进展,首选的方法通常是将伊马替尼的剂量增加到 800mg/d[18]。剂量增加确实使一部分患者疾病得到了缓解,约 1/3 的患者通过这种方法使疾病得到了控制。此外,由于标准给药方案疾病进展而增加剂量治疗的患者,中位生存期约为 19 个月[67]。在对伊马替尼的最大耐受剂量治疗后疾病仍进展者,患者应该转向另一种治疗方法,包括舒尼替尼[18]。舒尼替尼是另一种酪氨酸激酶抑制剂,它可以靶向血管内皮生长因子受体和 KIT 受体,因此具有抗血管生成和抑制肿瘤增殖的作用。已证明有超过 50% 的伊马替尼耐药/不耐受的 GIST 在舒尼替尼的治疗中获益。在一项Ⅲ期随机临床研究中,服用伊马替尼耐药的转移性 GIST 患者,给予 50mg/d 剂量的舒尼替尼(每周期治疗 4 周,停药 2 周)和给予安慰剂的患者对比,接受安慰剂的患者比那些接受舒尼替尼治疗的患者更早发生疾病进展(6.4 周对 27.3 周;P<0.0001)。接受舒尼替尼治疗能提高 OS,且患者耐受性良好[69]。因此,FDA批准了舒尼替尼用于伊马替尼治疗后疾病进展或对伊马替尼不耐受的 GIST 患者的治疗[18]。

4.7　对伊马替尼和舒尼替尼耐药的 GIST(GRIS)

GRIS 患者的预后可能很差,治疗也很有难度。根据已知的作用机制,已对 GRIS 患者进行了多种 TKI 的治疗研究,包括索拉非尼、尼罗替尼、达沙替尼和最近的瑞戈非尼。瑞戈非尼是一种靶向 KIT、PDGFR 和 VEGFR 活性的多激酶抑制剂,最近已通过 FDA 的批准,用于治疗以前接受过伊马替尼和舒尼替尼治疗的局部晚期、不可切除或转移性的 GIST 患者[18]。

一项针对 GRIS 患者的多中心的Ⅱ期研究结果表明, 瑞戈非尼治疗的临床获益率为 79%,中位 PFS 为 10 个月[70]。最近,一项双盲、Ⅲ期试验(GRID 试验)随机地将患者分为瑞戈非尼组(REG)和安慰剂组(PL)。REG 组中位 PFS 为 4.8 个月,而 PL 则为 0.9 个月(P<0.0001)。此外,在瑞戈非尼组中,50% 的患者获得了疾病控制[71]。这些数据确立了瑞戈非尼成为 GRIS患者治疗的有效选择。

索拉非尼是一种酪氨酸、丝氨酸/苏氨酸激酶抑制剂, 具有抗 RAF、PDGFR、VEGFR 和KIT 活性。一些研究已经确定了索拉非尼对 GRIS 患者的潜在获益。芝加哥大学进行了一项Ⅱ期临床研究,每天给予 GRIS 患者索拉非尼 400mg(每天 2 次)进行治疗。结果显示,总体疾病控制率为 68%,中位 PFS 和 OS 分别为 5.2 个月和 11.6 个月。有趣的是,有 1/3 的原发性舒尼替尼耐药的患者,在索拉非尼治疗中达到了时长 6 个月的部分缓解或疾病稳定[72]。还有一些研究表明,索拉非尼虽然对 GRIS 患者有效,但应关注索拉菲尼的毒副作用[73],56% 的患者因出现毒性反应,需要减少剂量[74,75]。

尼罗替尼是一种多靶点激酶抑制剂,具有抗 KIT、bcr/abl、PDGFRB 和 DDR1/2 活性。一项Ⅰ期临床试验中已确立了尼洛替尼作为单一药物或与伊马替尼联合用于难治性 GIST 患者的临床疗效[76]。这为尼罗替尼作为 GRIS 患者三线治疗的Ⅱ期临床研究引领了方向,Ⅱ期研究发现其 24 周的疾病控制率为 29%,而 PFS 为 3.5 个月,中位 OS 为 310 天[77]。这些数据表明,尼罗替尼对耐药性 GIST 患者有效。随后的Ⅲ期试验进一步证实了尼罗替尼在伊马替尼和舒尼替治疗失败晚期 GIST 患者中的疗效[78]。

　　达沙替尼是一种多激酶抑制剂,它具有抗 KIT、PDGFR、bcr/abl 和 SRC 活性。已经证明它具有抗 *PDGFRA* D842V 突变的活性,该突变对伊马替尼的耐药性最大,对该组患者来说,这可能是一种有效的治疗方法[79]。对达沙替尼进行的一项Ⅱ期研究显示,GRIS 患者中以每天 2 次 70mg 服用达沙替尼,32% 的患者有部分缓解,21% 的患者 PFS>6 个月[80]。因此,达沙替尼是这种突变患者有效的治疗选择。

　　目前正在评估其他几种酪氨酸抑制剂。帕唑帕尼是 VEGFR、PDGFR、细胞因子受体和白细胞介素–2 的多靶点酪氨酸激酶抑制剂。在一项多中心的Ⅱ期研究中,入组人群为在伊马替尼和舒尼替治疗失败后的晚期 GIST 患者,结果发现帕唑帕尼显示出令人惊喜的结果,其 24 周的 PFS 为 17%,OS 为 10.7 个月[81]。甲磺酸马沙替尼是一种高度选择性的 TKI,针对野生型和突变型 *KIT*(外显子 9 和 11)的活性与伊马替尼相当[82,83]。根据Ⅰ期试验的数据[84],开展了前瞻性、多中心、随机、开放的Ⅱ期研究,评估伊马替尼耐药的晚期 GIST 患者中马沙替尼对比舒尼替尼治疗的安全性和有效性[85]。值得注意的是,马沙替尼似乎比舒尼替尼耐受性更好,副作用更少。这项研究的结果显示,在伊马替尼治疗进展后,先使用马沙替尼,进展后再换用舒尼替尼比直接使用舒尼替尼有显著的 OS 延长[85]。目前正在进行Ⅲ期临床试验,旨在确定马沙替尼在伊马替尼耐药 GIST 患者的临床疗效[86]。这些初步的数据令人鼓舞,表明在一线伊马替尼治疗进展之后选用马沙替尼的可行性。

5.总结

　　胃肠间质瘤的治疗是现代肿瘤治疗的典范。根据特定的突变位点选择相应的抑制剂,为许多患者提供了有前景的治疗方案。现有的多种酪氨酸激酶抑制剂针对 GIST 表现出不同的活性,进一步的研究和药物开发无疑会为 GIST 患者提供更多、更好的治疗选择。

(袁 伟 译　崔越宏 周宇红 校)

参考文献

1. Judson I, Demetri G. Advances in the treatment of gastrointestinal stromal tumours. Ann Oncol. 2007;18 Suppl 10:x20–4.
2. Kindblom LG, Remotti HE, Aldenborg F, Meis-Kindblom JM. Gastrointestinal pacemaker cell tumor (GIPACT): gastrointestinal stromal tumors show phenotypic characteristics of the interstitial cells of Cajal. Am J Pathol. 1998;152(5):1259–69.
3. Sarlomo-Rikala M, et al. CD117: a sensitive marker for gastrointestinal stromal tumors that is more specific than CD34. Mod Pathol. 1998;11(8):728–34.
4. Liegl B, et al. Monoclonal antibody DOG1.1 shows higher sensitivity than KIT in the diagnosis of gastrointestinal stromal tumors, including unusual subtypes. Am J Surg Pathol. 2009;33(3):437–46.
5. Corless CL, Heinrich MC. Molecular pathobiology of gastrointestinal stromal sarcomas. Annu Rev Pathol. 2008;3:557–86.

6. Kawanowa K, et al. High incidence of microscopic gastrointestinal stromal tumors in the stomach. Hum Pathol. 2006;37(12):1527–35.

7. Agaimy A, et al. Minute gastric sclerosing stromal tumors (GIST tumorlets) are common in adults and frequently show c-KIT mutations. Am J Surg Pathol. 2007;31(1):113–20.

8. Goettsch WG, et al. Incidence of gastrointestinal stromal tumours is underestimated: results of a nation-wide study. Eur J Cancer. 2005;41(18):2868–72.

9. Kukar M, et al. Gastrointestinal stromal tumors (GISTs) at uncommon locations: a large population based analysis. J Surg Oncol. 2015;111(6):696–701.

10. Fletcher CD, et al. Diagnosis of gastrointestinal stromal tumors: a consensus approach. Int J Surg Pathol. 2002;10(2):81–9.

11. DeMatteo RP, et al. Two hundred gastrointestinal stromal tumors: recurrence patterns and prognostic factors for survival. Ann Surg. 2000;231(1):51–8.

12. Miettinen M, Sobin LH, Lasota J. Gastrointestinal stromal tumors of the stomach: a clinicopathologic, immunohistochemical, and molecular genetic study of 1765 cases with long-term follow-up. Am J Surg Pathol. 2005;29(1):52–68.

13. Verweij J, et al. Progression-free survival in gastrointestinal stromal tumours with high-dose imatinib: randomised trial. Lancet. 2004;364(9440):1127–34.

14. Foo WC, Liegl-Atzwanger B, Lazar AJ. Pathology of gastrointestinal stromal tumors. Clin Med Insights Pathol. 2012;5:23–33.

15. Andersson J, et al. NF1-associated gastrointestinal stromal tumors have unique clinical, phenotypic, and genotypic characteristics. Am J Surg Pathol. 2005;29(9):1170–6.

16. Miettinen M, et al. Gastrointestinal stromal tumors in patients with neurofibromatosis 1: a clinicopathologic and molecular genetic study of 45 cases. Am J Surg Pathol. 2006;30(1):90–6.

17. Kinoshita K, et al. Absence of c-kit gene mutations in gastrointestinal stromal tumours from neurofibromatosis type 1 patients. J Pathol. 2004;202(1):80–5.

18. 1.2015, N.C.C.N.S.T.S.G.V. http://www.nccn.org/professionals/physician_gls/pdf/sarcoma.pdf. Accessed 24 Mar 2015.

19. 3.2012, N.C.C.N.S.T.S.G.V. http://www.nccn.org/professionals/physician_gls/pdf/sarcoma.pdf. Accessed 24 Dec 2012.

20. Corless CL, Fletcher JA, Heinrich MC. Biology of gastrointestinal stromal tumors. J Clin Oncol. 2004;22(18):3813–25.

21. West RB, et al. The novel marker, DOG1, is expressed ubiquitously in gastrointestinal stromal tumors irrespective of KIT or PDGFRA mutation status. Am J Pathol. 2004;165(1):107–13.

22. Novelli M, et al. DOG1 and CD117 are the antibodies of choice in the diagnosis of gastrointestinal stromal tumours. Histopathology. 2010;57(2):259–70.

23. Lennartsson J, et al. Normal and oncogenic forms of the receptor tyrosine kinase kit. Stem Cells. 2005;23(1):16–43.

24. Corless CL, Barnett CM, Heinrich MC. Gastrointestinal stromal tumours: origin and molecular oncology. Nat Rev Cancer. 2011;11(12):865–78.

25. Heinrich MC, et al. Kinase mutations and imatinib response in patients with metastatic gastrointestinal stromal tumor. J Clin Oncol. 2003;21(23):4342–9.

26. Janeway KA, et al. Pediatric KIT wild-type and platelet-derived growth factor receptor alpha-wild-type gastrointestinal stromal tumors share KIT activation but not mechanisms of genetic progression with adult gastrointestinal stromal tumors. Cancer Res. 2007;67(19):9084–8.

27. Hostein I, et al. BRAF mutation status in gastrointestinal stromal tumors. Am J Clin Pathol. 2010;133(1):141–8.

28. Agaram NP, et al. Novel V600E BRAF mutations in imatinib-naive and imatinib-resistant gastrointestinal stromal tumors. Genes Chromosomes Cancer. 2008;47(10):853–9.

29. NCT02034110. U.S.N.I.o.H.E.a.S.o.t.C.T.o.D.a.T.i.S.W.B.V.E.-M.R.C.C.g.i.

30. Miranda C, et al. KRAS and BRAF mutations predict primary resistance to imatinib in gastrointestinal stromal tumors. Clin Cancer Res. 2012;18(6):1769–76.

31. Eisenberg BL, Judson I. Surgery and imatinib in the management of GIST: emerging approaches to adjuvant and neoadjuvant therapy. Ann Surg Oncol. 2004;11(5):465–75.

32. Ryan DP, et al. A phase II and pharmacokinetic study of ecteinascidin 743 in patients with gastrointestinal stromal tumors. Oncologist. 2002;7(6):531–8.

33. Edmonson JH, et al. Contrast of response to dacarbazine, mitomycin, doxorubicin, and cisplatin (DMAP) plus GM-CSF between patients with advanced malignant gastrointestinal stromal tumors and patients with other advanced leiomyosarcomas. Cancer Invest. 2002;20(5–6):605–12.

34. Trent JC, et al. A two-arm phase II study of temozolomide in patients with advanced gastroin-

testinal stromal tumors and other soft tissue sarcomas. Cancer. 2003;98(12):2693–9.

35. Siehl J, Thiel E. C-kit, GIST, and imatinib. Recent Results Cancer Res. 2007;176:145–51.

36. Joensuu H, et al. Effect of the tyrosine kinase inhibitor STI571 in a patient with a metastatic gastrointestinal stromal tumor. N Engl J Med. 2001;344(14):1052–6.

37. Scaife CL, et al. Is there a role for surgery in patients with "unresectable" cKIT+ gastrointestinal stromal tumors treated with imatinib mesylate? Am J Surg. 2003;186(6):665–9.

38. Fiore M, et al. Preoperative imatinib mesylate for unresectable or locally advanced primary gastrointestinal stromal tumors (GIST). Eur J Surg Oncol. 2009;35(7):739–45.

39. Dematteo RP, et al. Adjuvant imatinib mesylate after resection of localised, primary gastrointestinal stromal tumour: a randomised, double-blind, placebo-controlled trial. Lancet. 2009;373(9669):1097–104.

40. Joensuu H, et al. One vs three years of adjuvant imatinib for operable gastrointestinal stromal tumor: a randomized trial. JAMA. 2012;307(12):1265–72.

41. NCT00103168. U.S.N.I.o.H.I.m.o.o.o.i.t.p.w.h.u.s.f.l.g.s.t.E.C.g.I. http://clinicaltrials.gov/ct2/show/NCT00103168?term=EORTC+62024&rank=1. Accessed 24 Mar 2015.

42. Casali PG, Le Cesne A, Velasco AP, Kotasek D, Rutkowski P, Hohenberger P, Fumagalli E, Judson IR. Imatinib failure-free survival (IFS) in patients with localized gastrointestinal stromal tumors (GIST) treated with adjuvant imatinib (IM): the EORTC/AGITG/FSG/GEIS/ISG randomized controlled phase III trial. J Clin Oncol. 2013;31(15 Suppl):Abstract 10500.

43. http://clinicaltrials.gov/ct2/show/record/NCT00867113. Accessed 24 Mar 2015. U.S.N.I.o.H. F.y.a.i.m.G.i.G.s.t.P.C.g.i.N.

44. Eisenberg BL, et al. Phase II trial of neoadjuvant/adjuvant imatinib mesylate (IM) for advanced primary and metastatic/recurrent operable gastrointestinal stromal tumor (GIST): early results of RTOG 0132/ACRIN 6665. J Surg Oncol. 2009;99(1):42–7.

45. Wang D, et al. Phase II trial of neoadjuvant/adjuvant imatinib mesylate for advanced primary and metastatic/recurrent operable gastrointestinal stromal tumors: long-term follow-up results of Radiation Therapy Oncology Group 0132. Ann Surg Oncol. 2012;19(4):1074–80.

46. Blesius A, et al. Neoadjuvant imatinib in patients with locally advanced non metastatic GIST in the prospective BFR14 trial. BMC Cancer. 2011;11:72.

47. van Oosterom AT, et al. Safety and efficacy of imatinib (STI571) in metastatic gastrointestinal stromal tumours: a phase I study. Lancet. 2001;358(9291):1421–3.

48. Blanke CD, et al. Phase III randomized, intergroup trial assessing imatinib mesylate at two dose levels in patients with unresectable or metastatic gastrointestinal stromal tumors expressing the kit receptor tyrosine kinase: S0033. J Clin Oncol. 2008;26(4):626–32.

49. von Mehren M, Blanke C, Joensuu H, Heinrich M, Roberts P, Eisenberg B, et al. High Incidence of durable responses induced by imatinib mesylate (Gleevec) in patients with unresectable and metastatic gastrointestinal stromal tumors (GISTs) (abstract # 1608). Proceedings of the American Society of Clinical Oncology. 2002.

50. Demetri GD, et al. Efficacy and safety of imatinib mesylate in advanced gastrointestinal stromal tumors. N Engl J Med. 2002;347(7):472–80.

51. von Mehren M, Heinrich M, Joensuu H, et al. Follow up results after 9 years (yrs) of the ongoing, phase II B2222 trial of imatinib mesylate (IM) in patients (pts) with metastatic or unresectable kit+gastrointestinal stromal tumors (GIST). [Abstract] J Clin Oncol. 2011;29(15_Suppl):Abstract 10016.

52. Debiec-Rychter M, et al. KIT mutations and dose selection for imatinib in patients with advanced gastrointestinal stromal tumours. Eur J Cancer. 2006;42(8):1093–103.

53. Heinrich MC, et al. Correlation of kinase genotype and clinical outcome in the North American Intergroup Phase III Trial of imatinib mesylate for treatment of advanced gastrointestinal stromal tumor: CALGB 150105 Study by Cancer and Leukemia Group B and Southwest Oncology Group. J Clin Oncol. 2008;26(33):5360–7.

54. Gastrointestinal Stromal Tumor Meta-Analysis Group (MetaGIST). Comparison of two doses of imatinib for the treatment of unresectable or metastatic gastrointestinal stromal tumors: a meta-analysis of 1,640 patients. J Clin Oncol. 2010;28(7):1247–53.

55. Blay JY, et al. Prospective multicentric randomized phase III study of imatinib in patients with advanced gastrointestinal stromal tumors comparing interruption versus continuation of treatment beyond 1 year: the French Sarcoma Group. J Clin Oncol. 2007;25(9):1107–13.

56. Patrikidou A, et al. Influence of imatinib interruption and rechallenge on the residual disease in patients with advanced GIST: results of the BFR14 prospective French Sarcoma Group randomised, phase III trial. Ann Oncol. 2013;24(4):1087–93.

57. Benjamin RS, et al. Gastrointestinal stromal tumors II: medical oncology and tumor response assessment. Semin Oncol. 2009;36(4):302–11.

58. Corless CL, et al. PDGFRA mutations in gastrointestinal stromal tumors: frequency, spectrum and in vitro sensitivity to imatinib. J Clin Oncol. 2005;23(23):5357–64.

59. Biron P, e.a.O.o.p.p.w.P.D.V.m.g.s.t.G.t.w.i.I.f.a.d.J.C.O.

60. Blanke CD, et al. Long-term results from a randomized phase II trial of standard- versus higher-dose imatinib mesylate for patients with unresectable or metastatic gastrointestinal stromal tumors expressing KIT. J Clin Oncol. 2008;26(4):620–5.

61. Chen LL, et al. A missense mutation in KIT kinase domain 1 correlates with imatinib resistance in gastrointestinal stromal tumors. Cancer Res. 2004;64(17):5913–9.

62. Antonescu CR, et al. Acquired resistance to imatinib in gastrointestinal stromal tumor occurs through secondary gene mutation. Clin Cancer Res. 2005;11(11):4182–90.

63. Heinrich MC, et al. Molecular correlates of imatinib resistance in gastrointestinal stromal tumors. J Clin Oncol. 2006;24(29):4764–74.

64. Wakai T, et al. Late resistance to imatinib therapy in a metastatic gastrointestinal stromal tumour is associated with a second KIT mutation. Br J Cancer. 2004;90(11):2059–61.

65. Liegl B, et al. Heterogeneity of kinase inhibitor resistance mechanisms in GIST. J Pathol. 2008;216(1):64–74.

66. Loughrey MB, et al. Polyclonal resistance in gastrointestinal stromal tumor treated with sequential kinase inhibitors. Clin Cancer Res. 2006;12(20 Pt 1):6205–6; author reply 6206–7.

67. Rankin C, von Mehren M, Blanke CD, Benjamin R, Fletcher CD, Bramwell VH, et al. Dose effect of imatinib (IM) in patients (pts) with metastatic GIST – Phase III Sarcoma Group Study S0033. J Clin Oncol. 2004 ASCO Annual meeting proceedings (post-meeting edition). 2004;22(14S (July 15 Suppl)):9005.

68. George S, et al. Clinical evaluation of continuous daily dosing of sunitinib malate in patients with advanced gastrointestinal stromal tumour after imatinib failure. Eur J Cancer. 2009;45(11):1959–68.

69. Demetri GD, et al. Efficacy and safety of sunitinib in patients with advanced gastrointestinal stromal tumour after failure of imatinib: a randomised controlled trial. Lancet. 2006;368(9544):1329–38.

70. George S, et al. Efficacy and safety of regorafenib in patients with metastatic and/or unresectable GI stromal tumor after failure of imatinib and sunitinib: a multicenter phase II trial. J Clin Oncol. 2012;30(19):2401–7.

71. Demetri GD, et al. Efficacy and safety of regorafenib for advanced gastrointestinal stromal tumours after failure of imatinib and sunitinib (GRID): an international, multicentre, randomised, placebo-controlled, phase 3 trial. Lancet. 2013;381(9863):295–302.

72. Kindler HL, Campbell NP, Wroblewski K, et al. Sorafenib (SOR) in patients (pts) with imatinib (IM) and sunitinib (SU)-resistant (RES) gastrointestinal stromal tumor (GIST): final results of a University of Chicago Phase II consortium trial. J Clin Oncol. 2011;29(15_ Suppl):Abstract 10009.

73. Park SH, et al. Sorafenib in patients with metastatic gastrointestinal stromal tumors who failed two or more prior tyrosine kinase inhibitors: a phase II study of Korean gastrointestinal stromal tumors study group. Invest New Drugs. 2012;30(6):2377–83.

74. Montemurro M, et al. Sorafenib as third- or fourth-line treatment of advanced gastrointestinal stromal tumour and pretreatment including both imatinib and sunitinib, and nilotinib: a retrospective analysis. Eur J Cancer. 2012;49(5):1027–31.

75. Kefeli U, et al. Efficacy of sorafenib in patients with gastrointestinal stromal tumors in the third- or fourth-line treatment: a retrospective multicenter experience. Oncol Lett. 2013;6(2):605–11.

76. Demetri GD, et al. A phase I study of single-agent nilotinib or in combination with imatinib in patients with imatinib-resistant gastrointestinal stromal tumors. Clin Cancer Res. 2009;15(18):5910–6.

77. Sawaki A, et al. Phase 2 study of nilotinib as third-line therapy for patients with gastrointestinal stromal tumor. Cancer. 2011;117(20):4633–41.

78. Reichardt P, et al. Phase III study of nilotinib versus best supportive care with or without a TKI in patients with gastrointestinal stromal tumors resistant to or intolerant of imatinib and sunitinib. Ann Oncol. 2012;23(7):1680–7.

79. Dewaele B, et al. Activity of dasatinib, a dual SRC/ABL kinase inhibitor, and IPI-504, a heat shock protein 90 inhibitor, against gastrointestinal stromal tumor-associated PDGFRAD842V mutation. Clin Cancer Res. 2008;14(18):5749–58.

80. Trent JC, Wathen K, von Mehren M, et al. A phase II study of dasatinib for patients with imatinib-resistant gastrointestinal stromal tumor (GIST). J Clin Oncol. 2011 ASCO Annual meet-

ing proceedings (post-meeting edition). 2011;29(15_Suppl (May 20 Supplement)):10006.

81. Ganjoo KN, et al. A multicenter phase II study of pazopanib in patients with advanced gastro-intestinal stromal tumors (GIST) following failure of at least imatinib and sunitinib. Ann Oncol. 2014;25(1):236–40.

82. Dubreuil P, et al. Masitinib (AB1010), a potent and selective tyrosine kinase inhibitor targeting KIT. PLoS One. 2009;4(9):e7258.

83. Davis MI, et al. Comprehensive analysis of kinase inhibitor selectivity. Nat Biotechnol. 2011;29(11):1046–51.

84. Soria JC, et al. Phase 1 dose-escalation study of oral tyrosine kinase inhibitor masitinib in advanced and/or metastatic solid cancers. Eur J Cancer. 2009;45(13):2333–41.

85. Adenis A, et al. Masitinib in advanced gastrointestinal stromal tumor (GIST) after failure of imatinib: a randomized controlled open-label trial. Ann Oncol. 2014;25(9):1762–9.

86. Health U.S.N.I.o. A phase 3 study to evaluate efficacy and safety of masitinib in comparison to sunitinib in patients with gastrointestinal stromal tumour after progression with imatinib. ClinicalTrials.gov identifier NCT01694277.

第14章

转移性 GIST 的多模式治疗

David A. Mahvi，Emily Z. Keung，Chandrajit P. Raut

1.引言

GIST 约占胃肠道肉瘤的 80%。原发性肿瘤最常见于胃(40%~60%)，其次是小肠和结肠。GIST 主要转移到肝脏和腹膜，罕见的转移部位包括淋巴结(通常为儿童型 GIST)、肺和骨。

与其他肿瘤一样，在确诊为 GIST 后，其预后及 5 年 OS 受肿瘤范围的显著影响。当代，由于靶向酪氨酸激酶抑制剂的广泛使用，局限性 GIST 患者的 5 年 OS 达 91%。相比之下，局部晚期和转移性 GIST 的 5 年 OS 分别为 74% 和 48%[1]。晚期或转移性 GIST 中位 OS 为 51~57 个月[2]。

本章将首先概述 TKI 在转移性 GIST 治疗中的作用。接下来，将讨论全身化疗、放疗和腹腔热灌注化疗(HIPEC)的作用。最后，探讨手术治疗在转移性 GIST 治疗中的作用。

2.酪氨酸激酶抑制剂

2.1 伊马替尼

随着伊马替尼(Gleevec)的引入，转移性 GIST 的治疗和预后发生了显著变化。1998 年，Hirota 及其同事[3]报道 GIST 通常有编码酪氨酸激酶受体(RTK)*KIT* 基因的获得性突变。将 CD117 作为 GIST 的敏感标志物[4]并证明 Cajal 间质细胞很可能是起源细胞，从而进一步认识该病[5]。这项工作将有利于未来的治疗方案的选择。

伊马替尼是一种 TKI，最初于 20 世纪 90 年代开发，靶向作用于融合蛋白 BCL-ABL，用于治疗 CML。这种激活状态的 RTK 大多数是由 CML 患者的 9 号染色体和 22 号染色体相互易位而产生的。大约 95% 的 GIST 表现出 KIT(CD117)病理性过表达[6]。伊马替尼被发现对酪氨酸激酶结构域 abl、*KIT* 和 PDGFR 具有特异性[7]。Tuveson 等首次证实伊马替尼具有体外抗 GIST 细胞系的活性[8]。这些发现提示了 Joensuu 等用该药治疗一位芬兰患者[9]。这例患者经过多次手术切除和化疗疾病仍进展，服用伊马替尼后在 MRI 和 PET 扫描中出现肿瘤消退。

这为后续研究伊马替尼在晚期 GIST 中的应用提供了契机，包括两项随机对照试验。S0033 Ⅲ 期临床试验[10]在 746 例晚期 GIST 患者中比较了标准剂量(400mg/d)和高剂量(800mg/d)伊马替尼，以评估药物剂量是否对 PFS 或 OS 有影响。两种给药方案在 PFS(18 个月对 20 个月)或 OS(55 个月对 51 个月)方面没有显著差异。然而，在这个试验中按标准剂量的进展患者被转换至 800mg 伊马替尼的剂量。在这些患者中，3%患者显示出部分缓解(PR)和 28%病情稳定(SD)，中位 PFS 为 5 个月，中位 OS 为 19 个月。过去传统全身化疗的 2 年 OS 为 25%，而现在 2 年 OS 为 70%。研究者认为，使用标准剂量的伊马替尼作为转移性 GIST 的一线治疗并在疾病进展时增加剂量是合理的。

欧洲癌症研究与治疗组织(EORTC)在欧洲和澳大利亚对 946 例患者进行了类似的研究(EORTC 62005)[11]。两组间的完全缓解率 CR(5%)、PR(47%)和 SD(32%)相似。然而，伊马替尼高剂量组的 PFS 显著增加(50%对 44%，$P=0.026$)。但在 40 个月的中位随访中，PFS 的这种差异并没有持续存在，也未发现 OS 的显著差异[12]。

在这两项试验中，较高剂量的伊马替尼与较高的不良反应发生率有关。最常见的毒性反应为贫血、中性粒细胞减少、心脏毒性、恶心/腹泻和出血。在 S0033 中，相较于低剂量组中的 149 个不良事件相比，高剂量组有 219 个 3 级或更高级别的不良反应，其中包括两例死亡[10]。

法国肉瘤研究小组Ⅲ期试验[13]讨论了是否对持续应答的患者停用伊马替尼治疗的问题，该试验包括 50 例接受伊马替尼治疗 1 年、3 年和 5 年后的无疾病进展的患者。在持续服用伊马替尼的组中，2 年 PFS 为 80%，而停用伊马替尼的患者仅为 16%。3 级或更高级的不良反应没有差异。因此，没有发生明显的副作用时，伊马替尼应继续用于对治疗有反应的患者。

约 14%的 GIST 对伊马替尼原发耐药，即在伊马替尼治疗后的 6 个月内肿瘤进展[14]。具有原发耐药性(因此不可能对伊马替尼有反应)的肿瘤通常具有 *PDGFRA* 突变(特别是 *PDGFRA* 18 号外显子 D842V)或者无 *KIT* 或 *PDGFRA* 突变(所谓的"野生型")[15]。继发性耐药定义为治疗 6 个月后的疾病进展，通常是由于克隆演化，同一基因发生继发性突变。最常见的继发性突变发生在 *KIT* 的 13,14 和 17 号外显子[16,17]。对伊马替尼的客观临床反应与肿瘤的基因型有关。*KIT* 基因 11 号外显子突变的患者中位无病生存时间较长，中位 OS 较长。Heinrich 等[16]研究表明在接受伊马替尼治疗的患者中，相比于 *KIT* 9 号外显子突变(44.7%，$P=0.007$)和野生型(44.6%，$P=0.002$)的患者，*KIT* 基因 11 号外显子突变的患者有着更高的 CR/PR(71.7%)。来自 S0033 和 EORTC 62005 试验的数据分析表明 800mg 剂量更有效，因此推荐用于 *KIT* 9 号外显子突变的患者[18]。随着药物基因组学在临床肿瘤中的应用越来越广泛，可能会继续识别受益于伊马替尼和其他 TKI 的遗传亚群。

NCCN[19]推荐即使疾病进展也应继续 TKI 治疗，进展可能只发生在一部分肿瘤或多灶性肿瘤的有限病灶中;因此，停用 TKI 治疗将导致更加快速和弥漫性的肿瘤进展，以及生存期的缩短。此外，伊马替尼应服用到手术当日，并在患者可耐受口服摄入时重新开始给药。

2.2　舒尼替尼

舒尼替尼(Sutent)是转移性 GIST 的二线治疗药物。2006 年发表的一项Ⅲ期双盲、安慰剂对照试验[20],舒尼替尼用于治疗 312 例疾病进展或不耐受伊马替尼治疗的晚期 GIST 患者。患者以 2:1 的比例随机分组,接受舒尼替尼或安慰剂治疗。接受舒尼替尼治疗患者的中位 TTP(主要终点)为 27.3 周,而安慰剂组为 6.4 周。主要不良反应包括疲劳、恶心和腹泻。鉴于舒尼替尼组具有显著的 PFS 获益,在第一次中期分析中,该研究取消盲法,允许患者交叉。最初随机分配给予安慰剂的 118 例患者中,有 103 例患者交叉接受舒尼替尼治疗。长期随访期间,使用舒尼替尼治疗的患者中位 OS 为 72.7 周。秩保持结构失效分析,安慰剂组的中位 OS 为 64.9 周,考虑到交叉时,安慰剂组预计的矫正 OS 为 39.0 周[21]。

上述试验使用 50mg 舒尼替尼治疗 4 周,随后停药 2 周。鉴于这种间歇给药方案的潜在危害,在Ⅱ期研究[22]中,60 例伊马替尼耐药或伊马替尼不耐受的患者每日连续给予舒尼替尼 37.5mg。他们报道在另外 40% 的患者中,SD>24 周的部分缓解率为 13%。总体而言,连续给药的中位 PFS 为 34 周,OS 为 107 周。与间歇给药相比,不良事件没有增加。研究者总结连续给药是可接受的替代方案。

对舒尼替尼治疗的反应性与特定的基因突变相关。*KIT* 获得性继发突变是 GIST 中伊马替尼耐药的主要机制[16,17]。在Ⅱ期临床试验[23-25]中,伊马替尼不耐受或使用伊马替尼治疗后疾病进展的 97 例患者接受舒尼替尼治疗,并将其分为 *KIT* 9 号外显子突变、11 号外显子突变和 *KIT-PDGFRA* "野生型"突变。58% 的 *KIT* 9 号外显子突变患者和 34% 的 *KIT* 11 号外显子突变患者和 56% 的 *KIT PDGFRA* "野生型"突变患者实现>6 个月的 PR 或 SD。9 号外显子和 11 号外显子的 PR 分别为 37% 和 5%。PFS 分别为 19.4 个月(9 号外显子)、19 个月("野生型")和 5.1 个月(11 号外显子)。OS 分别为 26.9 个月(9 号外显子)、30.5 个月("野生型")和 12.3 个月(11 号外显子)。在 11 号外显子继发性突变患者中,*KIT* 13 号或 14 号外显子继发性突变的患者中位 PFS 分别为 7.8 个月,OS 为 13 个月,而 17 号或 18 号外显子继发性突变的患者中位 PFS 为 2.3 个月,OS 为 4 个月。这些研究强调了 GIST 基因型对舒尼替尼反应性的重要性。

舒尼替尼是伊马替尼治疗失败的 GIST 患者的标准治疗。NCCN 指南推荐手术前 5~7 天停用舒尼替尼,并在手术后约 2 周重新开始服用[19]。但是,根据我们的经验,在手术前 72 小时停止舒尼替尼是安全的,术后患者在家中接受常规饮食的情况下恢复舒尼替尼的治疗。

一项韩国的Ⅲ期试验[26]评估那些伊马替尼和舒尼替尼治疗失败后转移或不可切除的患者恢复伊马替尼治疗与安慰剂治疗的效果。所有 81 例患者在一线伊马替尼治疗至少 6 个月后都出现 PR 或 SD,但在随后伊马替尼和舒尼替尼治疗时疾病进展。中位 PFS 为 1.8 个月,而安慰剂为 0.9 个月,HR 为 0.46。因此,恢复伊马替尼治疗优于安慰剂,但仅延缓了约 1 个月的进展。

2.3　瑞戈非尼

　　FDA 批准用于治疗 GIST 的最新 TKI 是瑞戈非尼(stivarga)。瑞戈非尼抑制多种靶点,包括 KIT、RET、VEGFR 1-3、PDGFRB 和 BRAF[27]。一项Ⅲ期随机、双盲、安慰剂对照试验包括了 199 例对伊马替尼和舒尼替尼耐药的 GIST 患者[28]。患者以 2:1 的比例随机分配给予瑞戈非尼或安慰剂,并在疾病进展时允许安慰剂组交叉使用瑞戈非尼。每日给予 160mg 的剂量连续 3 周,间歇 1 周。瑞戈非尼组的中位 PFS 为 4.8 个月,安慰剂组为 0.9 个月(HR:0.27)。此外,瑞戈非尼组的 PR 或 SD 为 75.9%,安慰剂组为 34.8%。最常见的 3 级或更高级别的不良反应是高血压、手足皮肤反应和腹泻。由于瑞戈非尼可导致明显的肝毒性,因此建议开始治疗前及服药后 2 个月内每 1 周行肝功能检测[29]。瑞戈非尼现已获 FDA 批准,并被推荐作为疾病进展或伊马替尼或舒尼替尼不耐受的转移性和(或)不能切除 GIST 患者的三线 TKI 药物。它也可假设用于某些特定基因型肿瘤的二线治疗。瑞格非尼对 KIT 17 号外显子突变显示出更高的有效性,而舒尼替尼对 KIT 13 号和 14 号外显子突变显示出更高的疗效。然而,由于不会对常规的肿瘤复发行基因分型,因此药物治疗的顺序可以是伊马替尼、舒尼替尼,然后是瑞戈非尼。

2.4　尼罗替尼

　　尼罗替尼与伊马替尼作为不可切除或转移性 GIST 一线治疗药物的Ⅲ期临床试验[31]在伊马替尼组 2 年 PFS 明显高于尼罗替尼组(59.2%对 51.6%)时提前终止。尽管尼罗替尼可能对含有 KIT 11 号外显子突变但不能服用伊马替尼的肿瘤患者具有潜在作用, 但通常在尝试使用尼罗替尼等药物之前,应首先应用 FDA 批准的药物治疗[15]。

2.5　其他酪氨酸激酶抑制剂

　　还有多种处于不同研究阶段的 TKI 作为转移性 GIST 的潜在替代靶向药物[15,30]。索拉非尼(sorafenib)、瓦塔拉尼(vatalanib)、多维替尼(dovitinib)、帕唑帕尼(pazopanib)、马西替尼(masitinib)、西地立尼(cedirinib)和克伦塔利尼(crenolanib)均已完成Ⅱ期临床试验。进一步的研究,包括更有前景的药物的Ⅲ期临床试验正在进行中。

2.6　其他分子靶向抑制剂

　　酪氨酸激酶抑制剂仍然是晚期 GIST 的主要分子靶向药物, 其他分子靶点也正在研究中[30]。热休克蛋白 90(HSP90)有助于稳定肿瘤生长所需的蛋白质。BIIB021、AT13387 和 AUY922 都是目前处于Ⅱ期试验中 HSP90 的抑制剂。Ganetespib 和瑞他霉素(retaspimycin)显示出有限的临床活性及较高的致死率, 并且不再将它们对 GIST 的治疗做积极研究。PI3K-AKT-mTOR 抑制剂(哌立福辛、依维莫司、西罗莫司、替西罗莫司)、单克隆抗体奥拉单抗(olaratumab)和胰岛素样生长因子 1 受体抑制剂林西替尼(linsitinib)是针对晚期 GIST 的热门研究药物类别。

3.化疗

3.1 全身化疗

已经进行了许多研究来评估用于治疗转移性 GIST 的各种化学治疗剂。这些试验早于伊马替尼,试验的进行开始于 GIST 尚不能确诊的时候。GIST 通常对传统的细胞毒性化疗药物无效。阿霉素[32-38]、达卡巴嗪[32-34,38]、异环磷酰胺[33,34,39-42]、依托泊苷[39]、顺铂[38]、紫杉醇[43]、吉西他滨[37,40]和多西紫杉醇[36]均已在转移性 GIST 中进行了研究。除一项研究外,其余所有研究的疾病部分缓解率均低于 15%(3/11 患者对阿霉素、达卡巴嗪和异环磷酰胺的联合治疗应答)。此外,很多研究没有区分 GIST 和平滑肌肉瘤,并且亚组分析表明,以常规化疗治疗 GIST 患者的效果更差。随着 TKI 的出现,传统的全身化疗不再是转移性 GIST 的标准治疗方法。

3.2 腹腔热灌注化疗

HIPEC 是将加热的化疗药物直接输送至腹腔,让腹膜浸泡于其中,而不是静脉输液。鉴于 HIPEC 对其他肿瘤(如腹膜假黏液瘤、结肠直肠癌和阑尾肿瘤)的腹膜转移病灶的潜在益处,人们对其在转移性 GIST 中的潜在效应有一定的兴趣。HIPEC 通常与细胞减灭术(CRS)联合应用,其目标是完全(R0/R1)切除。

在 TKI 出现之前,有少数关于腹膜肉瘤的研究,其中也包括 GIST 亚组。Baratti 等[44]研究了 8 例 GIST 患者,他们接受 CRS 和 HIPEC 联合顺铂和多柔比星或丝裂霉素–C 的治疗。7 例患者达到肉眼上完全肿瘤减灭。然而,OS 仅为 18.2 个月, 是该队列中最短的肉瘤亚组。Rossi 等[45]发表一系列文章,关于 60 例腹膜肉瘤患者接受细胞减灭手术和顺铂/多柔比星 HIPEC,其中 14 例患有 GIST。中位 OS 为 34 个月,多因素分析显示肿瘤组织学对 OS 无明显预测作用;但是,本系列中未报道 GIST 具体的 OS。

Bryan 等[46]对前瞻性数据库进行了回顾性分析,研究了 1992—2012 年在 Wake Forest 接受 HIPEC 联合或不联合丝裂霉素–C 治疗,随后进行 CRS 的 16 例腹膜播散 GIST 患者,并引入了持续性的 TKI 治疗。两例患者因疾病复发进行了额外的 HIPEC 治疗。18 例患者中有 13 例实现了 R0/R1 细胞减灭,该亚组的中位 OS 为 3.33 年。6 例患者未接受过 TKI 治疗。接受 TKI 患者的中位 OS 为 7.89 年, 而没有接受 TKI 的为 1.04 年。值得注意的是, 即使是用 HIPEC 进行 R0/R1 切除但没有辅助任何 TKI 治疗的患者, 其中位 OS 仅为 1.09 年。在接受 TKI 治疗的 12 例患者中,11 例术前有 TKI 治疗,1 例无 TKI 治疗。5 例术前行 TKI 治疗进展的患者 R0/R1 切除率为 40%,中位 OS 为 1.35 年。相比之下,6 例术前行 TKI 治疗无疾病进展的患者 R0/R1 切除率为 83.3%(P=0.24),中位 OS 未达到(P=0.007)。研究者的结论是:在 TKI 成为标准治疗前接受 CRS/HIPEC 治疗的患者,或在 TKI 治疗疾病仍进展后接受 CRS/HIPEC

的患者中,CRS/HIPEC 均不能改善生存率。

Bonvalot 等[47]于 2005 年进行了一项随机试验,比较了腹腔肉瘤患者运用 CRS 联合HIPEC 与单独用 CRS 的疗效。38 例患者中有 10 例患者患有 GIST。两组中位 OS 均为 29 个月。

目前的共识是 HIPEC 在治疗腹膜播散性 GIST 中没有明显作用。

4.放疗

一些研究评估了放疗(RT)在治疗 GIST 中的潜在作用。在多伦多[48]的一项研究中,给予 2 例患者的局部肿瘤术前 RT,给予 8 例患者术后残余肿瘤 RT。中位剂量为 45 Gy/1.8 次,评估的 9 例患者中有 6 例在放射区实现了长期局部控制。许多病例报道[49-51]表明,RT 可能是一种潜在有效的辅助手段,用于控制局部残留或复发性 GIST,使用剂量为 36~54Gy。对于转移性病变,日本的一项病例报道[52]描述了 1 例患有孤立性 11cm 的腹膜后转移病变的患者,该患者接受卡铂、表柔比星、溶链菌制剂和 51Gy RT。在 6 年后的随访中,肿瘤为 2cm。难以确定 RT 相对于其他治疗方式的潜在益处有多少。

伊马替尼可增加体外放射敏感性[53]。两个病例研究表明,伊马替尼联合 RT 是安全有效的。1 例不完全切除原发性盆腔 GIST 并伴肝脏转移灶的患者,随后用 54Gy 的骨盆照射和伊马替尼治疗[54]。尽管使用了高剂量伊马替尼,患者的肝脏病变最终仍然进展,但残留的盆腔肿瘤表现出放射学完全缓解。第 2 例患者是直肠 GIST,接受伊马替尼新辅助治疗和 RT[55]。RT 由于血液学毒性和直肠炎而被提前终止,但获得了良好的反应,患者能够进行低位前切除术。也有研究表明,RT 可以联合舒尼替尼(GIST 的二线治疗)。然而,这些研究并未具体评估 GIST 患者[56,57]。对接受索拉非尼和 RT 的肝癌患者进行的一项研究显示,40 例患者中有 7.5%的患者因严重肝毒性而死亡,提示应该避免使用这种治疗组合[58]。

Hurwitz 等[59]报道了 12 例局部进展和(或)有症状的转移性 GIST,经 RT 有所反应。使用 30Gy/10 次的合理低毒性 RT,12 例患者中有 11 例症状改善。Cuaron 等[60]报道了 15 例接受姑息 RT 的有症状患者,并报告了 6 个月的 PFS 为 57%,他们的部分缓解率为 94.4%,完全缓解率为 44.4%。

最近在芬兰进行的一项Ⅱ期前瞻性研究[61]中,25 例腹腔或肝脏肿瘤患者接受约 40Gy 的外照射 RT。所有患者在入组前都曾接受或无法耐受 TKI 治疗。2 例患者部分缓解,20 例患者目标病灶大小稳定超过 3 个月(中位稳定时间 16 个月),3 例患者进展。观察到一个 4 级事件(胆道坏死),但此治疗耐受性良好。该研究没有收集生活质量的数据。

GIST 的 RT 在某些情况下确实表现出潜在的有效性,即复发性疾病、寡转移性疾病、TKI 耐药性疾病、R1 或 R2 切除高风险病例的新辅助治疗以及症状反应性疾病。由于大多数转移部位都是腹腔内,以往由于 RT 对小肠和内脏结构的潜在毒性,故使用 RT 益处不大。三维调强适形 RT[62]和同步推量调强 RT 技术[63]的发展,允许更高辐射剂量的 RT 对腹部结构产生更少的毒性和更少的迟发性并发症[64]。

总体而言,尽管效果有限,RT 似乎在治疗那些 TKI 难治性且有症状的转移性 GIST 方面有潜力。然而,由于目前大部分的报告都是病例报告或病例系列,需要更多的研究来证实将 RT 用于治疗转移性 GIST 的时机。

5.转移性疾病的外科处理

在 TKI 治疗时期,手术切除在治疗转移性 GIST 方面发挥了新的作用。通过大样本多中心的回顾性分析,肯定了手术治疗在转移性 GIST 的确切作用。迄今为止,还没有随机试验来评估转移肿瘤切除联合 TKI 治疗的有效性。由于伊马替尼副作用较低,并且>80% 的患者对初始治疗有应答,所以患者可以长期维持伊马替尼治疗,但仅有 <6% 的患者会出现病理完全缓解[65,66],总的来说,伊马替尼治疗的中位进展时间约为 24 个月[67]。假设通过减少肿瘤负荷并消除潜在的耐药克隆,手术可延缓疾病进展并延长生存期。

5.1　细胞减灭术

单中心和多中心回顾性研究分析了转移瘤切除术后的转移性病变患者的长期疾病控制和更长的 OS(表 14.1)。

Raut 等[68]发表了一项大型研究,报道了经 TKI 治疗后接受手术治疗的转移性或局部晚期 GIST 患者的生存率。根据对 TKI 的反应将患者分为 3 组。23 例患者 PR 或 SD 被认为是可完全切除的。32 例患者局部进展,但重要的是,进展的肿瘤是可切除的。14 例为广泛或多灶性的转移性疾病。术后无疾病的比例分别为 78%、25% 和 7%。12 个月的 PFS 分别为 80%、33% 和 0。12 个月的 OS 分别为 95%、86% 和 0。此外,研究人员得出结论,表现为 SD 或局限性进展的可切除病灶的晚期 GIST 患者可从手术切除中获益。

Gronchi 等[71]在 38 例晚期 GIST 患者的研究中,同样显示了术前 TKI 治疗反应的重要性。在他们的队列中,有 27 例患者接受了转移瘤切除术且对伊马替尼治疗有应答。在这些有应答的患者中,12 个月 PFS 为 96%,24 个月 PFS 为 69%,12 个月疾病特异性生存(DSS)为 100%。相比之下,无应答者全部进展,12 个月的 DSS 为 60%。

DeMatteo 等[72]分析了 40 例转移性 GIST 患者,患者于术前接受伊马替尼治疗,继而在研究者的医疗中心进行了手术。患者被分类为有治疗反应、局灶性耐药(单个肿瘤生长)、多灶性耐药(多个肿瘤生长)。20 例有治疗反应的患者 2 年 PFS 为 61%,OS 为 100%。13 例局灶性耐药患者的中位疾病进展时间为 12 个月,2 年 OS 为 36%。7 例多灶性耐药的患者中位进展时间为 3 个月,1 年 OS 为 36%。

Rutkowski 等[69]报道了对 32 例晚期 GIST 患者行细胞减灭术的结果。在这些患者中,24 例对伊马替尼完全或部分缓解,而 8 例患者有进展,手术作为补救性治疗。对 TKI 治疗有反应的患者均进行了 R0/R1 切除。他们研究中的前 5 例患者术后未恢复伊马替尼治疗,有 4 例患者复发。随后的 19 例患者接受伊马替尼辅助治疗,仅 1 例复发。在对新辅助 TKI 治疗无反应的 8 例患者中,仅有 2 例患者进行了 R0/R1 切除,5 例患者中位时间为 12 个月时发生进展;1

表 14.1　回顾性系列报告转移性 GIST 的外科治疗

作者(研究年份)	患者	TKI	R0/R1 率	复发/PFS	生存	预测因素
Raut(2006)[68]	23 例 SD/PR 32 例局部进展(LP) 14 例广泛进展(GP)	全部	SD/PR:78% LP:25% GP:7%	SD/PR:80% LR:33% GP:0	12 个月 OS: SD/PR:95% LP:86%,GP:0%	TKI 反应力
Rutkowski(2006)[69]	24 例 SD/PR 8 例进展性疾病	全部	SD/PR:24/24 PD:5/8	中位复发时间:17 个月 (SD/PR)对 12 个月 (PD)	N/A	前 5 个患者，术后未继续使用伊马替尼，其中 4 个复发；后续 19 例患者仅 1 例复发，中位随访时间 12 个月
Boivalot(2006)[70]	12 例计划行转移切除术 5 例局部晚期 5 例情况紧急	12/12	10/12	中位值:23.4 个月(包括 5 例局部晚期)	2 年 OS:62%(所有患者)	
Gronchi(2007)[71]	共 35 例 27 例对 TKI 治疗有反应，8 例无反应	全部	反应:24/27 无反应:4/8	12 个月 PFS:96%对 0; 24 个月 PFS:69%	12 个月 DSS:100%对 60%	TKI 反应力
DeMatteo(2007)[72]	20 例 SD/PR 13 例单灶进展 7 例多灶进展	全部	SD/PR:17/20 FR:6/13 MFP:2/7	SD/PR 的 2 年 PFS:61% 中位 TTP:FP 12 个月; MFP 3 个月	2 年 OS: SD/PR:100% FR:36% MFR 的 1 年 OS:36%	TKI 反应力
Andtbacka(2007)[73]	35 例复发 11 例局部进展	全部	复发:11/35 局部晚期:11/11	中位复发时间:15.1 个月	所有 R0 切除者均存活，不完全切除 OS: 307 个月;不完全切除者中位 OS:12 个月	伊马替尼初始反应，预测完全切除(91%对 4%)
Al-Batran(2007)[74]	9 例 FP 16 例 GP	全部	FP:9/9; GP:剂量增加	11.3 个月 (FP) 对 2.5 个月 (GP)	中位 OS:未达到(FP)对 22.8 个月(GP)	

(待续)

表 14.1（续）

作者（研究年份）	患者	TKI	R0/R1 率	复发/PFS	生存	预测因素
Yeh(2010)[75]	14 例 PR/SD 21 例 LP 3 例 GP	全部	PR/SD:42.9% LP:4.8% GP:0	2 年 PFS: PR/SD:59.4% LP:35.9% GP:0	2 年 OS: PR/SD:6.96% LP:48.4% GP:0	LP 比 SD 的 *KIT* 9 号外显子更易产生继发性突变
Mussi(2010)[76]	49 例 PR/SD 31 例 FP	全部	PR/SD:88% FP:45%	2 年 PFS: PR/SD:64.4% FP:9.7%	5 年 DSS: 82.9% 对 67.6%	
Zaydfudim(2012)[77]	54 例手术 33 例未手术	32/54	35/54	1 年 PFS: PR:91% SD:58% DP:11%	1 年 OS: 手术为 98% 对 80%	手术组的 OS 和 PFS 与 TKI 反应相关。转移灶切除术优于单纯药物治疗（5 年 OS:65% 对 11%）
Bauer(2014)[78]	239 例	全部	177 例 R0/R1 62 例 R2	中位 PFS: 6.3 年对 3.4 年	中位 OS: 8.7 年对 5.3 年	女性；术前服用依马替尼时间较短；R0/R1 切除术；术前非进展性疾病和转移灶
Park(2014)[79]	42 例手术 92 例仅使用 TKI	全部	手术:62%	中位 PFS: 87.7 个月对 42.8 个月	中位 OS: 未达中位值对 88.8 个月	手术组年龄较小；较少的腹膜转移灶
Rubio-Casadevall (2015)[80]	27 例 PR/SD 期间行手术 20 例因 PD 行手术 124 例未手术	全部	PR/SD:20/27 PD:9/20	中位 PFS: 1 组为 73.4 个月对 2 组/3 组为 44.6 个月	中位 OS:87.6 个月对 59.9 个月	改善的 OS 与以下因素相关：ECOG 表现状态；疾病仅限一个转移器官；转移性切除术

例患者围术期死亡。与初始治疗无应答的患者相比，初始治疗有应答的患者术后服用伊马替尼可显著改善 PFS。

Bauer 等[78]发表了迄今为止最大规模的系列研究，报道了多中心 EORTC-STBSG 的数据。他们研究了 239 例在 TKI 治疗期间接受了转移瘤切除术的患者；177 例患者实现了 R0/R1 切除，62 例患者为 R2 切除。中位 OS 分别为 8.7 年和 5.3 年。中位 PFS 如下：R0/R1 切除术为 6.3 年，而接受 R2 切除的患者为 3.4 年。OS 相关的多因素分析显示，女性、术前伊马替尼治疗间隔时间短（25 个月对 8 个月）、R0/R1 切除、术前无进展性疾病和肝脏转移，都是积极的预后因素。不完全切除和减瘤手术不会产生生存获益。

NCCN 指南的切除指征如下[19]：

1.疾病稳定或对 TKI 治疗有反应（稳定/反应性疾病），且可能行广泛完全手术切除时。

2.TKI 治疗初始反应后单个肿瘤进展（指继发性耐药），而其他部位肿瘤保持稳定（局限性进展）。

3.紧急情况包括出血、穿孔、阻塞或脓肿。

尽管大多数专家同意先行 TKI 治疗，并根据 TKI 启动后 6 个月左右的疾病反应决定手术，但转移瘤切除术的时机尚未标准化。An 等[81]回顾性比较了初始肿瘤减灭术与伊马替尼治疗。他们比较了 35 例患者在伊马替尼治疗之前，对大于 75%体积的肿瘤行切除性的肿瘤减灭术，214 例未经手术即开始使用伊马替尼，提示细胞减灭术对预后无改善。Verweij 等在他们的随机试验中显示，比较 400mg 和 800mg 剂量的伊马替尼，达到最佳反应的中位时间为 3.5 个月，并且在 9 个月后肿瘤较前仅轻微缩小[11]。Fairweather 等人建议在 6~12 个月之间或 CT 分期图像无明显变化时进行手术[67]。NCCN 指南建议在 TKI 治疗 6~12 个月病情稳定后再手术[19]。尽管具有上述多项回顾性研究的资料，但 TKI 治疗后的细胞减灭术尚未显示优于 TKI 单独治疗。这只能通过随机临床试验来回答；由于权责问题，未继续进行此类尝试。因此，在这一点上，转移瘤切除术可能对某些个体有益，但应告知患者，与只用 TKI 治疗相比，没有数据证明细胞减灭术能够改善生存率。

Raut 等的一项研究[82]，回顾性分析了 50 例转移性 GIST 患者，他们在舒尼替尼治疗后接受了手术，以确定对舒尼替尼的反应是否与患者预后相关。50%的患者得到了完整切除（R0/R1）。切除的完整性、PFS 和 OS 与舒尼替尼的疗效并无明显相关性，这可能反映了在选择合适的舒尼替尼患者行手术时存在选择偏倚。

一般来说，切除术似乎有益于 PR 或 SD 的患者，也可能有益于孤立进展的患者。尽管尚未有研究评估手术切除与改变 TKI 治疗的关系，在监测中如果有几个孤立病灶进展，则切除是合理的。TKI 治疗后有广泛进展的患者，手术通常无济于事。全部转移灶都可以切除时，TKI 治疗可延长无病生存期。不完全切除仍可能通过去除耐药克隆来延长无进展间隔；只要剩余的肿瘤仍然对药物有反应，TKI 疗法仍然可以延长无病生存期。

重要的是，手术不是 TKI 治疗的替代方法。TKI 治疗通常持续至手术（术前 24 小时停止伊马替尼,舒尼替尼为术前 72 小时,瑞戈非尼为术前 1 周),并且所有接受手术的患者术后开始经口饮食后都应尽快恢复药物治疗。

5.2　肝切除

约 65% 的复发性 GIST 患者的转移部位是肝脏[83]。在伊马替尼出现之前,一些研究追踪了肝脏转移灶切除后患者的结局。DeMatteo 等[84]研究了 34 例 GIST 或胃肠道平滑肌肉瘤患者接受肝脏转移灶的完全切除术,发现中位生存期为 38 个月,5 年生存率为 30%。Nunobe 等[85]在他们研究的 18 例肝脏转移的 GIST 患者中发现了类似的结果,即中位生存期为 36 个月,5 年生存率为 34%。最后,Shima 等人[86]的研究显示,10 例患者肝切除术后中位生存期为 39 个月。值得注意的是,dela Fuente 等[87]对 43 例孤立性肝脏转移患者(34 例接受手术)和 16 例肝脏和腹膜转移患者(13 例接受手术)进行了比较。孤立性肝脏转移患者接受手术后有更长的 OS(40.5 个月对 28.7 个月,$P=0.620$),并且术后复发率更低(16/34 对 8/13,$P=0.08$),提示仅发生肝脏转移可能是预后略好的预测指标。EORTC 62005 研究的长期随访中进一步证实了这一点[72]。仅有肝脏转移的患者未达到中位 OS,仅有腹膜转移的患者中位 OS 为 7 年,肝脏和腹膜均转移患者的 OS 为 3.7 年。有趣的是,在反应期手术行完全切除的患者组中仅肝脏转移组未达到中位 OS,仅腹膜转移组为 8.7 年,两组中均有患者增加到 8.1 年。

伊马替尼问世后,多项研究表明,伊马替尼联合肝切除可以为孤立性肝脏转移患者提供长期疾病控制(表 14.2)。

Turley 等[90]研究了 1995 年至 2010 年间因转移性 GIST 进行肝切除术的 39 例患者。31 例患者接受了 TKI 治疗。接受 TKI 治疗的患者的 3 年 OS 为 71.9%,7 例未接受 TKI 治疗的患者 3 年 OS 为 0。他们还指出术前长时间(中位 18 个月)接受 TKI 治疗的患者倾向于 OS 恶化,因此建议不要无限期地延迟手术。他们的中位 OS 超过了以往报道单纯肝切除治疗转移性 GIST 的 36~47 个月[84-86,88]。

Xia 等[89]报道 39 例肝脏转移性 GIST 患者接受 6 个月新辅助伊马替尼治疗,随后行手术治疗和 2~4 周辅助治疗或单用伊马替尼治疗。手术组的 3 年 OS 为 89.5%,单用伊马替尼组的 3 年 OS 为 60%,差异具有统计学意义。术前 6 个月伊马替尼治疗效果不佳的患者,与未接受手术的患者相比,手术显著改善了 OS($P=0.04$)。

Zhu 等[93]研究了 42 例复发性肝脏或腹腔转移的 GIST 患者接受长期伊马替尼治疗而未行手术治疗。他们发现中位 OS 为 48 个月。值得注意的是,肝脏组中,疾病进展的中位时间较长(48 个月,仅有腹腔转移的患者为 39 个月,两者都有转移的患者为 33 个月),但此结果无统计学差异。仅肝脏转移组未达到中位 OS,其中 3 例患者在 3 年随访期间死亡。这表明肝脏转移和其他部位转移的患者仅用伊马替尼治疗是合理的。

NCCN[19]和 ESMO[94]均推荐对于肝脏转移灶切除的患者,即使完全切除,仍应无限期使用伊马替尼。

表 14.2　多模式治疗 GIST 肝脏转移后的系列报告结果

作者	患者(例)	术前 TKI	术后 TKI	R0 率	DFS	OS	影响因素
Pawlik (2006)[188]	36	15	11	N/A	1 年 52% 3 年 21% 5 年 16%	1 年 91% 3 年 65% 5 年 27%	辅助 TKI 治疗可致最长的中位 OS
Xia (2010)[189]	19	19	19	N/A	N/A	3 年 OS：手术组 89.53% 对非手术组 60%	手术对 OS 有益。手术也改善了对术前 TKI 反应较差患者的 OS
Ihriey (2012)[190]	39	19	27	92%	1 年 63% 3 年 34% 5 年 26%	1 年 97% 3 年 67%	手术和术后 TKI 提高生存率
Canaan (2014)[191]	11	11	9	64%	1 年 87% 2 年 62%	1 年 81% 2 年 71%	R0 切除和临床 TKI 反应会影响 OS
Bradvik (2015)[192]	49	围术期 39 例	围术期 39 例	47/49	5 年 35.7% 47.1%(TKI 治疗)对 9.5%(无 TKI)	5 年 55.3% 10 年 52.5%	伊马替尼提高了生存率

TKI：酪氨酸激酶抑制剂；DFS：无病生存率；OS：总生存率；R0：肉眼上完全切除，镜下切缘阴性。

6.监测

目前对于 GIST 患者没有标准化的随访方案。NCCN 指南[19]建议在 GIST 手术切除后患者每 3~6 个月进行一次腹部/盆腔 CT,并在开始 TKI 治疗后 3 个月内对晚期 GIST 患者进行 CT 扫描。ESMO 指南[94]也推荐在接受辅助治疗的患者前 3 年每 3~6 个月进行一次 CT 或 MRI 随访。在停止辅助治疗后,ESMO 进一步建议在前 2 年每 3 个月进行影像学随访,如果稳定,则减少影像学检查频率。

CT 扫描是经典的成像方式。GIST 通常表现为实性轮廓影,静脉造影时显著强化。由于肿瘤内出血和坏死,较大的肿瘤可能呈现不均匀。MRI 可用于 CT 扫描无法接受静脉造影的患者,也可以更好地评估肝脏和直肠 GIST[95],这在计划手术前尤为重要。

PET 扫描对检测 GIST 非常敏感, 但缺乏特异性。PET 虽然不是用于监测的独立成像模式,但可用于检测原发灶不明的肿瘤或解决 CT 难以确定的肿瘤[16]。可以考虑使用 PET 的另一种潜在情况是必须快速确定对治疗的反应。特别是,在治疗开始后的一天即可用 PET 扫描观察到 TKI 反应性,而标准 CT 扫描则需要 1~2 个月[96-98]。

对 TKI 治疗有反应的 GIST 变得更加均匀和低密度,并且有时也会随之体积缩小。当考虑 GIST 随访的两个主要标准体系(RECIST 和 Choi. RECIST)时,这一点很重要。RECIST(实体瘤的疗效评估标准)是首个制定的标准体系,它根据测量肿瘤大小的结果来确定治疗反应[99]。然而,据了解,这不一定非常适合 GIST 的监测,因为对 TKI 治疗的早期反应通常与肿瘤体积的减小不相关,并且 TKI 治疗中,肿瘤进一步进展的迹象通常是体积增大前出现新的高密度区域。据此,Choi 等[100]开发了一种使用肿瘤密度和大小的不同反应评估系统(表 14.3)。

一项比较 Choi 标准与 RECIST 标准的试验中[101],58 例接受伊马替尼治疗的晚期 GIST 患者,开始治疗 8 周后进行 CT 扫描。他们发现由 RECIST 标准评估的治疗反应组与 DDS 或肿

表 14.3　GIST 反应性的 Choi 标准

反应	定义
完全缓解	1.所有病灶均消退
	2.没有新的病灶
部分缓解	1.肿瘤大小下降≥10%;CT 示肿瘤密度(HU)下降≥15%
	2.没有新的病灶
	3.无明显的疾病进展
疾病稳定	1.不符合完全缓解、部分缓解或进展的标准
	2.没有因肿瘤进展而引起症状恶化
疾病进展	1.肿瘤大小增加≥10%,CT 扫描肿瘤密度(HU)不符合部分缓解标准
	2.出现新的病灶
	3.出现新的壁内结节或现有瘤内结节增大

瘤进展时间没有显著相关性。另一方面，Choi 反应组确定与两个终点相关。他们还发现，CT 的 Choi 标准与 PET 扫描具有较好的相关性[100,102]。

7.总结

对于转移性 GIST 患者，TKI 仍是主要治疗方法。伊马替尼是一线药物，其次是舒尼替尼，然后是瑞戈非尼。正在研究开发进一步的治疗选择方案。关于化疗、HIPEC 或放疗目前没有标准方案。根据治疗反应和完全切除的可行性，可以在特定的病例中推荐手术。重要的是，任何接受手术治疗的患者都应该在术后立即恢复 TKI 治疗。

（刘嘉欣 译 侯英勇 刘天舒 校）

参考文献

1. American Cancer Society: Gastrointestinal Stromal Tumor (GIST). http://www.cancer.org/acs/groups/cid/documents/webcontent/003103-pdf.pdf.
2. Joensuu H, et al. Gastrointestinal stromal tumour. Lancet. 2013;382:973–83.
3. Hirota S, et al. Gain-of-function mutations in c-kit in human gastrointestinal stromal tumors. Science. 1998;279(5350):577–80.
4. Kindblom LG, et al. Gastrointestinal pacemaker cell tumor (GIPACT): gastrointestinal stromal tumors show characteristics of the interstitial cells of Cajal. Am J Pathol. 1998;152(5):1259–69.
5. Sarlomo-Rikala M, et al. CD117: a sensitive marker for gastrointestinal stromal tumors that is more specific than CD34. Mod Pathol. 1998;11(8):728–34.
6. Corless CL, et al. Pathologic and molecular features correlate with long-term outcome after adjuvant therapy of resected primary GI stromal tumor: the ACOSOG Z9001 trial. J Clin Oncol. 2014;32(15):1563–70.
7. Pardanani A, Tefferi A. Imatinib targets other than bcr/abl and their clinical relevance in myeloid disorders. Blood. 2004;104(7):1931–9.
8. Tuveson DA, et al. STI571 inactivation of the gastrointestinal stromal tumor c-KIT oncoprotein: biological and clinical implications. Oncogene. 2001;20(36):5054–8.
9. Joensuu H, et al. Effect of the tyrosine kinase inhibitor STI571 in a patient with a metastatic gastrointestinal stromal tumor. N Engl J Med. 2001;344:1052–6.
10. Blanke CD, et al. Phase III randomized, intergroup trial assessing imatinib mesylate at two dose levels in patients with unresectable or metastatic gastrointestinal stromal tumors expressing the kit receptor tyrosine kinase: S0033. J Clin Oncol. 2008;26(4):626–32.
11. Verweij J, et al. Progression-free survival in gastrointestinal stromal tumours with high-dose imatinib: randomised trial. Lancet. 2004;264(9440):1127–34.
12. Casali PG, et al. Imatinib mesylate in advanced Gastrointestinal Stromal Tumors (GIST): survival analysis of the EORTC ISG AGITG randomized trial in 946 patients. Eur J Cancer. 2005;(Suppl 3):abstract 711.
13. Le Cesne A, et al. Discontinuation of imatinib in patients with advanced gastrointestinal stromal tumours after 3 years of treatment: an open-label multicentre randomised phase 3 trial. Lancet Oncol. 2010;11(10):942–9.
14. Demetri GD, et al. Efficacy and safety of imatinib mesylate in advanced gastrointestinal stromal tumors. N Engl J Med. 2002;347(7):472–80.
15. Vadakara J, et al. Gastrointestinal stromal tumors management of metastatic disease and emerging therapies. Hematol Oncol Clin North Am. 2013;27(5):905–20.
16. Heinrich MC, et al. Molecular correlates of imatinib resistance in gastrointestinal stromal tumors. J Clin Oncol. 2006;24(29):4764–74.
17. Debiec-Rychter M, et al. Mechanisms of resistance to imatinib mesylate in gastrointestinal stromal tumors and activity of the PKC412 inhibitor against imatinib-resistant mutants.

Gastroenterology. 2005;128(2):270–9.

18. Van Glabbeke MM, et al. Comparison of 2 doses of imatinib for the treatment of unresectable or metastatic gastrointestinal stromal tumors (GIST): a meta-analysis based on 1,640 patients. Presented at: American Society of Clinical Oncology 43rd Annual Meeting; June 1–5, 2007; Chicago, IL.

19. NCCN Task Force Report. Optimal management of patients with gastrointestinal stromal tumor (GIST)—update of the NCCN clinical practice guidelines. J Natl Compr Canc Netw. 2007;5(2):S1–29.

20. Demetri GD, et al. Efficacy and safety of sunitinib in patients with advanced gastrointestinal-stromal tumour after failure of imatinib: a randomised controlled trial. Lancet. 2006;368(9544):1329–38.

21. Demetri GD, et al. Complete longitudinal analyses of the randomized, placebo-controlled, phase III trial of sunitinib in patients with gastrointestinal stromal tumor following imatinib failure. Clin Cancer Res. 2012;18(11):3170–9.

22. George S, et al. Clinical evaluation of continuous daily dosing of sunitinib malate in patients with advanced gastrointestinal stromal tumour after imatinib failure. Eur J Cancer. 2009;45(11):1959–68.

23. Heinrich MC, et al. Primary and secondary kinase geno-types correlate with the biological and clinical activity of sunitinib in imatinib- resistant gastrointestinal stromal tumor. J Clin Oncol. 2008;26:5352–9.

24. Heinrich MC, et al. Sunitinib (SU) response in imatinib- resistant (IM-R) GIST correlates with KIT and PDGFRA mutation status. J Clin Oncol. 2006;24 Suppl 18:a9502.

25. Maki RG, et al. Results from a continuation trial of SU11248 in patients (pts) with imatinib (IM)-resistant gastrointestinal stromal tumor (GIST). Proc Am Soc Clin Oncol. 2005;9011.

26. Kang YK, et al. Resumption of imatinib to control metastatic or unresectable gastrointestinal stromal tumours after failure of imatinib and sunitinib (RIGHT): a randomised, placebo-controlled, phase 3 trial. Lancet Oncol. 2013;14(12):1175–82.

27. Wilhelm SM, et al. Regorafenib (BAY 73–4506): a new oral multilines inhibitor of angiogenic, stromal, and oncogenic receptor tyrosine kinases with potent preclinical antitumor activity. Int J Cancer. 2011;129:245–55.

28. Demetri GD, et al. Efficacy and safety of regorafenib for advanced gastrointestinal stromal tumours after failure of imatinib and sunitinib: an international, multicentre, prospective, randomised, placebo-controlled phase 3 trial (GRID). Lancet. 2013;381(9863):295–302.

29. Shah RR, et al. Hepatotoxicity of tyrosine kinase inhibitors: clinical and regulatory perspectives. Drug Saf. 2013;36(7):491–503.

30. Bauer S, Joensuu H. Emerging agents for the treatment of advanced, imatinib-resistant gastrointestinal stromal tumors: current status and future directions. Drugs. 2015;75(12):1323–34.

31. Blay JY, et al. Nilotinib versus imatinib as first-line therapy for patients with unresectable or metastatic gastrointestinal stromal tumours (ENESTg1): a randomised phase 3 trial. Lancet Oncol. 2015;16(5):550–60.

32. Zalupski M, et al. Phase III comparison of doxorubicin and dacarbazine given by bolus versus infusion in patients with soft-tissue sarcomas: a Southwest Oncology Group study. J Natl Cancer Inst. 1991;83:926–32.

33. Antman K, et al. An intergroup phase III randomized study of doxorubicin and dacarbazine with or without ifosfamide and mesna in advanced soft tissue and bone sarcomas. J Clin Oncol. 1993;11:1276–85.

34. Elias A. Response to mesna, doxorubicin, ifosfamide, and dacarbazine in 108 patients with metastatic or unresectable sarcoma and no prior chemotherapy. J Clin Oncol. 1989;7:1208–16.

35. Le Cesne A, et al. Randomized phase III study comparing conventional-dose doxorubicin plus ifosfamide versus high-dose doxorubicin plus ifosfamide plus recombinant human granulocyte-macrophage colony-stimulating factor in advanced soft tissue sarcomas. A trial of European Organization Research and Treatment of Cancer/Soft Tissue and Bone Sarcoma Group. J Clin Oncol. 2000;18:2676–84.

36. Verweij J, et al. A randomized phase II study of docetaxel versus doxorubicin in first and second line chemotherapy for locally advanced or metastatic soft tissue sarcomas in adults: a study of the European Organization for Research and Treatment of Cancer Soft Tissue and Bone Sarcoma Group. J Clin Oncol. 2000;18:2081–6.

37. Goss G. Clinical and pathological characteristics of gastrointestinal stromal tumors. Proc ASCO. 2000;19:2203.

38. Edmondson J, et al. Contrast of response to D-MAP+sargramostim between patients with

advance malignant gastrointestinal stromal tumors and patients with other leiomyosarcomas. Proc ASCO. 1999;18:541.

39. Blair SC, et al. Ifosfamide and etoposide in the treatment of advanced soft tissue sarcomas. Am J Clin Oncol. 1994;17:480–4.

40. Patel SR, et al. Phase II clinical investigation of gemcitabine in advanced soft tissue sarcomas and window evaluation of dose rate on gemcitabine triphosphate accumulation. J Clin Oncol. 2001;19:3483–9.

41. Nielsen OS, et al. Effect of high-dose ifosfamide in advanced soft tissue sarcomas. A multi-centre phase II study of the EORTC Soft Tissue and Bone Sarcoma Group. Eur J Cancer. 2000;36:61–7.

42. Frustaci S, et al. Epirubicin and ifosfamide in advanced soft tissue sarcomas. Ann Oncol. 1993;4:669–72.

43. Balcerzak SP, et al. A phase II trial of paclitaxel in patients with advanced soft tissue sarcomas. A Southwest Oncology Group study. Cancer. 1995;76:2248–52.

44. Baratti D, et al. Peritoneal sarcomatosis: is there a subset of patients who may benefit from cytoreductive surgery and hyperthermic intraperitoneal chemotherapy? Ann Surg Oncol. 2010;17(12):3220–8.

45. Rossi CR, et al. Hyperthermic intraperitoneal intraoperative chemotherapy after cytoreductive surgery for the treatment of abdominal sarcomatosis. Cancer. 2004;100(9):1943–50.

46. Bryan ML, et al. Cytoreductive surgery with hyperthermic intraperitoneal chemotherapy in sarcomatosis from gastrointestinal stromal tumor. Am Surg. 2014;80(9):890–5.

47. Bonvalot S, et al. Randomized trial of cytoreduction followed by intraperitoneal chemotherapy versus cytoreduction alone in patients with peritoneal sarcomatosis. Eur J Surg Oncol. 2005;31(8):917–23.

48. Crosby JA, et al. Malignant gastrointestinal stromal tumors of the small intestine: a review of 50 cases from a prospective database. Ann Surg Oncol. 2001;8(1):50–9.

49. Knowlton C, et al. Radiotherapy in the treatment of gastrointestinal stromal tumor. Rare Tumors. 2011;3(4):e35.

50. Pollack J, et al. Adjuvant radiotherapy for gastrointestinal stromal tumor of the rectum. Dig Dis Sci. 2001;46:268–72.

51. Ricca L, et al. Tumori stromali gastrointestinali (GIST) a localiz-zazione rettale. Un nuovo caso e revisione della letteratura. Chir Ital. 2002;54:709–16.

52. Shioyama Y, et al. Long-term control for a retroperitoneal metastasis of malignant gastrointestinal stromal tumor after chemoradiotherapy and immunotherapy. Acta Oncol. 2001;40:102–4.

53. Choudhury A, et al. Targeting homologous recombination using imatinib results in enhanced tumor cell chemosensitivity and radiosensitivity. Mol Cancer Ther. 2009;8(1):203–13.

54. Boruban C, et al. Metastatic gastrointestinal stromal tumor with long-term response after treatment with concomitant radiotherapy and imatinib mesylate. Anticancer Drugs. 2007;18:969–72.

55. Ciresa M, et al. Molecularly targeted therapy and radiotherapy in the management of localized gastrointestinal stromal tumor (GIST) of the rectum: a case report. Tumori. 2009;95:236–9.

56. Tong CC, et al. Phase II trial of concurrent sunitinib and image-guided radiotherapy for oligometastases. PLoS One. 2012;7:e36979.

57. Kao J, et al. Phase 1 study of concurrent sunitinib and image-guided radiotherapy followed by maintenance sunitinib for patients with oligometastases: acute toxicity and preliminary response. Cancer. 2009;115:3571–80.

58. Chen SW, et al. Phase 2 study of combined sorafenib and radiation therapy in patients with advanced hepatocellular carcinoma. Int J Radiat Oncol Biol Phys. 2014;88:1041–7.

59. Hurwitz J, et al. The role of radiotherapy in metastatic gastrointestinal stromal tumour (GIST). Proceedings of the Connective Tissue Oncology Society. 2008. Abstract 35023.

60. Cuaron JJ, et al. External beam radiation therapy for locally advanced and metastatic gastrointestinal stromal tumors. Radiat Oncol. 2013;8(1):274.

61. Joensuu H, et al. Radiotherapy for GIST progressing during or after tyrosine kinase inhibitor therapy: a prospective study. Radiother Oncol. 2015;116(2):233–8.

62. Taremi M, et al. Upper abdominal malignancies: intensity-modulated radiation therapy. Front Radiat Ther Oncol. 2007;40:272–88.

63. Corbin KS, et al. Considering the role of radiation therapy for gastrointestinal stromal tumor. Onco Targets Ther. 2014;7:713–8.

64. Nour AA, et al. Intensity modulated radiotherapy of upper abdominal malignancies: dosimetric comparison with 3D conformal radiotherapy and acute toxicity. Radiat Oncol.

2013;8(1):207.

65. Scaife CL, et al. Is there a role for surgery in patients with "unresectable" cKIT+ gastrointestinal stromal tumors treated with imatinib mesylate? Am J Surg. 2003;186:665–9.

66. Bauer S, et al. Resection of residual disease in patients with metastatic gastrointestinal stromal tumors responding to treatment with imatinib. Int J Cancer Journal international du cancer. 2005;117:316–25.

67. Fairweather M, Raut CP. Surgical management of GIST and intra-abdominal visceral leiomyosarcomas. J Surg Oncol. 2015;111:562–9.

68. Raut CP, et al. Surgical management of advanced gastrointestinal stromal tumors after treatment with targeted systemic therapy using kinase inhibitors. J Clin Oncol. 2006;24:2325.

69. Rutkowski P, et al. Surgical treatment of patients with initially inoperable and/or metastatic gastrointestinal stromal tumors (GIST) during therapy with imatinib mesylate. J Surg Oncol. 2006;93:304.

70. Bonvalot S, et al. Impact of surgery on advanced gastrointestinal stromal tumors (GIST) in the imatinib era. Ann Surg Oncol. 2006;13:1596.

71. Gronchi A, et al. Surgery of residual disease following molecular-targeted therapy with imatinib mesylate in advanced/metastatic GIST. Ann Surg. 2007;245:341.

72. DeMatteo RP, et al. Results of tyrosine kinase inhibitor therapy followed by surgical resection for metastatic gastrointestinal stromal tumor. Ann Surg. 2007;245:347.

73. Andtbacka RH, et al. Surgical resection of gastrointestinal stromal tumors after treatment with imatinib. Ann Surg Oncol. 2007;14:14.

74. Al-Batran SE, et al. Focal progression in patients with gastrointestinal stromal tumors after initial response to imatinib mesylate: a three-center-based study of 38 patients. Gastric Cancer. 2007;10:145.

75. Yeh CN, et al. Surgical management in metastatic gastrointestinal stromal tumor (GIST) patients after imatinib mesylate treatment. J Surg Oncol. 2010;102:599.

76. Mussi C, et al. Post-imatinib surgery in advanced/metastatic GIST: is it worthwhile in all patients? Ann Oncol. 2010;21:403.

77. Zaydfudim Z, et al. Role of operative therapy in treatment of metastatic gastrointestinal stromal tumors. J Surg Res. 2012;177(2):248–54.

78. Bauer S, et al. Long-term follow-up of patients with GIST undergoing metastasectomy in the era of imatinib – analysis of prognostic factors (EORTC-STBSG collaborative study). Eur J Surg Oncol. 2014;40:412.

79. Park SJ, et al. The role of surgical resection following imatinib treatment in patients with recurrent or metastatic gastrointestinal stromal tumors: results of propensity score analyses. Ann Surg Oncol. 2014;21:4211.

80. Rubió-Casadevall J, et al. Role of surgery in patients with recurrent, metastatic, or unresectable locally advanced gastrointestinal stromal tumors sensitive to imatinib: a retrospective analysis of the Spanish Group for Research on Sarcoma (GEIS). Ann Surg Oncol. 2015;22:2948.

81. An HJ, et al. The effects of surgical cytoreduction prior to imatinib therapy on the prognosis of patients with advanced GIST. Ann Surg Oncol. 2013;20:4212–8.

82. Raut CP, et al. Cytoreductive surgery in patients with metastatic gastrointestinal stromal tumor treated with sunitinib malate. Ann Surg Oncol. 2010;17(2):407–15.

83. DeMatteo RP, et al. Two hundred gastrointestinal stromal tumors: recurrence patterns and prognostic factors for survival. Ann Surg. 2000;231(1):51–8.

84. DeMatteo RP, et al. Results of hepatic resection for sarcoma metastatic to liver. Ann Surg. 2001;234(4):540–8.

85. Nunobe S, et al. Surgery including liver resection for metastatic gastrointestinal stromal tumors or gastrointestinal leiomyosarcomas. Jpn J Clin Oncol. 2005;35(6):338–41.

86. Shima Y, et al. Aggressive surgery for liver metastases from gastrointestinal stromal tumors. J Hepatobiliary Pancreat Surg. 2003;10(1):77–80.

87. de la Fuente SG, et al. A comparison between patients with gastrointestinal stromal tumours diagnosed with isolated liver metastases and liver metastases plus sarcomatosis. HPB. 2013;15(9):655–60.

88. Pawlik TM, et al. Results of a single-center experience with resection and ablation for sarcoma metastatic to the liver. Arch Surg. 2006;141(6):537–43.

89. Xia L, et al. Resection combined with imatinib therapy for liver metastases of gastrointestinal stromal tumors. Surg Today. 2010;40(10):936–42.

90. Turley RS, et al. Hepatic resection for metastatic gastrointestinal stromal tumors in the tyrosine kinase inhibitor era. Cancer. 2012;118(14):3571–8.

91. Cananzi FCM, et al. Liver surgery in the multidisciplinary management of gastrointestinal stromal tumor. ANZ J Surg. 2014;84(1):937–42.

92. Brudvik KW, et al. Survival after resection of gastrointestinal stromal tumor and sarcoma liver metastases in 146 patients. J Gastrointest Surg. 2015;19:1476–83.

93. Zhu J, et al. A long-term follow-up of the imatinib mesylate treatment for the patients with recurrent gastrointestinal stromal tumor (GIST): the liver metastasis and the outcome. BMC Cancer. 2010;10:199.

94. The ESMO/European Sarcoma Network Working Group. Gastrointestinal stromal tumors: ESMO clinical practice guidelines. Ann Oncol. 2014;25 Suppl 3:iii21–6.

95. Schima W, Kurtaran A. GIST: imaging diagnosis, staging, and response assessment. Wien Med Wochenschr. 2009;159(15–16):408–13.

96. Stroobants S, et al. 18FDG-Positron emission tomography for the early prediction of response in advanced soft tissue sarcoma treated with imatinib mesylate (Glivec). Eur J Cancer. 2003;39:2012–20.

97. Antoch G, et al. Comparison of PET, CT, and dual-modality PET/CT imaging for monitoring of imatinib (STI571) therapy in patients with gastrointestinal stromal tumors. J Nucl Med. 2004;45:357–65.

98. Shankar LK, et al. Consensus recommendations for the use of 18F-FDG PET as an indicator of therapeutic response in patients in National Cancer Institute Trials. J Nucl Med. 2006;47(6):1059–66.

99. Therasse P, et al. New guidelines to evaluate the response to treatment in solid tumors. J Natl Cancer Inst. 2000;92(3):205–16.

100. Choi H, et al. Correlation of computed tomography and positron emission tomography in patients with metastatic gastrointestinal stromal tumor treated at a single institution with imatinib mesylate: proposal of new computed tomography response criteria. J Clin Oncol. 2007;25(13):1753–9.

101. Benjamin RS, et al. We should desist using RECIST, at least in GIST. J Clin Oncol. 2007;25(13):1760–4.

102. Choi H, et al. Correlation of computerized tomography (CT) and proton emission tomography (PET) in patients with metastatic GIST treated at a single institution with imatinib mesylate. Proc Am Soc Clin Oncol. 2003;22:819. Abstract 3290.

第15章
GIST 肝脏转移的处理

Andrew D. Morris, Shishir K. Maithel, David A. Kooby

1.GIST 肝脏转移的流行病学

GIST 属于低发病率肿瘤,在美国每年有 3000~5000 例新发报告[1]。肝脏是 GIST 转移最常见的实质器官[1]。GIST 肝脏转移可同时发生和也可异时发生,15%~20%的患者在初始诊断时即发生肝脏转移。约 50%转移性 GIST 患者为孤立性肝脏转移,另外 10%合并有肝和肝外转移灶[1]。约 30%的 GIST 肝脏转移患者有切除可能[1],但对于这些患者,5 年总生存率仍然较低,仅为 50%[2]。鉴于肝脏是 GIST 转移的常见部位,并且有数种可选用的治疗方案,因此协同治疗十分重要。

2.诊断/影像

原发性 GIST 通常通过内镜或腹部影像偶然发现。GIST 肝脏转移通常无症状,在诊断、分期或随访时的影像学检查中发现。肿块较小时它们在 CT 和 MRI 上表现为均质、富血供的病变,较大时(直径>3cm)表现为肿瘤外周强化及中央坏死的异质性病变[3](图 15.1)。较大病灶的异质性表现是由于坏死、出血和黏液样变性的低密度特征导致。小部分病灶中可能存在钙化。通常使用 CT 或 MRI 随访疾病是否进展或对治疗的反应[3]。MRI 可显示病灶囊性变和富血管特性,对诊断 GIST 肝脏转移具有价值。瘤内囊性变提示肿瘤可能更具侵袭性的生物学行为[4]。GIST 肝脏转移灶在 T1 加权上表现为低等至中等信号,在 T2 加权上表现为高信号。虽然病变经治疗后与单纯性肝囊肿相似, 但 MRI 可以发现较小的病灶并区分囊性转移灶和良性囊肿。因此,有必要在开始治疗前回顾对比影像,以帮助区分已治疗的转移性病灶和囊性病变。

PET-CT 也被用于 GIST 的诊断和分期。PET-CT 价格昂贵并且不是所有中心都已普及,但可以随访肿瘤对治疗的反应。PET-CT 的价值在于可测量肿瘤的代谢活性,而不只是评估大小和形态。RECIST 着重于药物治疗前后肿瘤大小的变化,但许多病灶虽然在影像学上无明显大小变化,但实际出现了生物学反应(即坏死),因此用 RECIST 标准来评估 GIST 的药物

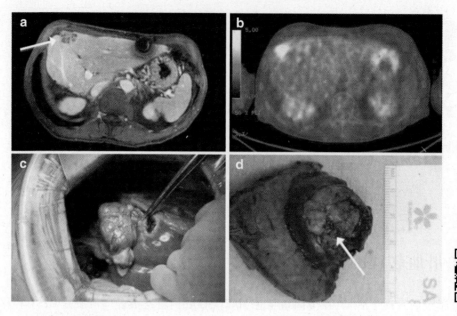

图 15.1　GIST 肝脏转移瘤的影像学、手术、大体标本和组织病理学。(a)术前 MRI 示肝脏外缘孤立性转移灶，如箭头所示。(b)如箭头所示，PET 扫描显示肝脏转移灶的摄取和代谢活性。(c)周围病变进行非解剖切除的术中照片。镊子显示预设切线。(d)切除的 GIST 肝脏转移瘤灶大体病理学(箭头所示)表现为坏死和出血，切缘为正常肝组织。

治疗效果并不可靠(图 15.1)。PET–CT 可通过检测 SUV 值的变化来发现肿瘤细微的变化(例如，使用 TKI 治疗后 SUV 的下降通常表明治疗有效)[3]。

　　对 GIST 肝脏转移灶进行活检可能引起肿瘤破裂，随后导致腹腔播散。然而，当根据临床表现和影像学检查不能确定诊断时，进行活检是常用的手段[5]。在进行靶向治疗之前，活检对确定诊断是必需的，但影像学已确诊的 GIST 肝脏转移患者(对于有原发 GIST 病史)没有必要再行活检[6]。肝脏转移病灶建议行经皮影像引导活检，而原发病灶通常经内镜超声活检。空心针活检可以帮助诊断和基因突变分析；活检时应避开坏死病变或出血部位(图 15.2)。由于 GIST 复杂分类与治疗选择密切相关[6]，这些标本需要由经验丰富的病理医生进行评估。

3.根据患者的分类决定治疗方案

　　根据疾病的严重程度和临床表现对患者进行分类，有助于为 GIST 肝脏转移患者确定合适的治疗方法。患者可分为以下几组：①同步孤立性肝脏转移；②手术切除后复发；③播散性疾病；④TKI 治疗后进展。每一组都有不同的治疗方案和相关生存评估。

3.1　同步孤立性肝脏转移

　　同步孤立性肝脏转移的定义为：GIST 肿瘤位于肝脏但不是原发性肿瘤，肝脏转移病灶在

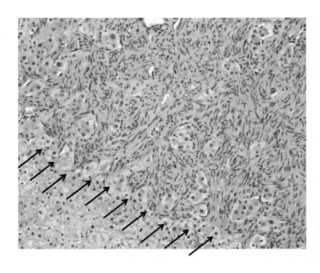

图 15.2　（低倍镜下）切除的 GIST 肝脏转移标本的组织病理学,箭头示 GIST 与正常肝实质的交界处。

发现原发性肿瘤同时或 1 年内被诊断[5]。这些患者尚未接受任何治疗,因此有多种药物和手术治疗的选择,并且可能通过治疗获益。手术切除可能可以获得完全缓解[7]。通常这些患者在经过一个阶段的药物治疗后应进行影像学再次评估,然后接受手术切除。

3.2　手术切除后的复发

手术切除孤立性原发病灶后,必须根据复发风险对患者进行监测。按照风险大小,在建议的时间间隔内,通过 CT 来确定这些患者在 R0 切除后是否存在转移。目前 NCCN 的建议是手术切除后或药物开始治疗后每 3~6 个月重复 CT 扫描[8]。现有各种评分系统来预测 GIST 肿瘤复发。其中包括 NIH、改良 NIH(mNIH)和美国军事病理研究所(AFIP)分级系统(图 15.3)[9,10]。手术后,增加肿瘤复发风险的因素包括:肿瘤较大、胃外肿瘤、较高的核分裂计数、肿瘤破裂和免疫组化 CD117 阴性。当确定有复发时,通常采用药物和手术联合治疗,联合治疗的价值优于各种单一治疗[11,12]。

3.3　TKI 治疗后进展

然而,一部分患者接受 TKI 治疗后无明显效果或出现疾病进展。对于这些患者的治疗仍然十分困难。确认治疗失败对于成功改变管理策略至关重要。通常可启动二线和三线 TKI 疗法。手术干预仅适用于部分病例,例如那些肿瘤可切除并且身体状态良好的病例(ECOG 0)。这些患者也可以考虑其他非手术疗法,例如消融术或肝动脉栓塞术[13,14]。

3.4　疾病播散

肿瘤广泛播散可能发生在初次诊断时或者疾病复发的晚期。在这一类患者中,肝脏转移通常存在,但其他部位(如腹腔播散)也很多见。这些患者需要进行药物治疗,TKI 类药物作为

	美图国立卫生研究院(NIH)			改良的 NIH(mNIH)		
	大小/直径(cm)	核分裂计数	10年RFS	大小/直径(cm)	核分裂计数	10年RFS
极低风险	<2	<5	98.3%	<2	<5	94.9%
低度风险	2-5	<5	88.2%	2.1-5.0	<5	89.7%
中度风险	<5 5-10	6-10 <5	79.8%	<5.0 5.1-10.0	6-10 <5	86.9%
高度风险	>5 >10 Any Size	>5 Any count >10	30.4%	>10 Any size >5	Any count >5 >5	36.2%

			美国军事病理研究所(AFIP)			
组名	大小	核分裂计数	胃(%,疾病进展)	十二指肠(%,疾病进展)	空肠/回肠(%,疾病进展)	直肠(%,疾病进展)
1a	<2.0	<5	0%	0%	0%	0%
2	2.1-5.0	<5	1.9%	8.3%	4.3%	8.5%
3a	5.1-10.0	<5	3.6%		24%	-
3b	>10	<5	10%	34%	52%	57%
4	<2.0	>5	0%	-	-	54%
5	2.1-5.0	>5	16%	50%	73%	52%
6a	5.1-10.0	>5	55%		85%	-
6b	>10	>5	86%	86%	90%	71%

图 15.3 原发性 GIST 复发和转移的风险分层评估。(Demetri et al. [8], Joensuu [9], Goh et al. [10] and Miettinen and Lasota [49])

初始治疗[15]。手术目的主要是减瘤,属于姑息性治疗。

每个患者都必须根据各种因素制订全面的治疗计划。了解每种治疗适应哪类患者,有利于选择正确的治疗策略。

4.药物治疗

由于细胞毒性类化疗药物效果很差,在 TKI 类药物问世之前,手术切除是主要的治疗手段。随着伊马替尼的出现,药物治疗已成为一线治疗标准。TKI 治疗应在诊断后立即开始以获得最佳疗效。通过影像学评估,TKI 治疗后约 30%的患者被判定为疾病稳定,50%的患者为部分缓解,5%的患者完全缓解,15%的患者疾病进展[16,17]。RECIST 标准一般低估了治疗反应,因为治疗有效时部分病灶密度下降,而该标准无法对此进行正确地评估。TKI 治疗后通过病理检查发现完全缓解率也较低,85%~95%的手术标本在 TKI 治疗后有肿瘤残留,50%~60%的标本显示为部分缓解,这说明采用 TKI 类药物作为初始治疗仍是一种可行的治疗策略[18]。伊马替尼单药治疗的无进展生存期约为 2 年[19]。

TKI 治疗耐药性可以分为原发性耐药和继发性耐药,原发性耐药是指伊马替尼初始治疗后疾病仍有进展,继发性耐药是指伊马替尼初始治疗在影像学上获得反应,但随后出现疾病进展。平均约有 10%的患者存在原发性耐药,但 KIT 9 号外显子和"野生型"突变的 GIST 存在更高比例的耐药性(分别为 16%和 23%)[20-22]。继发性耐药更为常见,肿瘤经常发生继发性 *KIT* 突变或者 *PDGFR* 突变,导致 TKI 耐药,使伊马替尼的治疗失败[23]。在这些情况下,第一步通常是增加伊马替尼的使用剂量以改善疗效。目前 GIST 二线治疗药物为舒尼替尼[24],它不仅是一种优先靶向 PDGFR 和 VEGFR 的多激酶抑制剂,还可以抑制 CD117 的活性。在伊马替尼治疗失败后的补救措施中,舒尼替尼可获得较好的缓解率,与安慰剂相比,无进展生存期有所改善(27.3 周对 6.4 周,$P \leqslant 0.0001$)。如前所述,逐步增加伊马替尼剂量也是一种治疗选择,其疗效相当于舒尼替尼。然而,存在 9 号外显子突变的患者效果较差(14.3 个月对 6.2 个月,$P=0.037$),这说明了基因突变对治疗效果影响的重要性[25]。三线治疗药物瑞戈非尼,与安慰剂相比,PFS 略微增加,增加 <5 个月[15]。靶向药物应成为 GIST 肝脏转移患者的主要治疗手段,而手术切除适合部分经选择的病例。

5.肝脏转移患者外科手术切除的选择

由于转移性 GIST 有各种药物和微创型的治疗方法供选择,因此需要选择合适的患者来优化预后,原则基于肿瘤的生物学行为和患者的身体状态。对可切除、不可切除和临界可切除病变的判定决定手术径路。在伊马替尼上市之前,单纯手术切除的 5 年生存率为 30%~60%,完整切除后中位 OS 仅为 16 个月,复发率高达 60%,肝脏是最常见的转移部位[26,27]。伊马替尼的诞生及其治疗效果影响了手术方案的制订和患者的预后,特别是对于进展期的患者。

手术切除需考虑的其他因素包括无疾病生存期、对药物治疗的反应、肝外疾病的存在、转移瘤的数量、大小,肿瘤位置以及患者对手术的耐受程度。胸部、腹部和盆腔的增强影像学检查(CT 或 MRI)对患者分期是必要的。当考虑肝外另有其他转移病灶,PET 扫描会有一定的临床价值。

如果患者健康且切除在技术上可行,两个主要因素决定 GIST 肝脏转移术后的成功率:手术切缘和肿瘤对 TKI 类药物治疗的反应。与切缘阳性的切除相比,切缘阴性(R0)切除与 PFS 的提高相关 (29 个月对 7 个月,$P=0.002$)[28],接受 R0 切除的患者 1 年 OS 也显著提高(100% 对 37.5%,$P=0.001$)[29]。术前应用 TKI 类药物治疗有效果预示将提高手术的获益,肿瘤体积减小可能会增加手术切缘。NCCN 指南推荐手术切除需达到镜下切缘阴性,但未指定需要广泛的切缘[30]。与其他典型的原发性和继发性肝脏恶性肿瘤肝切除不同,GIST 患者通常是没有肝硬化,未使用过细胞毒性化疗药,并且可能有正常的肝实质背景。因此,他们会比肝硬化或化疗后脂肪性肝炎的患者能够耐受更大范围的肝切除术。

目前对可切除和临界可切除的转移性 GIST 进行术前治疗是一种标准方案。TKI 治疗应维持到手术时,如果临床需要,则需在术后继续服用。手术的最佳时机仍然在不断更新和调整,一般建议在开始药物治疗后 3~9 个月,因为影像学上肿瘤在该时间段通常可获得最大反应[31]。有多项研究表明,与疾病进展期相比,如在疾病反应或疾病稳定期间进行手术,可以改善患者预后[29,32,33]。此外,延迟手术时间可能导致继发性突变,而对伊马替尼产生耐药[16]。为了在病变出现最大程度反应时进行手术,外科医生必须密切关注影像学的变化。图 15.4 示 GIST 转移患者详细的治疗路径选择。

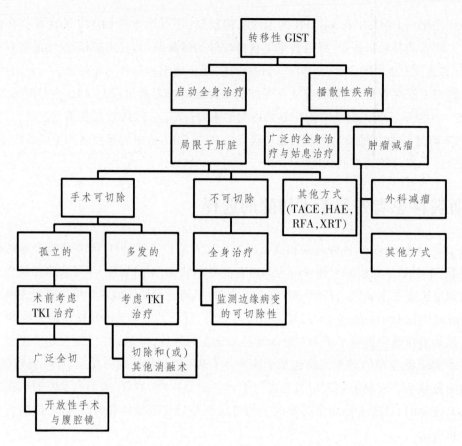

图 15.4   转移性 GIST 治疗路径选择。

6.手术切除

　　GIST 肝脏转移的手术方式是根据每个患者的临床情况和解剖学因素而决定的。由于 GIST 肝脏转移灶往往边界清楚,因此可以选择非解剖性或解剖性肝切除。另外,当存在肝脏和原发性病灶时,部分患者可以联合切除原发病灶和肝脏转移灶。

　　如果手术技巧和患者选择是合适的,可以使用开放手术或微创的方法。位于周边的小病变可能更适于微创切除。距离主要血管有一定距离的周边小病变,可以进行非解剖性肝切除术(图 15.1)。术前 TKI 治疗减小了肿瘤体积,局部肝切除术可以开展的更多。经影像学评估的完全缓解并不能反应肿瘤是否彻底坏死,因此仍需肝脏导向治疗。主刀医生必须检查最初的 CT 影像并将其与 TKI 治疗后的影像进行比较,目的是判断肿瘤是否有囊性变,因为最初为实体的肿瘤在经过 TKI 类药物治疗后可能会出现囊性变(图 15.5)。

　　对于广泛肝脏转移的患者,可以通过术前门静脉栓塞(PVE)增加余肝量来实现完整切除。PVE 适合那些临界可切除的患者。该方法在结直肠癌转移和其他原发性肝脏恶性肿瘤治疗中被广泛接受,也可以应用于转移性 GIST 的治疗。外科医生必须尽早决定是否行 PVE,因

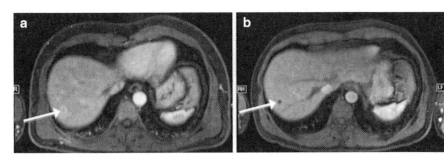

图 15.5　(a)MRI 显示肝外周较小的 GIST 转移灶。(b)经 TKI 治疗 5 个月后,MRI 示 GIST 肝脏转移灶囊性变,如白色箭头所示。

为 PVE 后获得肝脏最大体积的时间必须与 TKI 治疗后肿瘤最大程度反应的时间相吻合 (图 15.6)。对于具有足够余肝体积和功能的患者,对复发灶反复切除可行且有益处[34]。

外科减瘤术在治疗 GIST 肝脏转移方面也取得了一些成功,但其主要用于控制症状(出血、疼痛或阻塞)[35,36]。对部分合并存在腹膜上小转移灶行肝切除的患者,其生存率可能与仅有肝脏转移的患者相似(28.7 个月对 40.5 个月,P=0.620)[37]。GIST 肝脏转移有极少患者行肝移植但效果有限[38]。

对于高复发风险患者,术后建议接受辅助治疗,这包括所有存在转移性 GIST 的手术患者[39]。有证据表明 TKI 类抑制剂是至关重要的,因为当 TKI 停药时病变容易迅速爆发[40,41]。表 15.1 总结分析了 GIST 肝切除的研究结果。

7.其他针对 GIST 肝脏转移的肝脏导向治疗

不适合肝手术切除的患者可选择其他治疗方式。体外放疗、射频或微波消融、经动脉化疗栓塞或单纯栓塞,以及经肝动脉放射性栓塞,该方法经临床研究证实是手术切除的替代疗法。

在 TKI 出现之前,体外放疗(XRT)已用于 GIST,但其效果有限。小规模研究表明 XRT 联

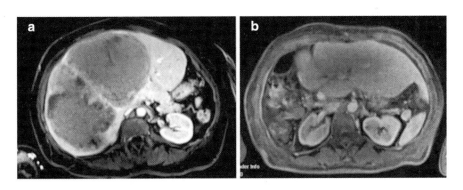

图 15.6　(a)肝右叶巨大、不均一、囊性 GIST 转移灶,伴中央坏死。(b)GIST 肝脏转移病灶切除后残余肝组织代偿性肥大。

合 TKI 治疗可有效延长转移患者的疾病稳定时间。XRT 能达到的部分缓解率有限，只有约 5%患者在影像学上出现病变缩小[42]。既然 TKI 类药物已成为治疗的主要方式，XRT 逐渐降级为姑息治疗或最后一线治疗。

射频消融(RFA)已广泛用于治疗肝脏病变，因此也适用于 GIST 肝脏转移。小型研究显示在长达 4 年的随访时间中，一些小病灶经消融后获得完全缓解。肿瘤无进展生存期仍依赖于持续的 TKI 类药物治疗以减缓转移[43,44]。微波消融也可与手术切除成功地结合，用于治疗肝脏转移病变[34]。

对于其他治疗失败且不适合手术切除的肝脏病变患者，钇-90(Y-90)的放射栓塞可能是替代治疗的一种选择。采用 Y-90 进行肝叶的放射性栓塞，反应良好，可获得满意的结果。在一项研究中，3 例患者在治疗后显示完全缓解，3 例患者对治疗有部分缓解，还有 1 例患者处于病情稳定状态。重要的是，这些患者先前接受了一、二线 TKI 治疗后疾病仍进展[13]。根据 mRECIST 标准[45]经动脉对 GIST 肿瘤行单纯栓塞治疗的缓解率为 45%，该治疗作为辅助三线治疗时，患者的中位总生存期接近 24 个月，而使用 Y-90 放射栓塞则为 30 个月[13]。与经动脉化疗栓塞相比，放射栓塞的生存率也有所提高(PFS 为 56.6 周对 42.1 周，P=0.003)[14]。

目前这些治疗方式都可以应用于转移性 GIST，但尚无充分证据表明哪一种治疗方法更优越。每种治疗都必须基于患者个体的状况。因此，对这些三线治疗方式选择，进行多学科讨论是提供最佳治疗策略的关键。对无法切除的病灶，我们仍需竭尽全力利用这些方法为患者提供更好的治疗。

8.总结

GIST 原发肿瘤出现肝脏转移的患者代表一组异质性人群。TKI 类药物的治疗和手术切除获得的不同治疗效果表明：GIST 肿瘤的基因生物特性对延长无复发生存率和总体生存率至关重要。至于手术切除的最佳时机、减瘤手术的效用、微创治疗的功效以及新药的作用，仍有许多尚未解决的问题。经适当选择的患者接受手术切除，联合 TKI 治疗，可获得治愈或延长生存期，这是目前最佳的治疗策略。

表 15.1　治疗对 GIST 肝脏转移者生存率的影响

作者	年份	患者数	目标/研究类型	干预	TKI 的使用	生存
DeMatteo[46]	2007	40	进展性疾病对生存率的影响，回顾性分析	稳定或反应性疾病中转移性 GIST 的手术切除对局部进展对比广泛进展	术前和术后伊马替尼	疾病稳定或反应患者 2 年 PFS 和 OS 分别为 61%和 100%，局部进展 OS 为 36%，广泛进展 1 年 OS 为 36%
Gronchi[32]	2007	159	进展性疾病对生存率的影响，回顾性分析	疾病稳定 (SD) 患者对比疾病进展 (PD) 患者的转移性 GIST 外科切除	术前和术后伊马替尼	疾病反应患者 12 个月 PFS 为 96%，24 个月 PFS 为 69%，进展期患者 12 个月 PFS 为 0
Mussi[12]	2009	80	进展性疾病对术后生存率的影响，回顾性队列研究	疾病稳定 (SD) 患者对比疾病进展 (PD，患者的转移性 GIST 外科切除	术前和术后伊马替尼	SD 患者 2 年 PFS 为 64.4%，PD 患者 2 年 PFS 为 9.7%
Raut[11]	2010	50	进展性疾病对 sumatinib 的影响，回顾性队列研究	疾病反应 (RD) 对比局部进展 (LP) 对比广泛进展 (GP) 患者二线 TKI 治疗后转移性 GIST 的三术切除	术前和术后 sumatinib	手术后中位 PFS 为 5.8 个月，总生存期为 16.4 个月，疾病反应无差异
Turley[47]	2011	39	转移性 GIST 切除术后伊马替尼的疗效，回顾性队列研究	研究组手术切除转移性 GIST+术后 TKI 治疗	术前 TKI，研究组术后 TKI	术后 TKI 治疗提高生存率 (HR:0.04, P=0.006)
Zaydfudim[28]	2012	87	手术治疗在转移性 GIST 患者中的作用，回顾性队列研究	手术切除转移性 GIST	术前和术后 TKI	手术对比系统治疗的 OS (1 年 OS: 98%对 80%, 5 年 OS:65%对 11%)

（待续）

表 15.1（续）

作者	年份	患者数	目标/研究类型	TKI 的使用	干预	生存
Rubio[48]	2015	171	手术对 TKI 稳定患者生存的影响	术前和术后伊马替尼	转移性 GIST 中手术切除对比单独 TKI 治疗	TKI 治疗后接受手术的患者，中位生存时间从 87.5 个月提高到 59.9 个月
Cao[14]	2014	45	评估放射栓塞对比化疗栓塞治疗转移性 GIST，回顾性队列研究	放射栓塞或化疗栓塞前 TKI 治疗	TKI 耐药的肝脏转移患者放射栓塞对比经动脉化疗栓塞（TACE）	Embosphere® 对比 cTACE 治疗后 PFS 升高（分别为 56.6 周和 42.1 周；$P=0.003$）
Hakime[44]	2014	17	评估 GIST 对射频消融的反应性，前瞻性研究	基于研究组的 TKI 治疗	肝脏转移患者行 RFA，无伊马替尼辅助治疗，伊马替尼辅助治疗，以及进展性病灶的 RFA 治疗	RFA 治疗后接受 TKI 治疗，无 TKI 治疗及进展性患者两年 PFS 分别为:75%,29%和 20%
Rathmann[13]	2015	11	评估对放射栓塞的反应性，回顾性研究	干预前 TKI 治疗	TKI 治疗失败后脏器转移患者的放射栓塞治疗	中位 PFI 为 15.9 个月（范围:4~29 个月）;中位生存时间为 29.8 个月（范围:10~72 个月）
Joensuu[42]	2015	25	评估 GIST 对放疗失反应性，前瞻性试验	继续目前的 TKI 治疗	体外放疗作为其他治疗失败后转移性 GIST 患者的辅助治疗	中位稳定时间为 16 个月（XRT 治疗）对 4 个月（无 XRT 治疗）

（刘嘉欣 译　贺铁锋　刘凌晓 校）

参考文献

1. DeMatteo RP, Lewis JJ, Leung D, et al. Two hundred gastrointestinal stromal tumors: recurrence patterns and prognostic factors for survival. Ann Surg. 2000;231(1):51–8.

2. Cheung TT, Chok KS, Chan AC, et al. Analysis of long-term survival after hepatectomy for isolated liver metastasis of gastrointestinal stromal tumour. ANZ J Surg. 2014;84(11):827–31.

3. Choi H, Charnsangavej C, Faria SC, et al. Correlation of computed tomography and positron emission tomography in patients with metastatic gastrointestinal stromal tumor treated at a single institution with imatinib mesylate: proposal of new computed tomography response criteria. J Clin Oncol. 2007;25(13):1753–9.

4. Yu MH, Lee JM, Baek JH, et al. MRI features of gastrointestinal stromal tumors. AJR Am J Roentgenol. 2014;203(5):980–91.

5. Ye YJ, Gao ZD, Poston GJ, et al. Diagnosis and multi-disciplinary management of hepatic metastases from gastrointestinal stromal tumour (GIST). Eur J Surg Oncol. 2009;35(8):787–92.

6. Pisters PW, Patel SR. Gastrointestinal stromal tumors: current management. J Surg Oncol. 2010;102(5):530–8.

7. Zalinski S, Palavecino M, Abdalla EK. Hepatic resection for gastrointestinal stromal tumor liver metastases. Hematol Oncol Clin North Am. 2009;23(1):115–27, ix.

8. Demetri GD, von Mehren M, Antonescu CR, et al. NCCN Task Force report: update on the management of patients with gastrointestinal stromal tumors. J Natl Compr Canc Netw. 2010;8 Suppl 2:S1–41; quiz S42-44.

9. Joensuu H. Risk stratification of patients diagnosed with gastrointestinal stromal tumor. Hum Pathol. 2008;39(10):1411–9.

10. Goh BK, Chow PK, Yap WM, et al. Which is the optimal risk stratification system for surgically treated localized primary GIST? Comparison of three contemporary prognostic criteria in 171 tumors and a proposal for a modified Armed Forces Institute of Pathology risk criteria. Ann Surg Oncol. 2008;15(8):2153–63.

11. Raut CP, Wang Q, Manola J, et al. Cytoreductive surgery in patients with metastatic gastrointestinal stromal tumor treated with sunitinib malate. Ann Surg Oncol. 2010;17(2):407–15.

12. Mussi C, Ronellenfitsch U, Jakob J, et al. Post-imatinib surgery in advanced/metastatic GIST: is it worthwhile in all patients? Ann Oncol. 2010;21(2):403–8.

13. Rathmann N, Diehl SJ, Dinter D, et al. Radioembolization in patients with progressive gastrointestinal stromal tumor liver metastases undergoing treatment with tyrosine kinase inhibitors. J Vasc Interv Radiol. 2015;26(2):231–8.

14. Cao G, Zhu X, Li J, et al. A comparative study between Embosphere((R)) and conventional transcatheter arterial chemoembolization for treatment of unresectable liver metastasis from GIST. Chin J Cancer Res. 2014;26(1):124–31.

15. Demetri GD, Reichardt P, Kang YK, et al. Efficacy and safety of regorafenib for advanced gastrointestinal stromal tumours after failure of imatinib and sunitinib (GRID): an international, multicentre, randomised, placebo-controlled, phase 3 trial. Lancet. 2013;381(9863):295–302.

16. Sciot R, Debiec-Rychter M, Daugaard S, et al. Distribution and prognostic value of histopathologic data and immunohistochemical markers in gastrointestinal stromal tumours (GISTs): an analysis of the EORTC phase III trial of treatment of metastatic GISTs with imatinib mesylate. Eur J Cancer. 2008;44(13):1855–60.

17. Hong X, Choi H, Loyer EM, et al. Gastrointestinal stromal tumor: role of CT in diagnosis and in response evaluation and surveillance after treatment with imatinib. Radiographics. 2006;26(2):481–95.

18. Bauer S, Joensuu H. Emerging agents for the treatment of advanced, imatinib-resistant gastrointestinal stromal tumors: current status and future directions. Drugs. 2015;75(12):1323–34.

19. Demetri GD, von Mehren M, Blanke CD, et al. Efficacy and safety of imatinib mesylate in advanced gastrointestinal stromal tumors. N Engl J Med. 2002;347(7):472–80.

20. Heinrich MC, Corless CL, Demetri GD, et al. Kinase mutations and imatinib response in patients with metastatic gastrointestinal stromal tumor. J Clin Oncol. 2003;21(23):4342–9.

21. Eisenberg BL, Pipas JM. Gastrointestinal stromal tumor--background, pathology, treatment. Hematol Oncol Clin North Am. 2012;26(6):1239–59.

22. Heinrich MC, Maki RG, Corless CL, et al. Primary and secondary kinase genotypes correlate with the biological and clinical activity of sunitinib in imatinib-resistant gastrointestinal stromal tumor. J Clin Oncol. 2008;26(33):5352–9.

23. Heinrich MC, Owzar K, Corless CL, et al. Correlation of kinase genotype and clinical outcome in the North American Intergroup Phase III Trial of imatinib mesylate for treatment of advanced gastrointestinal stromal tumor: CALGB 150105 Study by Cancer and Leukemia Group B and Southwest Oncology Group. J Clin Oncol. 2008;26(33):5360–7.

24. Demetri GD, van Oosterom AT, Garrett CR, et al. Efficacy and safety of sunitinib in patients with advanced gastrointestinal stromal tumour after failure of imatinib: a randomised controlled trial. Lancet. 2006;368(9544):1329–38.

25. Hsu CC, Wu CE, Chen JS, et al. Imatinib escalation or sunitinib treatment after first-line imatinib in metastatic gastrointestinal stromal tumor patients. Anticancer Res. 2014;34(9):5029–36.

26. Nunobe S, Sano T, Shimada K, et al. Surgery including liver resection for metastatic gastrointestinal stromal tumors or gastrointestinal leiomyosarcomas. Jpn J Clin Oncol. 2005;35(6):338–41.

27. Brudvik KW, Patel SH, Roland CL, et al. Survival after resection of gastrointestinal stromal tumor and sarcoma liver metastases in 146 patients. J Gastrointest Surg. 2015;19(8):1476–83.

28. Zaydfudim V, Okuno SH, Que FG, et al. Role of operative therapy in treatment of metastatic gastrointestinal stromal tumors. J Surg Res. 2012;177(2):248–54.

29. Cananzi FC, Belgaumkar AP, Lorenzi B, et al. Liver surgery in the multidisciplinary management of gastrointestinal stromal tumour. ANZ J Surg. 2014;84(12):E1–8.

30. Demetri GD, Benjamin RS, Blanke CD, et al. NCCN Task Force report: management of patients with gastrointestinal stromal tumor (GIST)--update of the NCCN clinical practice guidelines. J Natl Compr Canc Netw. 2007;5 Suppl 2:S1–29; quiz S30.

31. Xia L, Zhang MM, Ji L, et al. Resection combined with imatinib therapy for liver metastases of gastrointestinal stromal tumors. Surg Today. 2010;40(10):936–42.

32. Gronchi A, Fiore M, Miselli F, et al. Surgery of residual disease following molecular-targeted therapy with imatinib mesylate in advanced/metastatic GIST. Ann Surg. 2007;245(3):341–6.

33. Raut CP, Posner M, Desai J, et al. Surgical management of advanced gastrointestinal stromal tumors after treatment with targeted systemic therapy using kinase inhibitors. J Clin Oncol. 2006;24(15):2325–31.

34. Maehara N, Chijiiwa K, Eto T, et al. Surgical treatment for gastric GIST with special reference to liver metastases. Hepatogastroenterology. 2008;55(82–83):512–6.

35. Pantaleo MA, Di Battista M, Catena F, et al. Surgical debulking of gastrointestinal stromal tumors: is it a reasonable option after second-line treatment with sunitinib? J Cancer Res Clin Oncol. 2008;134(5):625–30.

36. Guiteau J, Fanucchi M, Folpe A, et al. Hypoglycemia in the setting of advanced gastrointestinal stromal tumor. Am Surg. 2006;72(12):1225–30.

37. de la Fuente SG, Deneve JL, Parsons CM, et al. A comparison between patients with gastrointestinal stromal tumours diagnosed with isolated liver metastases and liver metastases plus sarcomatosis. HPB (Oxford). 2013;15(9):655–60.

38. Serralta AS, Sanjuan FR, Moya AH, et al. Combined liver transplantation plus imatinib for unresectable metastases of gastrointestinal stromal tumours. Eur J Gastroenterol Hepatol. 2004;16(11):1237–9.

39. Zhu J, Yang Y, Zhou L, et al. A long-term follow-up of the imatinib mesylate treatment for the patients with recurrent gastrointestinal stromal tumor (GIST): the liver metastasis and the outcome. BMC Cancer. 2010;10:199.

40. Zhu J, Wang Y, Hou M, et al. Imatinib mesylate treatment for advanced gastrointestinal stromal tumor: a pilot study focusing on patients experiencing sole liver metastasis after a prior radical resection. Oncology. 2007;73(5–6):324–7.

41. Joensuu H, Vehtari A, Riihimaki J, et al. Risk of recurrence of gastrointestinal stromal tumour after surgery: an analysis of pooled population-based cohorts. Lancet Oncol. 2012;13(3):265–74.

42. Joensuu H, Eriksson M, Collan J, et al. Radiotherapy for GIST progressing during or after tyrosine kinase inhibitor therapy: a prospective study. Radiother Oncol. 2015;116(2):233–8.

43. Yamanaka T, Takaki H, Nakatsuka A, et al. Radiofrequency ablation for liver metastasis from gastrointestinal stromal tumor. J Vasc Interv Radiol. 2013;24(3):341–6.

44. Hakime A, Le Cesne A, Deschamps F, et al. A role for adjuvant RFA in managing hepatic metastases from gastrointestinal stromal tumors (GIST) after treatment with targeted systemic

therapy using kinase inhibitors. Cardiovasc Intervent Radiol. 2014;37(1):132–9.

45. Takaki H, Litchman T, Covey A, et al. Hepatic artery embolization for liver metastasis of gastrointestinal stromal tumor following imatinib and sunitinib therapy. J Gastrointest Cancer. 2014;45(4):494–9.

46. DeMatteo RP, Maki RG, Singer S, et al. Results of tyrosine kinase inhibitor therapy followed by surgical resection for metastatic gastrointestinal stromal tumor. Ann Surg. 2007;245(3):347–52.

47. Turley RS, Peng PD, Reddy SK, et al. Hepatic resection for metastatic gastrointestinal stromal tumors in the tyrosine kinase inhibitor era. Cancer. 2012;118(14):3571–8.

48. Rubio-Casadevall J, Martinez-Trufero J, Garcia-Albeniz X, et al. Role of surgery in patients with recurrent, metastatic, or unresectable locally advanced gastrointestinal stromal tumors sensitive to imatinib: a retrospective analysis of the Spanish Group for Research on Sarcoma (GEIS). Ann Surg Oncol. 2015;22(9):2948–57.

49. Miettinen M, Lasota J. Gastrointestinal stromal tumors: pathology and prognosis at different sites. Semin Diagn Pathol. 2006;23(2):70–83.

Brittany A. Potz, Thomas J. Miner

第 16 章

外科姑息治疗

1.引言

晚期 GIST 患者常见症状包括疼痛、明显出血和梗阻[1-4]。GIST 的耐药及复发转移发生率高，使得许多患者无法通过手术切除达到治愈目的。然而，这并不意味着这些患者必须在余生中忍受疾病的折磨。姑息性手术可以缓解晚期疾病相关的症状并改善患者的生活质量，但是否行姑息治疗需要高水平的外科判断。外科医生必须考虑疾病的预后，非手术治疗的可实施性和成功率，以及患者的生活质量和预期寿命[5,6]。通过姑息决策相关的三角图[1]，在患者、家庭成员和外科医生之间有效互动，以获取最佳姑息决策。尽管姑息手术成功治疗晚期 GIST 患者尚缺乏证据，但有证据表明在仔细筛选的患者中，姑息性手术能有效缓解一些与 GIST 相关的常见症状。联合格列卫和放疗是姑息治疗潜在的选择，需要进一步的研究探索。

2.确定姑息性手术的目标和策略

要真正理解姑息性手术的重要性，必须了解姑息性手术和根治性手术之间明显且微妙的区别。根治性手术通常需要完全切除肿瘤，其主要目的是延长患者的生命[7-9]。为了移除所有病变组织，根治性手术有时操作较为复杂并包含较多步骤。尽管改善症状等手术次要获益也是患者乐于接受的，但根治性手术的益处（即提高生存率）是如此之大，以至于超过了手术风险。因此，这些与手术相关的重大风险，例如显著的并发症、永久性功能丧失、患者不适，甚至围术期死亡风险的增加都认为是可接受的（图 16.1）[7,9]。

相反，姑息性手术旨在缓解症状，减轻患者痛苦，增加治疗耐受性，改善生活质量，减少疼痛，缩短治疗时间，减少治疗毒性，改善发病率和死亡率。在姑息治疗阶段，短暂的生存获益应让步于患者手术并发症和手术死亡率的降低、治疗时间的延长及患者生活质量的改善[9-14]（图 16.1）。由于要考虑很多因素，全国性姑息性手术治疗的标准化一直难以实现。这些因素包括但不仅限于：症状严重程度、患者的偏好、家庭的偏好，以及外科医生处理临终问题的能力差异。因此，1998 年，美国外科医师学会伦理委员会提出关于临终关怀原则的声明。包括以下原

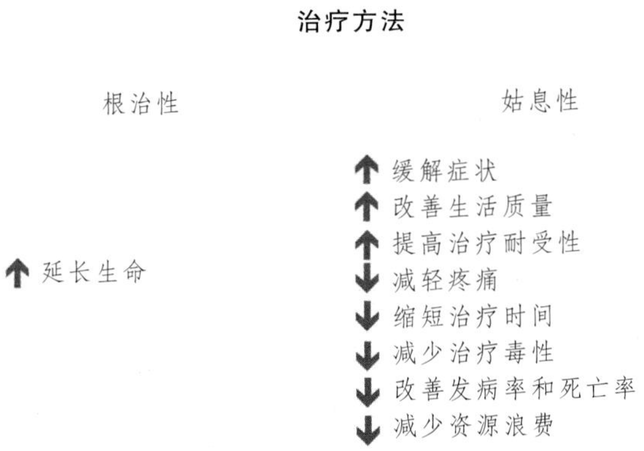

治疗方法

根治性　　　　　　　　　姑息性

↑延长生命

↑ 缓解症状
↑ 改善生活质量
↑ 提高治疗耐受性
↓ 减轻疼痛
↓ 缩短治疗时间
↓ 减少治疗毒性
↓ 改善发病率和死亡率
↓ 减少资源浪费

图 16.1 姑息性手术是指通过手术缓解症状、改善生活质量、提高治疗耐受性、减轻疼痛、缩短治疗时间、减少治疗毒性、改善发病率和死亡率、减少资源浪费。

则:①尊重患者和看护者的尊严;②对患者及其家人的意愿保持敏感和尊重;③使用与患者选择相一致的合适措施;④确保减轻疼痛和管理其他躯体症状;⑤识别并评估和解决心理、社会和精神问题;⑥确保患者的主治医生和(或)专科医生提供适当的连续治疗;⑦提供适当的姑息治疗和临终关怀;⑧尊重患者拒绝治疗的权利;⑨认识到医生有责任放弃无效的治疗[15]。

为了研究终末期癌症患者进行根治性和姑息性外科手术的这一概念,纪念斯隆-凯特琳癌症中心研究人员研究了 1985—2001 年,接受根治性或姑息性手术的进展期胃癌患者的预后。307 例患者接受了非根治性胃切除术,其中 48% 为姑息性,53% 为非姑息性。姑息性手术定义为减轻症状或改善生活质量的手术。该研究的结论是,接受根治性手术与非根治性手术的进展期癌症患者之间存在重要差异。肿瘤的原发部位、分期、淋巴结转移、肿瘤转移的程度以及所执行的手术类型之间的显著差异,决定了姑息性和非姑息性外科手术指征之间的区别。在该研究中评估的患者中,76% 成功控制了症状,从而无须进行其他姑息性干预。本研究强调了区分治疗性干预和姑息性干预以提高手术成功率和患者满意度的重要性[14]。

3.决策:姑息治疗三角图

姑息三角图是指,通过患者、家庭成员和外科医生之间的有效互动来促进最佳姑息决策。三角形的三个角由患者、家庭和医生组成,三角形聚焦于希望。必须强调那些能够切实现的目标,即为患者提供良好的生活质量、症状的缓解、技术精湛的姑息手术、尊严和同情心[16](图 16.2)。

三角形要考虑患者和家庭的诉求、价值观和目标与现有医疗手段和手术替代方案的平衡。姑息手术的结果数据有助于外科医生向患者提供关于手术成功概率、手术耐受性、并发症的可能性和预期生存的准确信息。预测、理解和解决患者/家庭对拟行手术的期望,是姑息三角形的重要方面。三角形的平衡有助于缓和不一致的观念冲突,并指导决策过程,为每例患者提供最佳选择。参与讨论的每个人都需要理解并明确姑息治疗的意图。姑息三角形成的强大关系可解释姑息手术后患者对外科医生的高满意度,即便患者没有明显获益或依然伴有严重并发症[5]。

患者的选择是对患者进行姑息性手术的关键,以便在生命结束前成功缓解症状,同时最

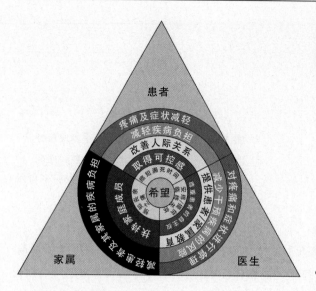

图 16.2　姑息三角形。患者、家属和外科医生之间的互动，指导着姑息治疗的决定。(From Thomay et al.[10])

大限度地降低手术并发症发生率和死亡率[1]。布朗大学进行的一项研究分析了使用姑息三角图进行治疗的患者的预后，并评估了与有效患者选择相关的因素。106 例患者(或 46.0% 的患者)接受了姑息性手术。姑息性手术的指征包括：胃肠道梗阻(35.8%)、局部控制肿瘤相关症状(出血、疼痛、恶臭)(25.5%)、黄疸(10.4%)和其他(穿孔、瘘管或呼吸/泌尿/神经系统症状)(28.3%)。在接受姑息性手术的 106 例患者中，5 例患者因复发而手术，6 例患者因有其他症状而手术。余 121 例患者(或 53.3%)未选择姑息性手术。未进行手术的主要原因是症状尚轻(23.9%)、选择非手术姑息治疗(19.0%)、患者偏好(19.8%)、对并发症的担忧(15.7%)和其他(21.6%)。在随访期间，7 例患者因症状恶化而行姑息性手术，5 例患者因出现严重的新症状而手术，最终共计 129 例患者行姑息性手术。研究结果显示，选择姑息性手术的患者的表现评分(东部肿瘤协作组和美国国家癌症研究所疲劳评分)和营养状况均优于非手术治疗的患者。在 129 例手术患者中有 117 例(90.7%)症状缓解或改善，并且该症状缓解发生在术后 30 天内。姑息性手术与术后 30 天的并发症发病率(20.1%)和死亡率(3.9%)相关。中位生存期为 212 天。他们的研究表明，对姑息三角方法挑选出的患者进行姑息性手术，在症状缓解和发病率方面均有出色的效果[5]。在这项研究中，通常在患者、家属和外科医生之间进行一次或两次持续 60~90 分钟的会议，才能就适当的姑息治疗措施达成共识。这再次凸显了姑息手术所涉及决策的复杂性。

姑息性手术治疗方案并不适合每例患者。必须以多学科的方式进行个体化治疗，以便为每例患者选择最合适的治疗方案。外科医生必须谨慎，不要承诺他们无法实现的结果。需认识到：手术相关并发症或死亡风险过高的患者或特定手术不能给其带来明确益处的患者，是三角形的关键组成部分。目前，尚无可用于接受姑息手术患者的风险评估工具。Vidri 等分析 ACS-NSQIP 数据库中的数据，以评估其在晚期癌症患者手术风险评估中的用途。该研究的结论是，ACS-NSQIP 中包含的数据可能提供近似风险的结果(30 天内并发症发病率和死亡率的结果），但其缺乏做出关于姑息治疗的合理决定所需的关键信息。作者建议谨慎使用此工具，因为还有很多结果指标，如症状缓解、生活质量、疼痛控制、成本效益和患者满意度，这些对于充分评估姑息性手术的成功至关重要，但均不包括在数据库中[9,12,17]。

4.姑息沟通

　　无论是否进行手术，医生、患者和家人之间的良好沟通是成功进行姑息治疗的关键[5]。医生的沟通技巧与医生和患者均相关，包括：患者满意度、患者参与疾病的护理和调整、医疗事故责任以及重要的临床健康标志。当医生与患者沟通良好时，可以更准确地识别临床问题，患者更加满意他们的护理，更有可能遵循治疗计划，从而减少痛苦感和脆弱感，并提升患者的幸福感[5]。在生命的尽头，患者和家庭从医生那里寻求良好的沟通和人际关系技巧，以期在这个脆弱的时期为他们提供指导[5]。

　　虽然医生和患者之间经常进行有关诊断、治疗选择和预后的对话，但往往缺乏有效沟通。在最近的一项研究中，超过 20% 的患者认为他们以冷漠的方式被告知癌症诊断，这表明许多医生仍然不熟悉或缺乏良好的沟通技巧。在很多患者当中，这种以非人性化的方式进行的交流，与缺乏理解或与医患的不良关系有关，这也是他们更换医生的原因[5,18]。医生缺乏沟通技巧的一个原因是缺乏有关外科手术姑息治疗的培训和文献资料。大多数外科培训课程都不包括姑息治疗的课程。布朗大学通过为其普通外科住院医生引入姑息性外科手术试点课程来研究这一问题。该计划包括 3 个 1 小时的课程，其中包括小组讨论、角色扮演和高级临床决策指导。外科医生完成了旨在评估计划成功与否的预测验、学后测验和 3 个月的后续调查。来自布朗大学的 47 名普通外科医生参加了此次活动。大多数医生(94%)过去曾"与患者或患者的家人讨论姑息治疗"。最初，57% 的医生觉得"与患者和患者家属就临终问题沟通感到舒适"，而在学后测验和 3 个月间隔时，分别为 80% 和 84%($P<0.01$)。仅少部分医生(9%)认为他们"在住院医生实习期间接受了足够的姑息治疗培训"，但在后测和 3 个月的随访中，86% 和 84% 的医生同意了这一说法($P<0.01$)。所有外科医生都认为"管理临终问题对外科医生来说是一项宝贵的技能"。92% 的外科医生在 3 个月的随访中"已经能够使用在临床实践中学到的信息"。该研究的结论是，在合理的时间内，外科住院医生都应学习姑息治疗和临终关怀知识[19]。该课程应在所有医疗住院医生当中推行。

　　一项用于总结和简化医学交流的实用且有效的技术是 Buchman 协议，包括：情境(conetxt)、聆听(listening)、确认(acknowle dgment)、策略(strateay)和总结(summary)，即 CLASS。另一种方法是布置(setling)、患者感知(patients perception)、邀请(invitation)、知识(knowledge)、情感(emotions)和策略/总结(strategy/summary)，即 SPIKES，它是 CLASS 协议的变体，专注于与患者和家属沟通坏消息[5]。可以快速、轻松地审查这些技术，以帮助改善基本的沟通基础。将沟通技巧整合到医疗或外科手术实践中，虽然需要花费一定的时间、精力、经验、理解和同情，但许多报道已证明这样对施行有效的临终关怀至关重要[5]。

5.姑息性手术的结果:有限但有希望的数据

姑息性手术在播散性恶性肿瘤患者中发挥着重要作用。通过适当的咨询和患者挑选,多达80%的患者可以实现症状缓解[11-13,20]。对患者预后的影响取决于:主诉的解决、生活质量控制、手术的并发症发生率和资源利用率成为外科姑息治疗的决定因素[12,13]。目前,尚无关于使用姑息性手术来缓解特定疾病症状(如晚期GIST)的具体临床数据。仍然需要高质量的描述性研究,包括前瞻性队列研究,以及随机对照试验以确定最佳管理策略。

研究人员和临床医生在对姑息性患者群体进行高质量研究时,面临许多障碍。这些障碍包括:缺乏资金、难以确定符合条件的患者,以及设计这些研究时实践中和方法上的挑战。此外,在姑息性研究的设计和实施中,特别是在临床试验中,存在各种伦理挑战。姑息治疗研究的发展受到持续的伦理学不确定性挑战。许多提供者、机构审查委员会和调查人员对于涉及濒死患者研究的伦理限制仍然不确定。但也应考虑决定不进行研究的固有道德问题。接受目前的证据标准将使未来的患者接受不必要的手术和无效的治疗。因此,认真应对这些伦理挑战,在推进目前对姑息治疗患者的理解和治疗方案的选择至关重要[12,21]。

在纪念斯隆-凯特琳癌症中心对1000多例连续姑息性手术进行的前瞻性分析,充分评估了所有类型癌症的姑息治疗结果。晚期GIST的患者通常出现疼痛、出血和梗阻,因此,我们将重点关注与胃肠道相关症状的外科治疗。450例患者(总计1022例患者)接受了516次针对胃肠道症状的姑息治疗,其中82%的患者在姑息治疗后症状缓解。151例患者接受了206次十二指肠梗阻的治疗,其中79%的患者症状缓解。这些患者接受内镜扩张/支架术(84%的症状缓解)、手术或内镜下胃造口术(72%报告症状缓解)、胃空肠吻合术(75%报告的症状缓解)和胃切除术(100%的症状缓解)。115例患者接受了140次小肠和大肠梗阻手术,90%的患者症状缓解。这些患者接受小肠切除/旁路术(91%报告症状缓解)、结肠切除/旁路术(24%报告症状缓解)、结肠造口术(100%的症状缓解)、内镜扩张/支架术(100%的症状缓解)、回肠造口术(70%报告症状缓解)和粘连松解术(80%报告症状缓解)。64例患者接受了69次黄疸手术,其中92%的患者症状缓解。这些患者接受内镜干预(94%报告症状缓解)和胆道旁路手术(90%报告症状缓解)。40例患者因营养不良而接受了44次手术,77%的患者症状缓解。这些患者用内镜放置喂养管(79%报告症状缓解)和手术放置喂养管(67%的症状缓解)进行治疗。45例患者接受了57次"其他"手术,58%的患者症状缓解。这些患者接受了出血/贫血的内镜治疗(67%报告症状缓解)、出血/贫血的手术治疗(67%报告症状缓解)、因疼痛切除肿瘤(100%的症状缓解)、因疼痛切除器官(100%症状缓解)、因疼痛修补疝气(100%症状缓解)、瘘管的手术治疗(10%报告症状缓解)、瘘管的内镜治疗(无症状缓解)、其他(33%症状缓解)。所有症状均于术后30天内缓解。内镜或外科手术在症状缓解率方面没有差异[22]。该研究表明,几乎与晚期GIST相关的所有胃肠道症状均可通过姑息性手术治疗获得成功。有趣的是,总体而言,尽管新症状(25%)或复发症状(25%)仍需要进一步干预,但已显示80%患者的症状得到了缓解。然而,这些手术与显著的并发症发生率(40%)和死亡率(10%)以及有限的预期存活率(约 6 个月)相关。结论是,尽管在严格挑选的患者中可以预期姑息性手术后症状获得缓解,但肿瘤复发或其他症状的发展限制了干预的持久性[1,22]。

Temple 等进行了一项研究,主要目的是针对转移性结直肠癌患者中恶性肠梗阻姑息性干预的结果。他们对前瞻性姑息治疗数据库进行了回顾性研究,并确定了 141 例因恶性肠梗阻症状而接受手术或内镜手术治疗的患者。84% 的患者姑息治疗取得成功。所有患者恶心、呕吐和疼痛等症状得到很好的缓解;84% 的患者出院后能够进食。在接受胃造口术治疗的患者中,64% 的患者能够进食但无法独立维持营养。88% 接受手术治疗的患者(接受过旁路和造口术的患者)能够维持经口营养。30% 的患者出现了新症状,需要额外手术或再入院。30% 的患者有并发症,其中 10% 被评为 3 级(残疾或器官切除)或 4 级(介入放射学、插管、手术、内镜治疗)并发症。术后 30 天死亡率为 4%;2 例患者死于疾病进展,4 例患者出现术后并发症。他们的数据表明,对于特定的恶性肠梗阻患者,可以采取适当的姑息治疗。在他们的研究中,22% 的患者放置胃管,造口率为 13%,并且 10% 的患者通过粘连松解来缓解梗阻[13]。

Moore 等研究了患有梗阻症状的结直肠癌的患者手术与非手术的治疗方案。结直肠支架术已经成为一种十分常见的手术替代方案,并且可能具有较少的风险。Moore 等介绍了他们在澳大利亚的一家三级医院进行结直肠支架术的 8 年临床经验。通过查阅医疗记录,他们研究了 2000—2008 年进行结直肠支架置入术的患者。收集的临床数据包括患者人口统计资料、肿瘤类型、转移性疾病程度、支架特征、技术和治疗成功率、急性和慢性并发症以及长期随访状态。35 例患者共接受了 39 个支架置入。95% 的患者手术成功,89% 的患者实现了梗阻临床缓解。1 例患者发生术中穿孔,3 例术后穿孔。17% 的患者需要再次置入支架,这些患者中肝转移灶的体积<肝脏总体积的 50%。他们得出结论,对于出现梗阻症状的患者,结直肠支架术是一种可行且安全的替代方案,但其获益可能仅限于预期存活期较短的患者[20]。Chi 等得出了类似的结果,他们研究的是因卵巢癌复发导致恶性肠梗阻而接受姑息性手术或内镜手术患者的预后。这些患者接受经皮内镜胃造口术置管、结肠支架、置管肠旁路/切除术、回肠造口术和结肠造口术。14 例(54%)患者进行手术,另外 12 例(46%)患者进行内镜手术。总体而言,26 例患者中有 23 例(88%)在 30 天内出现症状改善或缓解,1 例在术后死亡(4%)。在第 60 天,接受手术的 14 例患者中有 10 例(71%)症状缓解,接受内镜手术的 12 例患者中有 6 例(50%)症状得以控制。对于接受手术的患者,姑息性手术的中位生存期为 191 天(范围为 33~902天),接受内镜手术的中位生存期为 78 天(范围为 18~284 天)。该研究的结论是,接近 90% 的患者可以成功缓解症状[23]。这些数据表明,开放和内镜手术均可为特定的患者提供有效的姑息性干预。

Morrough 等评估了姑息性治疗在转移性乳腺癌中的使用率和维持时间。他们根据手术数量、住院时间和围术期并发症发生率/死亡率风险,将症状缓解作为改善生活质量的替代指标。91 例有症状的转移性乳腺癌患者中,91% 的患者通过手术干预和非手术干预在 30 天内症状得到改善,但 25% 的患者需要对复发症状进行额外干预,16% 的患者需对新症状进行额外干预,总体而言,70% 的患者得到持续缓解。他们的数据还表明,根据所累及的器官系统和最初的诉求，结果存在差异。并且，主诉疼痛的患者最有可能从姑息性干预中长期获益[12]。

经适当选择的任何类型晚期癌症患者选择姑息性手术，都可以在生命最后阶段产生几个月的症状缓解，同时最大限度地降低手术并发症发病率和死亡率。与其他治疗方法相比，姑息治疗的好处包括：①与需要昂贵的化疗药物、综合治疗或需要专门设备的治疗相比，姑息治疗成本较低；②可立即获得治疗效果；③单次治疗后，几乎不需要再次手术；④为不适合其他治疗的体积较大病灶的患者提供有效治疗。尽管大多数姑息性手术取得了成功，但平均约有25%的患者仍需进一步干预新发或复发的症状[11,12]。多达29%的患者可出现术后并发症，总死亡率可达11%，多是继发于晚期疾病和相关并发症[11,13,20,22]。姑息性手术后较差的预后与身体功能状态较差、近期体重减轻和血清白蛋白较低有关[1]。鉴于潜在的风险，那些关注生活质量的前瞻性试验仍需要医学验证，但医生、患者及其家属之间一定要公开讨论，这对于最佳姑息治疗至关重要。

6.姑息性手术的决策：晚期 GIST 患者的独特病例和特殊挑战

即使在完全切除原发肿瘤后，也有大约50%的 GIST 会复发。初次手术后复发的中位时间为18~24个月。最常见的复发部位是腹部（肝脏占50%，腹膜表面占50%，两者均有约占20%）[24]。复发性和转移性疾病的高发性和散发性意味着：许多患者不适合进行治愈性外科手术。然而，依据姑息三角的原则，GIST 中的许多常见症状可通过姑息性手术缓解。

伊马替尼治疗中发生耐药很常见，可分为两种类型：①原发性耐药（对伊马替尼治疗无反应的患者）；②继发性耐药（接受伊马替尼治疗6个月后病情进展的患者）。与 KIT 基因9号外显子突变（40%缓解率）相比，伊马替尼对 KIT 基因11号外显子突变（缓解率为67%~83%）的患者效果最佳。KIT 基因突变阴性的 GIST 可能显示 PDGFR-α 突变（3%病例）；这一小部分患者确实对伊马替尼有良好的反应。约10%的患者均未检测到 KIT 或 PDGFR-α 突变。这些患者对伊马替尼的缓解率为32%[24]。因此，有相当一部分患者对伊马替尼治疗存在原发性耐药。另一组对伊马替尼治疗存在耐药性的患者是继发性耐药，即治疗后存在可测量的反应持续6个月后，疾病又开始进展的患者。一般认为，这些继发性耐药的患者存在 KIT 或 PDGFR-α 新的继发突变，这些突变干扰了伊马替尼活性。原发性和继发性耐药将成为治疗 GIST 相关疾病的主要临床问题[1,24]。因此，原发性和继发性耐药的高发病率，以及复发性 GIST 的高发性和散发性意味着许多 GIST 患者不能选择进行治愈性外科手术。这些患者是姑息治疗的理想人选。

7.晚期 GIST 的症状

胃肠间质瘤是胃肠道中最常见的间叶源性肿瘤。它们常发生于胃（50%~60%）和小肠（30%~35%），较少发生于结肠和直肠（5%）或食管（<1%）[3,20]。<5%的 GIST 发生于胃肠道外

(网膜、肠系膜和腹膜后)[3]。因此,GIST 的临床表现和症状差异很大,但大多数患者的症状涉及胃肠道。在 GIST 的患者中,大多数患者确实存在临床症状。一项研究发现,70% 的 GIST 患者有症状,20% 无症状,10% 在尸检时发现。GIST 会推挤周围结构但不浸润它们。因此,GIST 可能生长到体积较大才表现出症状[24]。

如上所述,GIST 的症状具有很强的部位特异性。胃、小肠、结肠和肛门直肠 GIST 的最常见症状是黏膜溃疡导致出血。这些患者表现为:呕血、黑便、便血和隐匿性出血,伴有贫血症状和体征[24]。第二常见的症状是腹部包块。症状有时可能很轻,大多数患者有非特异性症状,如恶心、呕吐、体重减轻、腹围增加或腹部不适。这些患者也可出现肠梗阻。GIST 很少会因为破裂或出血导致紧急的症状。腹膜后 GIST 表现为腹部可触及的肿块或下肢水肿。食管 GIST 表现为吞咽困难、吞咽疼痛、胸骨后胸痛或呕血[3,24]。

许多与晚期 GIST 相关的症状都应该在严格选择的患者中进行手术治疗。

8.确定姑息目的和晚期 GIST 手术的作用:出血、梗阻、疼痛

尚无证据表明,成功的姑息治疗对于晚期 GIST 患者是必须的。上述可用数据可以外推到所有 GIST 的患者,但这表明只有在合适的患者中,对常见 GIST 症状的姑息治疗可能是有效的。晚期 GIST 的患者的姑息治疗指征应重点关注 3 个方面:梗阻、出血和穿孔。然而,个别患者可能出现更多的慢性症状,包括腹胀、体重减轻、疲劳、厌食、背痛、呕血、黑便、黄疸、贫血、可触及的腹部肿块和隐匿性出血[2]。姑息性手术是治疗一些有症状患者的合适选择,应根据患者的症状和生活质量目标选择手术方式[8]。

缓解顽固性疼痛、出血和肠梗阻,以及其他消耗性症状,使患者感到舒适并保持可接受的功能水平。通过适当的咨询和患者选择,多达 80% 的患者可实现症状缓解[8,11-13,22]。数据显示,姑息性手术可以有效缓解 89%~100% 的梗阻、67% 的出血和 85%~100% 的疼痛[11-13,20,22]。接受姑息性手术的患者经常提出的一个问题是,他们是否最终会使用"管"(饲管)或"袋"(结肠造口术或回肠造口术)。研究表明,接受任何类型的姑息性手术的患者中,高达 33% 的患者需要放置喂养管,高达 23% 的患者需要造口[13,22,23]。

9.姑息药物治疗

初步的回顾性研究表明,术前使用伊马替尼与并发症发病率降低、手术切缘改善和局部无瘤总生存率的提高相关[25]。Hunt 等观察了新辅助 TKI 治疗后接受手术切除的 94 例患者。他们发现新辅助 TKI 可以有效地治疗原发性和复发/转移性 GIST,有助于减轻肿瘤负荷、预测肿瘤生物学行为,并帮助确定手术在转移性肿瘤中的作用[26]。因此,可以推断,使用伊马替尼可能有助于治疗由晚期肿瘤引起的某些症状。

有趣的是,尽管复发或转移性 GIST 的一线治疗药物是伊马替尼,但有证据表明,晚期 GIST 患者(根据 mNIH 标准的高危肿瘤或复发/转移性肿瘤)并不像局部晚期疾病患者那样经

常服用伊马替尼治疗。Pawlik 等对 158 例晚期胃肠间质瘤手术治疗患者进行了国际多中心分析。美国 7 个主要癌症中心共有 609 例患者接受了 GIST 手术。其中 87 例为局部晚期 GIST，71 例为复发/转移性 GIST。95% 的局部晚期 GIST 患者需要接受多脏器切除；多数患者达到镜下完全切除(R0)。尽管根据 mNIH 标准，82% 的患者为高危肿瘤或复发/转移性肿瘤，但只有 56% 的患者接受了辅助性 TKI 治疗。在局部晚期 GIST 患者中，3 年无复发生存率和总生存率分别为 65% 和 87%。相比之下，复发/转移性 GIST 患者的 3 年无复发生存率和总生存率分别为 49% 和 82%。在多因素分析中，局部晚期 GIST 患者不良预后的预测因素包括：较高的核分裂象和男性。年龄和缺乏辅助 TKI 治疗与复发/转移性 GIST 患者的不良预后相关。这表明在晚期 GIST 患者中，TKI 治疗未得到充分利用[3]。由于伊马替尼可能有助于治疗体积巨大的肿瘤，因此晚期 GIST 患者可能会出现症状缓解的情况。但是，需要进一步研究以证实这一理论。

10.姑息放疗

关于 GIST 放疗的数据较为有限。有一些病例报告表明，放射可能会减轻肿瘤负荷，并在局部晚期和转移性肿瘤中产生持久的局部控制。Wu 等人研究了放疗在 GIST 治疗中的作用，并回顾了他们对接受放疗的局部晚期或转移性 GIST 患者的治疗经验。结果表明，症状性肿瘤的缓解率很高。治疗耐受性良好，同时使用 TKI 治疗并不增加额外毒性。需要进一步研究以确定放疗在 GIST 中的作用[27]。

11.总结

晚期 GIST 患者管理中，医者的目的应是有效的姑息治疗，而不是治愈。这些患者通常不适合进行根治性手术，但可能仍需要干预其症状。晚期 GIST 的患者经常有胃肠道症状，包括梗阻、出血和疼痛。研究表明，内镜和手术干预都可以成功缓解这些症状并改善生活质量。然而，接受姑息性手术的决定需要经过慎重考虑。外科医生必须考虑疾病的医学预后、非手术治疗的有效性和成功率，以及个体患者的生活质量和预期寿命[5,28]。通过姑息三角描述的关系，患者、家庭成员和外科医生之间的有效沟通和动态互动促进了最佳姑息决策[1]。尽管仍然缺乏对晚期 GIST 患者可成功进行姑息治疗的证据，但可以证明，对 GIST 常见症状进行姑息性手术干预在特定的患者中可能是成功的。未来的工作需要确定哪些晚期 GIST 的患者可以从某种姑息治疗中受益，以期提高每例患者的生活质量。

(刘嘉欣 薛安慰 傅敏 译　沈坤堂 校)

参考文献

1. Miner TJ. Palliative surgery for advanced cancer: lessons learned in patient selection and outcome assessment. Am J Clin Oncol. 2005;28(4):411–4.

2. Yang F, Jin C, Du Z, Subedi S, Jiang Y, Li J, et al. Duodenal gastrointestinal stromal tumor: clinicopathological characteristics, surgical outcomes, long term survival and predictors for adverse outcomes. Am J Surg. 2013;206(3):360–7.

3. Bischof DA, Kim Y, Blazer DG, Behman R, Karanicolas PJ, Law CH, et al. Surgical management of advanced gastrointestinal stromal tumors: an international multi-institutional analysis of 158 patients. J Am Coll Surg [Internet]. Elsevier Inc.; 2014;219(3):439–49. Available from: http://dx.doi.org/10.1016/j.jamcollsurg.2014.02.037.

4. Shen C, Chen H, Yin Y, Chen J, Han L, Zhang B, et al. Duodenal gastrointestinal stromal tumors: clinicopathological characteristics, surgery, and long-term outcome. BMC Surg [Internet]. BMC Surgery. 2015;15(1):98. Available from: http://www.biomedcentral.com/1471-2482/15/98.

5. Miner TJ. Communication as a core skill of palliative surgical care. Anesthesiol Clin [Internet]. Elsevier Inc; 2012;30(1):47–58. Available from: http://dx.doi.org/10.1016/j.anclin.2011.11.004.

6. Miner TJ, Cohen J, Charpentier K, McPhillips J, Marvell L, Cioffi WG. The palliative triangle: improved patient selection and outcomes associated with palliative operations. Arch Surg. 2011,146(5):517–22.

7. Brar S, Law C, Mcleod R, Helyer L, Swallow C, Paszat L, et al. Defining surgical quality in gastric cancer : a RAND/UCLA Appropriateness Study. J Am Coll Surg [Internet]. Elsevier Inc; 2013;217(2):347–57.e1. Available from: http://dx.doi.org/10.1016/j.jamcollsurg.2013.01.067.

8. Brar SS, Mahar AL, Helyer LK, Swallow C, Law C, Paszat L, et al. Processes of care in the multidisciplinary treatment of gastric cancer: results of a RAND/UCLA Expert Panel. JAMA Surg [Internet]. 2014;149(1):18–25. Available from: http://www.ncbi.nlm.nih.gov/pubmed/24225775.

9. Miner TJ, Jaques DP, Tavaf-Motamen H, Shriver CD. Decision making on surgical palliation based on patient outcome data. Am J Surg [Internet]. 1999;177(2):150–4. Available from: http://www.ncbi.nlm.nih.gov/pubmed/10204560.

10. Thomay AA, Jaques DP, Miner TJ. Surgical palliation: getting back to our roots. Surg Clin North Am. 2009;89(1):27–41.

11. Blakely AM, Mcphillips J, Miner TJ. Surgical palliation for malignant disease requiring locoregional control. Ann Palliat Med. 2015;4(1):48–53.

12. Morrogh M, Miner TJ, Park A, Jenckes A, Seidman A, Morrow M, et al. A prospective evaluation of the durability of palliative interventions for patients with metastatic breast cancer (MBC). Cancer. 2010;116(14):3338–47.

13. Dalal KM, Gollub MJ, Miner TJ, Wong WD, Gerdes H, Schattner MA, et al. Management of patients with malignant bowel obstruction and stage IV colorectal cancer. J Palliat Med. 2011;14(7):822–8.

14. Miner TJ, Jaques DP, Karpeh MS, Brennan MF. Defining palliative surgery in patients receiving noncurative resections for gastric cancer1 1No competing interests declared. J Am Coll Surg [Internet]. 2004;198(6):1013–21. Available from: http://linkinghub.elsevier.com/retrieve/pii/S1072751504001498.

15. Listed NA. The American College of Surgeons Committee on Ethics. Statement on principles guiding care at the end of life. Bull Am Coll Surg. 1998;83(4):46.

16. Thomay AA, Jaques DP, Miner TJ. Surgical palliation: getting back to our roots. Surg Clin North Am [Internet]. 2009;89(1):27–41. Available from: http://linkinghub.elsevier.com/retrieve/pii/S0039610908001746.

17. Vidri RJ, Blakely AM, Kulkarni SS, Vaghjiani RG, Heffernan DS, Harrington DT, Cioffi WG, Miner TJ. ACS-NSQIP as a quality-measurement tool for advanced cancer patients. Ann Palliat Med. 2015;4:200–6.

18. Figg WD, Smith EK, Price DK, English BC, Thurman PW, Steinberg SM, et al. Disclosing a diagnosis of cancer: where and how does it occur? J Clin Oncol [Internet]. 2010;28(22):3630–5. Available from: http://jco.ascopubs.org/cgi/doi/10.1200/JCO.2009.24.6389.

19. Klaristenfeld DD, Harrington DT, Miner TJ. Teaching palliative care and end-of-life issues: a core curriculum for surgical residents. Ann Surg Oncol. 2007;14(6):1801–6.

20. Chouhan H, Wong CX, Maharaj P, Lawrence MJ, Hunter A, Moore JW, et al. Colorectal stenting

for malignant obstruction: an 8-year clinical experience. ANZJSURG.com [Internet]. 2012;82:408–11. Available from: http://onlinelibrary.wiley.com.revproxy.brown.edu/doi/10.1111/j.1445-2197.2012.06086.x/epdf.

21. Laneader A, Angelos P, Ferrell BR, Kolker A, Miner T, Padilla G, et al. Ethical issues in research to improve the management of malignant bowel obstruction: challenges and recommendations. J Pain Symptom Manage [Internet]. 2007;34(1):S20–7. Available from: http://linkinghub.elsevier.com/retrieve/pii/S0885392407002679.

22. Miner TJ, Brennan MF, Jaques DP. A prospective, symptom related, outcomes analysis of 1022 palliative procedures for advanced cancer. Ann Surg. 2004;240(4):719–26;726–7.

23. Chi DS, Phaëton R, Miner TJ, Kardos SV, Diaz JP, Leitao MM, et al. A prospective outcomes analysis of palliative procedures performed for malignant intestinal obstruction due to recurrent ovarian cancer. Oncologist. 2009;14(8):835–9.

24. Gupta P, Tewari M, Shukla HS. Gastrointestinal stromal tumor. Surg Oncol. 2008;17(2):129–38.

25. Rutkowski P, Gronchi A, Hohenberger P, Bonvalot S, Schöffski P, Bauer S, et al. Neoadjuvant imatinib in locally advanced gastrointestinal stromal tumors (GIST): the EORTC STBSG experience. Ann Surg Oncol [Internet]. 2013;20(9):2937–43. Available from: http://link.springer.com/10.1245/s10434-013-3013-7.

26. Bednarski BK, Araujo DM, Yi M, Torres KE, Lazar A, Trent JC, et al. Analysis of prognostic factors impacting oncologic outcomes after neoadjuvant tyrosine kinase inhibitor therapy for gastrointestinal stromal tumors. Ann Surg Oncol [Internet]. 2014;21(8):2499–505. Available from: http://www.ncbi.nlm.nih.gov/pubmed/24639192.

27. Cuaron JJ, Goodman KA, Lee N, Wu AJ. External beam radiation therapy for locally advanced and metastatic gastrointestinal stromal tumors. Radiat Oncol [Internet]. 2013;8(1):274. Available from: http://www.ncbi.nlm.nih.gov/pubmed/24267287.

28. Miner TJ. Communication skills in palliative surgery: skill and effort are key. Surg Clin North Am [Internet]. Elsevier Ltd; 2011;91(2):355–66. Available from: http://dx.doi.org/10.1016/j.suc.2010.12.005.

索　引